卫生财政学导论
Introduction to Health Fiscalogy

刘继同　著

北京大学医学出版社

图书在版编目（CIP）数据

卫生财政学导论/刘继同著. —北京：北京大
学医学出版社，2018.1
　　ISBN 978-7-5659-1728-8

　　Ⅰ．①卫…　Ⅱ．①刘…　Ⅲ．①卫生工作－财政学－教
材　Ⅳ．① R1-9

　　中国版本图书馆 CIP 数据核字（2017）第 307336 号

卫生财政学导论

　　　　著：刘继同
出版发行：北京大学医学出版社
地　　址：（100191）北京市海淀区学院路 38 号　北京大学医学部院内
电　　话：发行部 010-82802230；图书邮购 010-82802495
网　　址：http://www.pumpress.com.cn
E - m a i l：booksale@bjmu.edu.cn
印　　刷：中煤（北京）印务有限公司
经　　销：新华书店
责任编辑：董采萱　　**责任校对：**金彤文　　**责任印制：**李　啸
开　　本：787mm×1092mm　1/16　　**印张：**11　**字数：**267 千字
版　　次：2018 年 1 月第 1 版　2018 年 1 月第 1 次印刷
书　　号：ISBN 978-7-5659-1728-8
定　　价：35.00 元

前　言

2009 年《中共中央国务院关于深化医药卫生体制改革的意见》清晰描绘了医药卫生体制改革宏伟蓝图与战略目标,首次明确提出"建立政府主导的多元卫生投入机制",目的是科学划分政府、社会与个人的卫生投入责任,全面构建医疗卫生财政体制框架与政府主导的多元卫生投入机制,为深化医药卫生体制改革指明发展方向,中国特色的"卫生财政学"应运而生。2010 年中国的经济总量首次超过日本,成为世界第二大经济体,中国成为对世界和平与人类发展做出卓越贡献的经济大国。更为重要的是,2010 年成为中国社会福利元年,拉开中国社会福利时代与全面建成小康社会的宏伟历史序幕,健康与福利一体化成为中国社会发展趋势。与此同时,中国财政部首次明确提出由公共财政预算、国有资本经营预算、社会保险基金预算和政府性基金预算组成的新型国家复式预算制度框架,为建立中国特色现代公共财政制度框架与公共预算典范,尤其是构建和谐社会、加强以改善民生为重点的社会建设和深化医药卫生体制改革奠定财政制度基础。

卫生财政学是指研究医疗卫生机构收入、预算、支出、平衡、财务监管和财政审计的学科。卫生财政学是财政学的分支学科之一,是中国特色公共福利财政制度框架的核心组成部分。总体来说,卫生财政学主要关注如下七个深刻反映卫生财政学科建设的特定范围与核心的议题:一是医疗卫生服务性质或本质属性是什么?二是健康是公民的社会权利与政治权利吗?三是疾病、伤残、损害、死亡的性质是什么?四是国家和政府在医疗卫生服务体系中承担什么责任,扮演什么角色,发挥什么作用?五是医疗卫生服务应如何实现健康公平与社会公平?六是什么样的医疗卫生体系、健康照顾责任划分模式、医疗卫生筹资方式、医疗卫生服务提供形式与途径、医疗卫生技术与医疗卫生组织机构,以及医护人员与医疗卫生文化模式,才能够最大化或最佳化地实现健康公平与社会公平的目标?七是医疗卫生服务提供的社会结果、效果和影响如何?这些问题并非是卫生财政学研究的全部,却是其最核心和最基本的问题,它们界定了卫生财政学学科建设与理论政策研究范围的内容与主题。

本书集中阐述了卫生财政学创立以来的理论政策研究成果。本书的篇章结构主要由三大部分共计 18 篇独立的文章与报告组成,主题鲜明,意义重大。

第一部分主题是"公共财政制度框架与卫生财政战略地位",主要是全面界定公共财政制度框架范围的内容,划分公共财政制度的主要类型,将卫生财政放在公共财政制度框架中予以定位,将卫生财政学置于现代公共财政制度框架与公共预算典范之中。首次将现代公共财政制度框架范围的内容划分为典型广义的公共财政、中观的社会福利财政和微观的福利服务财政三大类。其中社会福利财政的主体由卫生财政、教育财政、住房财政、社会保障财政(主要是社会保险与社会救助两部分)四部分组成,是现代社会政策框架主要组成部分。卫生财政居于社会福利财政的首位,凸显卫生财政在现代社会福利财政体系中的基础与战略性地位。这部分内容为全书提供宏观的财政制度背景。

第二部分主题是"卫生财政学概念框架与社会福利理论基础",主要是提供卫生财政学的概念框架与社会福利理论视角，简要介绍医疗财政学、公共卫生财政学和广义的健康财政学。同时，聚焦公共财政和卫生财政学的社会福利理论基础、公益与福利概念的本质区别，以及卫生经济学与卫生财政学的本质区别，目的是将医疗健康政策、医疗健康服务和医疗健康财政学均放在社会福利理论框架和视野中讨论，进一步说明医疗健康政策属于福利政策的本质。

第三部分主题是"中国卫生财政体制的历史、现状与制度建设目标"，主要是从历史发展、现实状况和制度建设方向的角度，为探讨卫生财政体制与医药卫生体制改革实践之间的互动关系提供典型和翔实的研究资料，有助于人们更好地理解中国卫生财政制度建设的历史发展脉络，尤其是对医药卫生体制改革实践的决定性作用和深远影响。

本书的内容几乎涵盖中国特色医疗卫生财政制度框架建设与卫生财政学学科建设的所有主要领域和议题，融理论性、政策性、指导性和实务操作于一体，适合相关政策决策者、立法者、规划者、管理者、研究人员以及医疗卫生机构广大一线财务管理人员阅读。本书绝大多数文章都已发表，笔者在每篇已发表文章的后面均注明了出处，以方便感兴趣的读者进一步查阅和系统研究。

值得一提的是，第三部分首次公开发表"中国卫生财政体制现状与对策实证研究"的报告。该研究是世界卫生组织和联合国儿童基金会联合委托的课题，是笔者对北京、宁夏和河北卫生财政体制现状的实证研究，是世界范围内首个国家级医疗卫生财政的实证调查和政策研究。该研究最主要的成果是创建我国的"卫生财政学"学科，首次提出"国家预算管理局"的战略构想。报告所提出的许多政策建议，例如跨年度预算编制、组建"国家预算管理局"等政策建议在某些省市已付诸实施，充分体现了理论政策研究的超前性，尤其是宏观性理论政策研究广泛深远的指导意义和政策意义。

最后，需要说明的是，一般来说，相关内容的英语著作中通常用"public finance"表示公共财政，用"financing"表示医疗卫生筹资行为。作为一种"中性"的筹资渠道和筹资行为，"financing"并未涉及社会责任性质，而且筹资行为只是公共财政过程的一个环节，无法包括预算、支出、监管、审计等财政含义。因此，我们倾向于使用"health care fiscal system"的概念，或者是我们发明的财政学新词"fiscalogy"。在此，我们真诚地欢迎国内外专家学者提供更好的英译概念。

由于书中的每篇文章独立成文，写作时间、时代背景与主题有所不同，可能会有极少部分的重复。为保留历史原貌和忠实记录笔者从事卫生财政学研究的心路历程，所有文章报告一律保留原样。而且，由于中国卫生财政学的学科建设是一项长期的系统性和战略性任务，贯穿医药卫生体制改革的整个过程，所以笔者殷切希望各行业领域具有跨学科视角的专家学者，尤其是在医疗卫生机构一线实际从事卫生财政预算、财务收支管理的广大财务会计人员积极参与和共同努力，提出宝贵的意见，以便发展和完善中国特色现代医疗卫生财政制度与政策模式，改善全体中国人的健康福祉状况。我个人的电子邮件地址是：frankliu2790@sina.com。

致　谢

　　本书是笔者 2005 年主持国家哲学社会科学基金项目（批准号：05BSH040）"社会转型期社会政策框架与卫生政策战略地位"课题的终期成果之一，2009 年主持联合国儿童基金会（UNICEF）与世界卫生组织（WHO）联合委托政策咨询项目"中国医疗卫生财政体制现状与对策研究"课题的终期成果之一，2010 年主持国家社会科学基金项目（批准号：10BSH060）"中国特色医务社会工作实务模式研究"课题的终期成果之一，2015 年主持国家社会科学基金重点项目（批准号：15ASH008）"中国特色现代社会福利体系建构研究"的阶段性成果之一，特此说明与致谢。

目　录

Contents

第一部分　公共财政制度框架与

卫生财政战略地位

中国公共财政的范围类型与健康照顾服务均等化的挑战

摘要：目前，中国公共财政体系建设"不约而同"成为社会结构转型、深化政治经济和社会管理体制改革、建设公共服务型政府和实现公共服务均等化，构建和谐社会的核心议题。只有清晰明确的公共政策与繁荣发达的公共经济，稳固、均衡、雄厚、透明的公共财政体制，才有现代公共服务型政府和全民性公共服务体系。公共财政范围与类型界定是基础性议题，本文将公共财政范围界定为国家所有公共支出的结构性体系，将公共财政类型区分为广义、中观、狭义三大类型，将三大类型的公共财政细分为国家财政、政府财政、国防财政、外交财政、科技财政、福利财政、公共住房财政、教育财政和卫生财政等基本类型，以此体现其结构性特征。在此基础上，本文探讨卫生财政体制面临的结构性困境，探讨卫生财政结构调整困境的成因，并以医药卫生体制改革和医疗卫生服务为领域，探讨健康照顾服务均等化和制度创新问题。

一、构建公共服务型政府与建设公共财政体系

改革开放尤其是新世纪以来，如何深化行政管理体制改革，转变行政管理职能和社会管理方式，建立兴旺发达的公共服务体系，构建公共服务型政府，成为公共政策议程的核心议题。20世纪70年代末期以来，中国政府实行改革开放政策，国家与社会、国家与市场、国家与非政府组织（NGO）、国家与公民个人等诸多重大战略关系重新"浮出水面"，开始具有实质社会意义和政策意义。

长期以来，城乡经济体制改革和如何建立社会主义市场经济体制是改革开放政策核心目标，经济市场、市场机制、市场经济体制、经济效率似乎成为人们的关注重点和经济建设的核心。但是，2005年国务院发展研究中心关于"医改基本失败"的研究结论引发空前的社会反响，改革与发展的目标或目的是什么？国家在改革与发展中应该扮演什么角色，发挥什么作用？如何妥善处理国家与市场的关系？如何在改革开放和全球化背景下管理复杂和多元社会？这些问题"不约而同"聚焦于行政管理体制改革，聚焦于政府职能转变和社会管理方式变革，核心是如何科学界定政府职能，精髓是如何提高政府的执政能力和国家综合实力，改善人民的生活。

探索建立现代社会管理模式和管理方法，推动政府职能角色转变，加快行政管理模式和社会管理方式创新力度的社会前提和政治经济基础是，建立健全完善发达的公共财政体制，构建公共服务型政府与建设公共财政体系的关系议题应运而生。这种关系实质是改革政府，改革政府实质是推动政府职能转变，提高政府行政管理效率和营造良好和谐的社会环境[1]。精髓是重新调整社会权力结构和公民权利、义务，重新分配处理社会资源和社会利益的关系。

20世纪50年代以来，欧美公共经济、公共政策、公共财政和政府公共服务职能之间的关系议题日益突出，成为公共政策议程和理论政策研究的中心议题，导致如何改善

政府对经济的调控，探索政府经济行为的合理性和阐明其合理性基础的理论研究兴旺发达，例如公共选择理论，与此同时，经济学、财政学分化为公共政策学、公共经济学、公共财政学等学科趋势明显[2]。公共财政学兴旺发达的状况反映政府公共开支范围和开支的数量规模不断扩大的社会现实，反映政府对经济干预程度不断加深趋势，反映政府行为与市场行为之间社会边界日趋模糊，反映人们越来越多认识到政治决策经济分析的重要性，认识到公私经济之间内在密切联系，反映政府开支范围和数量规模不断扩大，公共开支比例不断提高的"瓦格纳法则"普遍适用于世界各国，这意味公共经济、公共财政和公共服务状况成为衡量政治现代化的最佳指标[3]。简言之，公共财政体系建设是建立公共服务型政府前提和基础，是行政管理体制改革的核心。

二、国家责任主体与公共财政范围类型的界定

政府职能、公共财政、公共经济、公共政策与公共服务的实质是国家社会责任划分和责任承担，是国家与个人权利、责任、义务的社会划分。责任的社会划分决定资金性质和来源。责任的类型多种多样，最主要的类型是社会责任与个人责任的区分。众所周知，在现代社会中，社会责任的主体是国家和政府，国家与政府应对社会公共需要、形形色色的社会问题和各式各样的公共政策议题承担处理解决的义务，改善公民生活质量。反之，国家和政府可以对那些属于"个人责任"性质的问题或事情不承担相应的解决义务。

毫无疑问，社会责任的划分和界定主体是社会各界人士，其中主要是决策者、社会管理者、专家学者和普通公众四类人群。尽管各类人群在不同国家、不同时代社会责任的划分和界定中扮演角色不同，发挥作用大小不一，但是他们对社会问题和社会责任划分形成"社会共识"，这是社会责任划分和界定的核心，是政府回应不断变迁的社会需要和解决社会问题的前提。不言而喻，凡是被界定为社会责任的社会问题，政府就应通过公共财政的途径解决此问题。有鉴于此，哪些社会问题是国家和政府理所应当承担主要解决义务？哪些社会问题的范围应当属于公共财政的范围？公共财政的内容应当划分为几种什么样的基本类型？划分公共财政范围类型的主要原则和衡量标准是什么？这些问题是公共财政的基础性问题。

公共政策、公共事务、公共管理范围类型的划分是公共财政范围类型划分的前提和基础。公共政策是国家和政府有关公共事务、公共需要、公共服务和公共管理的原则方针的总和，公共管理是国家和政府等公共部门对公共事务和社会问题进行社会管理、服务活动的总称。按照公共事务性质的不同，国内有学者将公共管理和公共事务划分为四种类型，一是国际公共事务，主要是指不同主权国家之间和人类社会共同需要的跨国社会服务活动。二是国家公共事务，主要是指国家立法、司法领域的公共事务，例如人大、法院和司法工作。三是政府公共事务，主要是指依法享有行政管理权力的政府组织满足社会利益的公共服务。四是（狭义）社会公共事务，主要是泛指国家、政府以外非营利的第三部门的公共服务活动。与此相对应，公共管理包括国际公共管理、国家公共管理、政府公共管理和社会公共管理[4]。这意味公共经济可以区分为国际公共经济、国家公共经济、政府公共经济和社会公共经济，公共服务可以区分为国际公共服务、国家公共服

务、政府公共服务和狭义社会公共服务四类。

同时，虽然公共政策、公共经济、公共事务、公共管理、公共服务范围类型的划分角度不同，但是公共政策、公共经济、公共事务、公共管理、公共服务"共同之处"是国家的经济行为，是国家、政府的公共财政问题，是国家、政府规划、生产、分配、使用、监管社会资源过程。这意味公共财政是国家、政府、社会和其他部门有关公共事务，提供公共服务支出的总和。公共财政与公共政策、公共经济、公共管理、公共服务关系是什么？公共财政范围类型是什么？政府应如何广泛筹集财政收入？政府应将钱花在哪里？政府应该优先将钱花在哪里？这些问题的关键是如何科学合理界定公共财政范围、类型，实质是划定国家社会责任的范围。

本文将公共财政范围类型区分为广义、中观、狭义三种，每种类型中又包括若干亚类型，覆盖公共财政和公共经济的所有领域，覆盖国家政府和社会公共政策、公共服务的所有领域。广义的公共财政泛指国家为满足公民社会公共需要提供所有公共服务活动的公共开支总和，它主要包括外交财政、国防财政、国家财政、政府财政和狭义的社会公共财政等基本类型。简言之，广义的公共财政是指国家、政府所有制度化的公共支出体系和所有公共开支的总和。这意味国家财政的内涵外延最为丰富多彩，包括国防、外交和立法、行政、司法所有领域。国家公共财政的主体是外交财政、国防财政、立法财政、地方财政等基本类型，范围广泛。

中观公共财政泛指政府机构所有制度化的公共支出体系和所有公共开支的总和，中观公共财政是指介于广义和狭义公共财政之间的状况，政府公共财政是公共财政体系的主体部分。本文中的政府主要是指国家的行政管理机构和部门，主体是国家行政管理、司法管理的行政机构。

这些政府机构的政策是中观的公共政策，事务是中观的公共事务，服务是中观的公共服务，公共开支是中观的公共开支，管理是中观的公共管理，财政是中观的公共财政范围和类型。简言之，中观的公共财政是指政府机构所有制度化的公共支出体系和所有公共开支的总和。在某种意义上说，政府公共财政是公共财政体系最典型、最标准、最主要和最基础的组成部分。政府公共财政的主体是市政、交通、通信、信息等基础公共服务财政、科技财政、司法财政、社会公共安全财政、财政体制本身等基本类型，涵盖政府公共服务职能和运作机制的主体。

狭义的公共财政特指政府机构中那些为公民、家庭、社区和社会组织提供各式各样直接社会服务、社会福利服务的政府机构所有的制度化的公共支出体系和所有公共开支的总和。在西方国家，特定的政府机构主要是那些为公民提供直接社会服务和福利服务的社会保障、教育、卫生、公共住房和社区服务等部门。这些特定政府部门的决策活动通常以"社会政策"和"社会福利政策"闻名于世，事务通常以"社会事务"和"社会福利事务"著称，服务通常以"社会服务"和"社会福利服务"闻名，管理通常以"社会管理"和"社会福利行政管理"知名，财政通常以"社会保障财政""教育财政""卫生财政""公共住房财政"和"社区财政"为狭义公共财政主要范围和类型。这种制度安排和政策模式已成为"国际惯例"[6]。

在中国社会，社会政策涵义和社会福利制度建设是个崭新的课题，社会认知程度普遍偏低，如何理解公共政策与公共服务、社会政策与社会服务，福利政策与福利服务之间的异同之处，是个尚无系统研究的基础理论问题，人们普遍对公共政策、社会政策与福利政策难以区分。笔者认为，从核心概念的语义学涵义、产生时代背景、价值基础与价值目标、政策目标体系、适用范围与目标人群、资格要求与前提、服务的性质、国家扮演角色、政策主体、决策模式、拟解决的主要社会问题、公民扮演的角色、市场发挥的作用、政策针对的目标群体、政策实施过程、政策实施人员、资金来源、政策发挥功能与作用、政策效果与政策后果等多种角度，可以清晰、全面、系统区分公共政策、社会政策与福利政策之间相同、差异与内在逻辑联系。

笔者认为，公共政策范围包括社会政策，公共政策是个大概念，社会政策是相对较小的概念；社会政策主要是政府有关"社会福利"的原则方针的总和；一般来说，经典的社会政策框架主要由福利政策、教育政策、卫生政策、公共住房政策和社区服务政策组成；社会政策是公共政策框架的主要组成部分，政府特定社会服务部门公共开支性质是"社会公共福利财政"；狭义社会公共福利财政主要包括"社会保障财政""教育财政""卫生财政""公共住房财政"和"社区财政"等。中国政府机构中，涉及福利财政部门主要是民政部、教育部、卫生部、国家人口与计划生育委员会、城建部等，这些部门的公共开支性质都属公共财政范围（图1）[7]。

简言之，实际上，狭义公共财政"等同于"狭义社会公共福利财政，其中"社会保障财政""教育财政""卫生财政"和"公共住房财政"是历史最古老、最主要和最基础的组成部分。

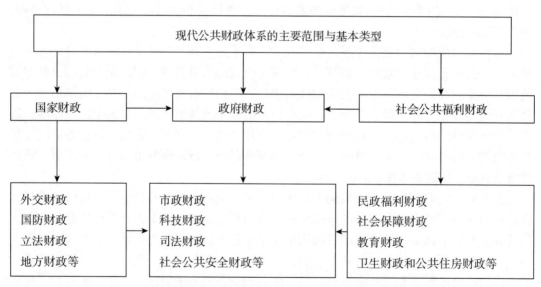

图1　中国现代公共财政体系的主要范围与基本类型关系示意图

三、优化公共支出结构与卫生财政的优先地位

公共财政范围界定和基本类型划分为正确区分国家与市场的社会边界，确定国家社会责任范围，统筹规划和继续深化财政体制改革，不断完善财政职能和合理划分国家活

动范围，科学运用预算、税收、国债、补贴等财政政策工具，优化公共支出结构和强化公共财政管理，确立不同社会发展阶段公共财政的优先领域奠定初步基础，提供基础理论支持和制度背景。目前，我国财政体制正处于结构性转型时期，由传统的财政体制向现代的公共财政体制转型，财政本质由单纯国家分配、提供公共产品向公共融资、宏观调控和体制改革等综合功能转变，财政职能由保障经济生产和国家分配并重向逐渐以国家分配和提供公共产品职能为主转变，财政理论由单一国家分配论向公共财政论、民主财政论、公共产品论等多元化理论转变[7]。

中国财政体制改革的基本思路、总体框架、政策模式、发展方向和宏伟蓝图日益清晰明朗。同时，在财政体制改革转型过程中，尤其是在财政体制和政治体制改革日趋深化的背景下，传统财政体制、传统财政体制与新型财政体制并存，转型中财政体制与新型社会环境，国家财政体制与全球性社会处境之间结构性、体制性的矛盾冲突已日益尖锐、突出、典型，例如国家财政支出结构严重不合理，财政供给的"越位"和"缺位"现象并存，一方面财政供给范围过大，包揽过多，超出现代国家职责范围和财政职能边界，另一方面政府理所应当承担的社会责任和社会公共需要无力保障，无法有效满足人民不断发展的社会公共需要[8]。如何根据社会发展状况，科学界定公共财政范围，正确处理需要和可能之间的关系，优化公共支出结构，确立公共财政的优先领域，这是化繁为简，有效处理纷繁复杂的财政体制改革中出现的问题的基本思路。

优化公共支出结构涉及三个基本问题是，政府如何使用资金和分配社会资源？政府怎样才能最合理地使用资金和分配社会资源？采取什么样改革措施才能优化和改善公共支出结构？实际上，公共支出的结构体现国家最高意志，体现政府公共管理、社会管理和财政管理水平，体现社会经济发展阶段，体现国家实行社会再分配的政治能力和政府承担社会责任的范围，是各种政治力量和利益集团社会博弈的结果，是政策目标与管理能力、资源与服务关系模式，实质是个复杂、技术性和操作性很强的工作体系，反映了特定社会当权者理解的公共支出模式，精髓是个综合性和复杂性的社会文化现象，涉及政治、经济、社会、文化诸多因素的关系。

世界各国公共支出结构千差万别，相同的是公共支出过程、程序和运行机制深受多种因素影响，国内外宏观社会环境、主要社会问题与社会公共需要、国家权力结构、军事战争、政治体制和党派构成、政治运动与社会运动、意识形态的变革、经济增长模式与国家奉行的发展哲学，国家与市场的关系，国家、市场与第三部门的关系，都以不同方式直接或间接影响公共支出。换言之，不同国家、不同时期和不同制度背景下公共支出的流程图、支出管理周期有所不同。尽管如此，加强公共支出管理和优化公共支出结构还是具有某些世界各国通行的基本做法，我们将简要列举出优化公共支出结构的基本途径和政策工具，分析其优劣之处和适用范围，以便为建立公共财政制度框架，优化公共支出结构，加强公共支出管理，提供可资借鉴的方法。

首先，清晰确定公共财政制度框架和公共支出活动的总体目标和阶段目标，政策目标和任务目标，长远目标和过程目标，这是优化公共支出结构的基本途径，也是最易忽视的途径。第二，明确公共财政制度运行和公共支出基本的原则，如政府支出计划的水平适合当年的状况；政府所获得资金得到有效利用；政府既宽厚又不偏不倚；预算结果与政府意图相一致；支出管理体制中推定的价格合理，反映市场实际情况；支出管理程序具有透明度且责任完备[9]。第三，清晰描绘支出管理的操作框架、支出管理流程、支出时间周期和支出管理的责任框架，例如确立政策目标和规划实现目标所需的资源，收集和配置实现目标所需的资源，确保公共支出经济和有效地执行，实施公共支出动态监管和效果评估的四个阶段支出管理周期模式。第四，综合运用货币政策、财政预算、国债、财政补贴、财政转移支付、担保和准财政业务，宏观调控措施等政策工具，将政策控制、过程控制和效率控制有机结合起来，确保支出质量。第五，在界定公共财政制度框架和确定公共财政范围内容的前提下，科学合理地确定公共支出的优先领域，这是解决有限资源和无限需要之间矛盾，优化公共支出结构和质量的有效方式。一般来说，世界各国政府确定公共支出的优先考虑领域或类型至少需要考虑两方面的因素：一是确定哪些领域或类型必须由政府的公共机构提供，哪些领域或类型可依赖市场提供，哪些领域或类型的性质是"公共服务"，但是由非营利组织或经济组织提供的社会效果更好？二是在那些必须由政府提供的领域或类型中，如何将有限资金使用的最有配置效率和社会效益最高，即在控制支出总水平前提下，改善预算和支出计划，保证每个支出类型的质量[10]。

卫生财政是广义公共财政、中观的政府财政、狭义的社会公共福利财政的重要组成部分，是建立具有中国特色的公共财政制度框架，优化公共支出结构，提高公共支出质量和效果，建立现代公共服务型政府的战略重点，是深化医药卫生体制改革和解决"看病难、看病贵"问题的根本措施，是中国公共财政理论研究和公共财政体制建设具有里程碑意义的重大创新。卫生财政概念是指国家和政府公共财政对公民健康需要和健康照顾服务承担社会福利责任，并为医疗卫生服务提供财政资金保障的公共开支制度，是公共财政范围类型较晚出现部分。

卫生财政（health fiscal）或健康照顾财政（health care fiscal）概念，是笔者发明的核心概念[11]。

按照健康照顾服务体系和医疗服务发展客观规律，卫生财政范围和类型主要由五部分组成：一是国家财政中承担社会责任的"外交和国际健康照顾财政"，这是全球化时代的历史产物；二是政府财政中承担社会责任的人口政策和全民性医疗保险财政，中国医疗保险制度主要由城镇职工基本医疗保险制度、城镇居民基本医疗保险制度、部分地区农民工综合或基本医疗保险制度、新型农村合作医疗制度、城乡医疗救助制度五大部分组成，基本覆盖所有公民；三是政府财政中承担社会责任的公共卫生财政，这主要是针对人群健康照顾提供的资金保障，其中包括环境保护财政、食品卫生和药品安全财政、职业健康财政、妇幼保健财政等内容；四是政府社会公共福利财政中承担社会责任的医疗财政，主要包括政府对医疗机构的拨款；五是政府社会公共福利财政中承担社会责任的行政性和公益性财政，主要包括政府对卫生行政管理部门、对医学学术团体、对医学教育机构的拨款等，覆盖健康照顾服务的整个过程。

目前，卫生经费中最基础、最重要、最关键和最相关的概念有三个："政府预算卫生支出"是指各级政府用于卫生事业的财政预算拨款，"卫生事业费"是指各级政府用于卫生部门所属卫生机构的财政预算补助，"财政补助收入"是指从主管部门或主办单位取得的财政性事业经费（包括定额和定向补助）[12]。

最重要的是，我们为什么要将卫生财政置于公共财政制度框架设计，优化公共支出结构，加强公共支出管理优先领域与战略重点，这是构建公共服务型政府与公共财政体系的关键。首先，人类社会发展的客观规律和医疗卫生服务体系发展的国际惯例说明，世界各国普遍将医疗保障和健康照顾服务定性为"福利服务"，健康是公民基本的社会权利，政府有责任和义务为全体公民的健康提供公共服务、社会服务和社会福利服务，满足公民的健康需要[13]。

其次，人类社会公共服务和社会服务体系，尤其是世界各国社会福利制度结构变迁规律显示，社会福利制度通常由最低层次的济贫制度开始，中间经过社会保障制度（主要由社会救济、社会保险和遗属津贴制度三部分组成）、福利服务制度、义务教育制度、公共住房制度阶段，最后达到最高层次的医疗卫生服务，健康照顾服务成为社会服务体系中层次最高部分[14]。

第三，从公共财政和公共开支角度看，"二战"以来，欧美国家健康照顾服务已普遍成为公共开支中数量规模最大、所占比例最高的部分，政府有关健康的开支成为公共支出最优先的领域，健康照顾服务开支远远超过国防预算和教育预算，成为政府公共开支战略重点和主要领域。例如，在美国联邦政府的14个职能部门中，2004年度健康和人类服务部的财政预算为5480亿美元，超过联邦政府所有其他13个部的财政预算的总和。该部共有66 639名工作人员，约占联邦政府工作人员总数的1/4，卫生保健与医疗保障制度具有基础性、战略性地位[15]，尤其是政府在医疗卫生保健与医疗保障制度中承担责任，联邦政府卫生财政保障力度可见一斑。第四，健康需要和健康照顾服务的"性质"是普世性和客观性的，是全人类所有人都需要的，因此健康需要是整个人类社会普遍适用的"社会公共需要"，是现代政府有责任义务满足的，这是欧美国家普遍将健康照顾服务置于公共开支优先领域和战略重点的理论依据[16]。

更为重要的是，卫生财政或健康照顾财政处于中国公共财政和公共开支优先领域的社会环境、社会经济发展水平和社会现实条件已经成熟，这意味卫生财政理论和卫生财政在公共开支中的优先地位与战略重点已具有特别重要的国际意义、现实意义、理论意义和政策意义。

具体来说，一是笔者和其他学者多个实证研究已发现，衣食住行用基本生活需要和健康需要是普世性"基本需要"，是社会公共需要的主要内容，是公共服务和公共财政开支主要领域。这也适用处于改革开放、社会结构转型、生活水平不断提高和价值观念转变的中国社会[17]。

二是改革开放以来，伴随社会环境、生活方式、价值观念转变和收入水平、生活水平提高，在衣食住行等基本生活需要得到满足以后，医疗保障、公共卫生、医疗服务和健康照顾服务需要，已成为全体公民最需要服务，"看病难、看病贵"状况和百姓对医药卫生体制改革期望最高，从不同角度说明优化公共开支结构，将卫生财政置于优先领域的必要性、重要性和紧迫性[18]。换言之，卫生政策在公共政策与社会政策框架中地位应显著提高，以适应社会发展客观需要。从公共财政和公共支出角度看，衡量政策地位高低的重要标志是看其在公共开支中所占比例。目前"政府预算卫生支出"少得可怜，"卫生事业费"数量有限，政府未承担健康照顾责任。

三是从目前中国社会发展的现实状况，尤其是医药卫生体制改革困境和医改失败的角度看，导致"看病难、看病贵"状况的主要原因是，改革开放以来，政府改变医疗卫生服务"福利"性质，"大幅度"减少对医疗卫生事业的预算开支，迫使公立医疗机构自负盈亏和自谋生路，公立医院和医疗机构政策目标发生偏离，导致"看病难、看病贵"成为民众最不满的问题[19]。不言而喻，如果要真正解决"看病难、看病贵"问题，必须树立卫生财政或健康照顾理念，建立卫生财政体制，将卫生财政置于公共财政制度框架和公共支出的优先领域和战略重点，而不应像现在那样，从医疗卫生服务与公共财政体制之间的"关系视角"考虑卫生财政问题，而是将卫生财政纳入国家财政、政府财政和社会公共福利财政制度"框架中"，顺应社会发展客观规律，将卫生财政置于公共支出的优先领域和战略重点，满足人民的健康需要[20]。

简言之，社会公共福利财政是发展成果由全体人民共享的制度基础，卫生财政是最核心部分，因为健康是全体公民最大的生活问题，病有所医是构建和谐社会与医药卫生体制改革的目标。

四、卫生财政体系建设的结构性困境与主要成因

目前，中国医疗卫生服务的筹资、分配、监管、开支、效果和疾病负担的状况不甚理想，卫生财政体系建设存在严重的结构性和体制性困境，卫生财政体系建设成为医药卫生体制改革的核心议题。改革开放30年来，"上学难""看病难、看病贵""住房难"和民生问题日益突出，其中尤以"看病难、看病贵"的社会反响最为强烈。如何深化医药卫生体制改革成为全国百姓最关心的"国家大事"。医改的方向是什么？医改计划实现的目标是什么？医疗费用从哪里来？哪种筹资方式是最主要的？如何在医药卫生体制改革中体现政府的社会责任和主导地位？政府投入究竟是直接资助医疗机构（补需方），还是补贴消费者购买医疗保险（补供方）为主，卫生投入的重点是什么？如何完善基本医疗卫生服务体系？如何改革公立医院？非公立医疗机构如何定位？这些成为城乡医疗卫生体制改革必须回答的关键问题[21]。

这五个关键问题的关键集中体现在"经费从哪里来"的问题上，医改方向的实质是政府是否准备承担更大的社会责任，政府承担更大社会责任的最基本和最佳方式是提供财政预算资金；医疗卫生经费投入的重点在哪里和投入的优先领域是什么，这是优化卫生经费支出结构质量的基本措施；如何完善基本医疗卫生服务体系问题的实质和关键是补需方还是补供方的问题；公私医疗机构如何定位问题的实质是国家对社会资源的分配模式，是国家与市场的关系模式。不言而喻，卫生财政体系建设成为医药卫生体制改革的核心议题，医改实质是社会利益关系的调整，社会利益关系主要体现在经济关系上，经济关系主要体现在"金钱和货币关系上"。

首先，目前中国尚无正规卫生财政的理念理论、制度安排、政策框架、体制和运行机制，现有的理论、制度、政策、体制和运行机制主要是经济学与卫生经济学视角，关注的主要问题是卫生筹资、不同卫生筹资渠道的优劣之处和医疗卫生费用使用状况的卫生经济学分析，严重匮乏公共经济、公共事务、公共财政、公共服务、公共管理和社会政策、社会福利视角。

令人欣慰的是，2003年SARS疫情爆发后，卫生系统和学术界开始关注政府的社会责任承担，关注财政资金来源与国家疾病预防控制体系建设，关注财政资金来源与公共

卫生职能问题 [22]，但这种关注主要从公共卫生与财政"相互关系"的角度研究"公共卫生财政"问题，而不是从公共财政"制度框架中"和整个卫生财政体制角度研究卫生财政，卫生财政体制建设和理论问题研究尚属空白。造成这种状况的主要原因是改革开放以来，国家社会责任、社会福利制度和集体主义思想日趋淡化，医药卫生体制改革"照搬照抄"国有企业的改革模式，"市场逻辑"主导医疗卫生体制改革。卫生事业性质由单一福利性质转变为"福利"与"公益"双重属性 [23]。这是导致"看病难、看病贵"问题形成和医药卫生体制改革陷入困难的深层次制度化成因。因为卫生事业福利性质和公益性质截然不同，在责任主体和筹资方式上存在本质的差异 [24]。

其次，卫生财政理论和体系缺乏健康法等法理化基础和权力结构等制度化的保障机制，国家现有法律制度框架和公共财政体系的福利色彩、卫生财政体系结构性特征非常不明显，无法为国家财政、政府财政、社会公共福利财政和卫生财政体系提供必需的制度环境与基础。长期以来，国人对"财政本质"认识众说纷纭、充满争论，财政问题难以上升到法律层面 [25]，直接影响国家最高权力和立法机构中有关政府职能、责任、公共财政和公民权利义务等议题，直接涉及国家机关设置、政府机构的组织结构功能和运行机制。

第三，现有政府财政体系中"政府预算卫生支出""卫生事业费"和"财政补助收入"的开支数量规模太小，而且"卫生事业费"和"财政补助收入"范围内容分类和结构不合理，政府预算财政开支中用于医疗卫生服务的公共支出比例日趋降低，难以体现政府的社会福利责任承担，难以保障为全体公民提供基本医疗卫生服务，导致"看病难、看病贵"问题突出。1978 年时，我国卫生服务总费用的构成状况是，政府预算的卫生支出占卫生总费用的 32.2%，社会性卫生支出占卫生总费用的 47.4%，个人现金卫生支出仅占卫生总费用的 20.4%，个人卫生负担的比重相对较轻，卫生总费用占国内生产总值的比重为 3.04%，卫生事业费占国家财政支出的 1.94%。到 2000 年时，中国卫生总费用的构成状况处于最差的状态，各种指标普遍处于不佳的水平。具体来说，卫生服务总费用的构成状况是，政府预算的卫生支出仅占卫生总费用的 15.5%，社会性卫生支出占卫生总费用的比重大幅度下降到最低点的 25.6%，与其相反，个人现金卫生支出却大幅度飙升到占卫生总费用的 59.0%，这既清晰反映了改革开放以来中国卫生服务总费用的构成情况，又说明卫生服务筹资渠道和补偿机制已发生重大结构性变化 [26]。

第四，现有数量稀少的"政府预算卫生支出""卫生事业费"和"财政补助收入"的支出结构严重不合理，重城市、轻农村，重医疗、轻预防，重大医院、轻公共卫生机构，重临床医疗服务、轻医学教育科研，重基建费用、轻人员经费，宝贵有限卫生财政资金的支出结构和支出效果不尽如人意，卫生系统内部二次、三次、四次社会资源再分配结构不尽合理 [27]。这样势必严重妨碍有限卫生财政资金发挥最佳的效果，一方面使宝贵的资源浪费在不应花的地方，有限的卫生开支难以发挥应有作用，导致卫生资源分配不公和支出结构问题更加突出。另一方面加剧原本已严重扭曲、不合理、不公平和城乡分隔、二元结构的医疗卫生服务体系和医疗保障制度，使健康不公平问题更加严重，健康公平性、平等性成为社会热点问题。

更为重要的是，长期以来，有限的卫生资源和全体公民日益增长的健康需要之间存在矛盾冲突，有限的卫生资源和不合理的分配原则、支出结构导致医疗卫生机构的政策目标和方向严重偏离，疾病负担和疾病导致的社会问题主要由患者个人和家庭承担，疾病性质是典型"个人倒霉"和"个人麻烦",而非典型的公共政策议题[28]。与此同时,预防性、全民性和免费的公共卫生服务严重不足,公立医疗机构的市场化倾向明显,医疗机构的组织结构、功能和运行机制严重扭曲,少数医护人员的职业道德水平严重滑坡,医患之间缺乏起码的相互信任,医患关系呈现前所未有的"结构性紧张"状况[29]。简言之,政府财政资金的有限数量规模和支出结构不合理导致医患关系紧张和看病贵问题。

第五,政府财政体系有关医疗保障的"政府预算卫生支出",有关医疗卫生事业的"卫生事业费"和各式各样的"财政补助收入"分散在国家发改委、卫生、劳动社会保障和民政等多个行政管理部门或系统之中,部门分隔和官僚主义导致有限的资金难以发挥应有作用,在国家层面上由于缺乏公共财政体制,难以清晰准确统计和计算有关医疗卫生公共开支总额,颇具中国特色的"各级政府间财政关系"议题应运而生,成为卫生行政管理体制改革重点[30]。与此同时,在纵向和垂直关系上,中央政府与地方政府之间,省级、市级、区县级、乡镇地方政府之间,分别在卫生资源筹集、分配、使用、监管过程中扮演不同角色,发挥不同作用,难以在全国范围形成真正的"单一付费"(single-payer system)机制,缺乏统筹规划和全盘考虑,各自为战,卫生支出重点和优先领域不清,具有中国特色"财政联邦主义"问题应运而生[31]。简言之,有限卫生财政资金的分散使用和多部门管理,是缺乏完善的卫生财政体制的有力证据。

第六,现有"政府预算卫生支出""卫生事业费"和"财政补助收入"的覆盖范围有限,主要是卫生事业费、预算内基建经费、卫生行政管理费、财政预算补助和"财政补助收入",医疗卫生服务体系中的"基础性结构设施",例如卫生信息系统建设,卫生人力资源投资等,卫生投资中的经营和维护费用,卫生部门的工资和就业政策,缓解贫困的公共和卫生支出,基础性理论政策研究开支等普遍比较缺乏,形成"买得起马配不上好鞍""有房屋无人员"等奇怪现象,卫生财政经费可以开支的范围和分类标准不符合"国际惯例",人为制造问题。这种状况的主要成因是缺乏完善的公共财政体系、政府会计体系和结构合理的公共财务科目,财政部门深受"养事不养人"等错误观念的影响,本末倒置,影响卫生财政资金开支效果。简言之,现有卫生财政资金的适用和支出范围有限,缺乏系统性和整体化的财政支出思想。

第七,现有"政府预算卫生支出""卫生事业费"和"财政补助收入"的财务管理欠佳,财政预算计划的软约束和财政预算资金的硬约束力偏低,医疗卫生服务成本不清,财政资金使用的透明度和规范化程度亟待提高,财政资金的监管形同虚设,有限资源的浪费、误用和毫无效果问题突出,卫生财政资金的财务管理水平和财务管理制度建设任重道远,刻不容缓。长期以来,财政资金的预算、申请、立项、拨付、使用、监管和效果等诸多环节存在问题,资金来源、支出结构和使用状况的透明度欠佳,财政预算、实施、审计和监督制度有待完善。无论是在国家宏观层面的财政预算,在中观层面的部委分配,还是在基层医疗卫生机构内部使用上,资金使用和支出结构调整的大众参与和民主管理、民主监督等问题都亟待加强。公共财政、国家财政、政府财政,尤其是社会公共福利财政迫切需要民主政治制度的基础[32],因为在选择、消费政府提供的不具有排他性的公共服务中,尤其需要民主参与和社会选择,尤其需要集体决策和社会共识,尤其需要透明度和民主,尤其需要协调个人和公共选择[33]。

第八,中国狭义社会保障概念、理论和相应的制度安排,限制、束缚政府财政尤其是社会公共福利财政和卫生财政体制健康发展，理论概念和现实制度安排间出现名不符实和无法客观反映公共支出结构、卫生财政开支状况的问题，迫切需要构建相应的社会政策框架和社会福利理论，以便建立与社会公共福利财政和卫生财政体制相匹配的理论框架和制度安排[34]。20 世纪 80 年代中期社会保障概念引入以来，社会保障与社会福利关系成为困扰人们的基础问题，社会保障概念和理论直接影响国家制度安排和政策模式选择，理论概念决定作用十分典型。中国社会对社会保障与社会福利的概念理论不仅违背国际惯例和国际学术传统，而且无形中限制和压抑了中国社会福利与公共财政制度建设，理论更新和观念更新成为制度创新的前提[35]。

五、健康照顾财政体系与健康照顾服务均等化

卫生（health）财政或健康照顾（health care）财政体制的建设状况，决定医疗卫生和健康照顾服务的发展状况，有什么样财政体制，就有什么样的服务体系，二者相互依赖、高度相关。中国的金融改革和公共财政制度框架正在建设过程中，制度化转型过渡色彩十分浓厚[36]。

目前，卫生财政或健康照顾财政体制的建设状况，尤其是国家宏观总体的公共财政制度框架尚不明朗清晰，国家财政、政府财政和社会公共福利财政类型之间互动关系模式尚不明确，国家社会福利责任的主体角色尚需澄清，公共财政范围划分、分类界定尚未形成社会共识，现存的公共支出结构极不合理，卫生财政在国家财政和政府财政制度框架中的优先战略地位尚未确立，特别是现代意义的"卫生财政体制"几乎不存在，在卫生财政制度建设陷入困境的制度背景下，中国特色卫生财政体制建设、发展成为医药卫生体制改革的核心内容和制度前提。

与此同时，卫生财政体制建设状况必然制约、影响医疗卫生服务提供和服务效果、服务质量，目前，医药费用居高不下，长期高位运行，医院滥检查和医生频开大处方，医生收受红包和吞拿大额医药回扣、商业贿赂，医护人员职业道德水平下降和服务态度恶劣，应就医不就医和骗取医疗保险，医患之间互不信任，医患之间呈现结构性紧张关系的状态，医托、医贩子、医闹和医疗纠纷频繁发生，医疗机构成为社会矛盾、冲突最激烈的地方[37]，医疗卫生成为公共服务和社会服务领域中绝无仅有的最没有资格奢谈"服务质量"的行业。

更为重要的是，"公共服务均等化"议题本身就是一个非常值得研究的基本问题。目前中国迫切需要的是全民性和公平性社会服务，公共服务均等化不是社会政策议程优先领域。众所周知，西方国家现代意义的公共服务具有诸多基本特征，非排他性和全体公民自由享用，无资格限制和无需付费等，深刻反映了公共服务均等化、全民性、福利性和非排他性的特征。但是，在社会结构转型和体制改革时期的中国，公共服务的这些本质特征却难以充分体现。在欧美国家新公共服务时代已经来临的背景下，我们必须回答几个相关的基础理论问题[38]：什么是公共服务？公共服务最本质的特征是什么？中国公共服务的结构性特征是什么？公共服务与社会服务的主要异同之处是什么？中国社会公共服务与社会服务基本特征是什么？

需要强调的是，欧美国家的公共政策与社会政策，公共服务与社会服务的边界相对

清晰明了，但是中国社会的公共政策与社会政策，公共服务与社会服务的边界却模糊不清，难以区分，公共服务的公共性不强，社会服务的社会性不强，公共性与社会性边界难以清晰区分。一般来说，从公共服务和社会服务目标的层次结构角度看，我们可以将服务质量和服务目标纵向划分为六个层次：最低的层次是"拥有服务和提供服务"，其次是为社会主要成员提供服务，第三个层次是为全体公民提供服务，第四个层次是为全社会所有成员或居民提供服务，第五个层次是为全体公民提供优质服务，第六个层次是为全体公民提供公平性的服务 [39]，第七个层次是为全体公民提供均等化或平等化服务，社会平等是最高层次的政策和服务目标。简言之，从公共服务角度看，中国公共服务均等化议题具有特别重要的现实意义和政策意义，从社会服务和医疗卫生服务角度看，全民性、普及性服务和健康公平是最重要的政策目标。

目前，中国医药卫生体制改革总体方案设计、全民医疗保险制度建设和构建和谐社会的宏伟战略目标处在关键时刻，"不约而同"地聚焦于医疗卫生服务和健康照顾服务体系建设，医疗卫生质量和健康公平状况成为公民生活质量、社会发展质量、社会公平状况的决定性因素。这意味着医疗卫生服务处于全民性、福利性、公平化公共服务与社会服务体系建设的优先领域，这意味着如果没有医疗卫生服务的全民性、福利性、公平化发展，那么中国均等化的公共服务，尤其全民性、福利性、公平化的社会服务体系建设和构建和谐社会的过程目标就难以实现，这意味着全民性、福利性、公平化的医疗卫生服务体系建设是公共服务体系建设中的"短板"，这意味着医疗卫生服务体系建设状况是提高社会服务质量和构建和谐社会的最大的制约力量。换言之，医疗卫生服务质量和公平化状况成为衡量中国公共服务与社会服务质量的最重要指标。

中国健康照顾服务全民性、福利性、公平化、均等化体系建设的独特之处和最大难点是，公共财政制度框架、卫生财政或健康照顾财政体制建设与健康照顾全民性、福利性、公平化、均等化体系建设同步推进，没有时间上的先后顺序，缺乏相应政府经济基础和物质保障条件。与此同时，这种状况既要求我们将卫生财政体制与均等化医疗卫生服务体系建设同步进行，又要求我们思考如何在没有或严重缺乏公共财政制度框架和卫生财政体制的背景下建立均等化和公平化的医疗卫生服务体系，这是作为"后发国家"的中国社会面临的最严峻挑战。这意味我们应在中国特色的公共财政制度背景下，充分参考借鉴世界各国公共财政制度建设的国际惯例和经验，重新建立既符合国际惯例，又具有中国特色公共财政制度框架 [40]，重新建立既符合健康照顾服务体系发展的国际惯例，又具有中国特色的卫生财政制度框架。

具体来说，建立既现代又颇具中国特色的健康照顾财政体系，实现健康照顾服务均等化与公平化的改革思路有六个方面：一是加快政治体制改革步伐，深化行政管理体制改革，从卫生政治学角度和战略高度思考问题，改革现有的决定医疗保健分配的国家级"政治经济机制" [41]。社会权力结构和国家政治体制是最重要的影响因素，政治经济体制改革是其他改革的前提。现代国家的基本职责和政府新角色是保证每个公民享有获得教育和基本医疗保障的权利 [42]。二是转变经济发展模式，加强税收征管，完善收入体制，增加财政收入，将可分配之饼做大。国家预算必须有能力为履行国家义务而提供持续融资，建立雄厚、稳固和可持续的国家财政。三是公共财政和卫生财政体制建设应遵循的伦理道德原则是"帮助受苦的人、困境中的人和处于劣势地位的人"，追求社会团结和社会公平、健康公平的目标，营造公平的医疗卫生服务。四是改革卫生资源多级分配模式和卫生行政管理体制，整合现有分散、分隔的卫生资源[43]，推行部门预算和建立国库集中收支制度，加快收支分类改革，科学设置财政绩效指标等[44]。五是改革支出管理体制，调整和优化公共支出结构，将卫生财政置于公共财政的优先领域。六是加强财政资源民主管理和监管制度建设，培养高素质的财会人才，提高资金使用效果。

六、简要讨论与基本结论

中国正处于全球化社会处境、社会结构转型、政治经济体制改革和构建和谐社会的关键时刻，这些活动"不约而同"聚焦于创造新型现代社会，推进政府职能转变，建立公共财政制度框架与公共服务型政府，提高政府管理能力，缔造幸福美好新生活，以充分体现"发展为了人们，发展依靠人民，发展成果由全体人民共享"的新型发展观和社会福利哲学。

人类社会发展的世界历史经验证明，现代制度安排和社会结构由多个部分组成，公共政策、公共财政、公共经济、公共事务、公共服务和公共管理是最基础、最重要和最核心的组成部分，成为社会运行和制度安排的基础，构成所谓"社会基础结构设施体系"（social infrastructure system）主体，为社会秩序和社会生活奠定基础[45]。因为公共服务体系和公共财政制度最能反映政府职能角色和政府公共管理现代化水平。

更为重要的是，在政治现代化和治理结构现代化过程中，"政治与行政管理的关系"[46]，已发展演变为包涵规划、咨询、决策、实施执行、提供服务、监管、评估和政策调整等多样化、系列化、综合性、系统性和一体化的行政管理与社会治理过程，为全体公民直接提供基础性、系统性、综合性公共服务与社会服务成为现代政府最基本和最核心职能。国家与政府的所有政策目标和最高利益都集中反映在公共政策、公共财政与公共服务中。

现代国家承担社会责任，履行社会治理和社会服务义务，在社会生活中扮演主角和发挥主要作用，提供公共服务的制度前提和基础是公共财政制度框架建设，因为公共财政制度建设是公共政策、公共经济、公共事务、公共服务和公共管理的基础和核心部分。资金和金钱是政治权力、公民权利，经济利益，社会需要、文化价值观念的集中体现，国家政治和政府行政管理的主要任务是决定谁获得什么，在什么时间和如何获得？[47]。换言之，现代政府基本职能是分配社会资源和提供直接服务，进而实现社会治理的目标。不言而喻，"没有资源投入，就没有社会使命"。资源和资金是实现社会目标的物质手段。

根据世界各国公共财政体系发展普遍规律，我们认为现代公共财政制度框架范围广泛，按照性质、目标和政策主体等标准，公共财政制度框架可以划分为国家财政、政府财政和社会公共福利财政三大类，基本涵盖国家与政府的公共政策与公共服务、社会政策与社会服务，福利政策与福利服务的所有领域，为整体的社会福利和生活质量奠定基础。

更为重要的是，由于健康是最大的福利，卫生财政在公共财政制度框架中处于基础、优先和战略地位。遗憾的是，中国卫生财政体制建设是公共财政制度框架建设中最薄弱和最滞后的环节，卫生财政体制建设面临价值观念、法理基础、制度安排、政策模式和运行机制等限制，卫生财政体制建设状况成为衡量医药卫生体制改革和公共财政制度框架建设的重要指标。

在全球化和后发国家的社会处境下，中国体制改革、构建公共服务型政府与建设公共财政体系的历史使命任重道远，面临诸多结构性与体制性挑战，但是发展趋势清晰，即建立福利—民主—市场社会主义，构建和谐社会和具有"中国特色"的福利社会 [48]。

改革开放 30 年来，中国公共政策框架与公共服务体系、社会政策框架与社会服务体系、福利政策框架与福利服务体系已基本形成，由"社会保障制度典范"向"社会福利制度典范"升级过渡发展趋势明显，政府职能转变和构建公共服务型政府成时代主旋律 [49]。更为重要的是，中国政府职能转变与构建公共服务型政府、构建公共财政制度框架同时进行，因为在国家占主导地位的现代社会中，国家权力结构、政治体制和政府组织结构功能是决定性因素。这意味政府机构改革和行政管理体制改革是公共财政体制建设前提和基础。

参考文献

[1] 戴维·奥斯本. 改革政府 [M]. 周敦仁，译. 上海：上海译文出版社，1996.

[2] 詹姆斯·M·布坎南. 公共财政 [M]. 赵锡军，译. 北京：中国财政经济出版社，1991：88.

[3] 王镇华. 从瓦格纳规律看振兴我国财政的紧迫性 [J]. 财金贸易，1996（10）：27-30.

[4] 王乐夫. 论公共管理的社会性内涵及其他 [J]. 政治学研究，2001（3）：78-84.

[5] Stiglitz, Joseph E. Economics of the Public Sector [M]. 2nd ed. New York：W. W. Norton & Company，1988.

[6] 刘继同. 中国社会政策框架特征与社会工作发展战略 [J]. 南开大学学报，2006（6）：30-39.

[7] 冯消彬. 国家分配论、公共财政论与民主财政论 [J]. 财政研究，2005（4）：8-11.

[8] 项怀诚. 领导干部财政知识读本 [M]. 北京：经济科学出版社，1999.

[9] A. 普雷姆詹德. 公共支出管理 [M]. 王卫星，译. 北京：中国金融出版社，1995.

[10] 世界银行. 1988 年世界发展报告：发展中公共财政 [M]. 北京：中国财政经济出版社，1988.

[11] 刘继同. 卫生财政学概念的涵义、范围领域、基本特征与地位作用 [J]. 中国卫生经济，2008，27（2）：9-11.

[12] 卫生部. 中国卫生统计年鉴 2006 [M]. 北京：中国协和医科大学出版社，2006：83.

[13] 乌日图. 医疗保障制度国际比较 [M]. 北京：化学工业出版社，2003.

[14] 刘继同. 国家与社会：社会福利体系结构性变迁规律与制度框架特征 [J]. 社会科学研究，2006（3）：115-120.

[15] 王建英. 美国药品申报与法规管理 [M]. 北京：中国医药科技出版社，2005：25.

[16] Doyal L. Gough I. A Theory of Human Need [M]. New York：the Guilford，1991.

[17] 刘继同. 健康需要的基本特点与医疗卫生政策涵义 [J]. 中国卫生事业管理，2005，21（2）：68-69.

[18] 刘继同. 为什么卫生政策还不能成为"国策"？ [J]. 中国卫生，2004（7）：51-53.

[19] 刘继同. 卫生改革困境成因的系统结构分析与宏观战略思考 [J]. 中国卫生经济，2005，24（11）：19-22.

[20] 姚经建. 公共财政框架下公共卫生账号体系的构建 [J]. 中国卫生经济，2006，25（11）：54-56.

[21] 杨维汉，周婷玉，邹文声. 五问"医改"新政 [N]. 北京日报，2007-12-27.

[22] 贾莉英. 我国公共卫生财政的主要职能及其实现手段 [J]. 卫生经济研究，2004（9）：12-13.

[23] 劳动保障部. 新时期劳动和社会保障重要文献选编 [M]. 北京：中国劳动社会保障出版社，

2002．

[24] 刘继同．卫生事业公益性与福利性定性的本质区别是什么？ [J]．中国医院管理,2007,27(8)：4-8．

[25] 张馨．我国"财政本质"观演变述评 [J]．经济学家，1999（4）：92-98．

[26] 卫生部．中国卫生统计年鉴 2007 [M]．北京：中国协和医科大学出版社，2007：83．

[27] 刘继同．卫生资源的四次分配机制与分配性公正卫生改革模式的战略研究 [J]．中国卫生经济，2006，25（2）：20-22．

[28] 赵明杰．医疗费用过高是医患关系紧张的重要原因 [J]．医学与哲学，2005，26（2）：1-1．

[29] 刘继同．个人疾病痛苦与公共政策议题：重塑公共卫生政策角色 [J]．卫生经济研究,2005(10)：5-7．

[30] 孙开．"各级政府间财政关系"国际研讨与经验借鉴 [J]．经济学动态，1994（12）：22-27．

[31] 刘云龙．财政联邦主义理论述评 [J]．经济学动态，1998（7）：61-63．

[32] 王绍光．公共财政与民主政治 [J]．战略与管理，1996（2）：32-36．

[33] 詹姆斯·M·布坎南．民主财政论 [M]．穆怀朋，译．北京：商务印书馆，1999．

[34] 贾康，王敏．社会福利筹资与公共财政支持 [J]．首都经济贸易大学学报，2009（1）：82-94．

[35] 刘继同．社会福利与社会保障界定的"国际惯例"及其中国版涵义 [J]．学术界，2003（2）：57-66．

[36] 王梦奎．亚洲金融危机后的中国 [M]．北京：中国发展出版社，2007．

[37] 卫生部统计信息中心．第三次国家卫生服务调查分析报告 [M]．北京：中国协和医科大学出版社，2004．

[38] 珍妮特·V·登哈特．新公共服务 [M]．丁煌，译．北京：中国人民大学出版社，2004．

[39] 刘继同．普及性原则的基本涵义与公平性卫生政策模式 [J]．卫生经济研究，2004（11）：7-8．

[40] 张馨．析中国公共财政之特色 [J]．财政研究，2001（7）：17-23．

[41] 雅诺什·科尔耐．转轨中的福利、选择与一致性 [M]．罗淑锦，译．北京：中信出版社，2003．

[42] T. H. 马歇尔．公民权与社会阶级 [J]．刘继同，译．国外社会学，2003（1）：1-29．

[43] 刘继同．关于组建"卫生福利部"的建议 [J]．中国行政管理，2006（8）：44-47．

[44] C. V. 布朗．公共部门经济学 [M]．张馨，译．北京：中国人民大学出版社，2000．

[45] 刘继同．社会市场与经济市场 [J]．社会科学研究，2005（3）：108-113．

[46] Rabin J，Bowman J S．Politics and Administration [M]．New York：Marcel Dekker．

[47] 哈罗德·D·拉斯韦尔．政治学 [M]．杨昌裕，译．北京：商务印书馆，1999．

[48] 刘继同．试论福利—民主—市场社会主义 [J]．中共福建省委党校学报，2005（5）：52-55．

[49] 尼古拉斯·施普尔伯，国家职能的变迁 [M]．杨俊峰，译．沈阳：辽宁教育出版社，2004．

本文曾刊于《学习与实践》（武汉）2008 年第 5 期。

第二部分　卫生财政学概念框架与社会

福利理论基础

卫生财政学概念的含义、范围领域、基本特征与地位及作用

摘要： 我国的医药卫生体制改革总体方案设计正处于关键时期，卫生筹资模式、卫生总费用构成状况和政府在卫生保健服务中承担的责任是当前的核心议题，卫生财政和卫生财政学应运而生。卫生财政是医疗财政（包括财政）体制创新的必然结果，是财政体制处于由以分税制为基础的分级财政体制向公共财政体制转型的过渡性产物。通过简要讨论卫生财政概念及其内涵、外延，描述卫生财政学的学科体系，确定卫生财政学的研究范围、研究领域和关键性研究议题，概括卫生财政的基本特征和国际发展历史经验，分析卫生财政的基本功能与地位作用等基础理论政策议题，为医药卫生体制改革和构建和谐社会、和谐医患关系提供了崭新的改革思路。

一、医药卫生体制改革与卫生财政学议题

我国的医药卫生体制改革正处于总体方案设计、整体推进与重大理论和制度创新的关键时刻，卫生筹资模式、卫生总费用构成的变化趋势和政府在卫生保健服务中承担责任是核心议题。改革开放以来，医药卫生体制改革实践经由20世纪80年代的"医疗体制改革""卫生管理体制改革""医疗卫生机构内部管理体制、运行机制和分配制度改革"以及"卫生体制改革"等阶段，进入90年代末期医疗卫生体制改革、城镇职工基本医疗保险制度改革和药品流通体制三项改革同步推进的"医药卫生体制改革"阶段。

2000年以来，尤其是2003年以来，医药卫生体制改革范围进一步扩大，内涵与内容进一步丰富，新型农村合作医疗制度，城乡医疗救助制度和城镇居民基本医疗保险制度相继启动和实施，标志医药卫生体制改革已进入"医药卫生体制改革总体方案的框架设计、医疗保障制度改革发展与中国特色医疗福利制度总体框架建设"的崭新历史阶段，国际卫生保健、环境保护、公共卫生、医院管理、医疗照顾、医疗保障、健康照顾、健康福利、社会福利和构建和谐医患关系，创建平安医院以及构建和谐美好社会，已成为国家发展、公共政策、社会政策和福利政策议程的核心议题，医药卫生体制改革与医疗保障制度建设已成为构建和谐社会，营造安定团结政治局面和缔造幸福美好新生活的核心[1]，医药卫生体制改革与医疗保障制度建设也已成为党和国家领导人、政府决策者、医疗卫生管理者和普通百姓最关心的共同问题，卫生总费用构成状况和医疗卫生筹资模式又是这些问题焦点中的焦点。

国家卫生总费用构成状况、医疗卫生筹资模式、医疗保障服务水平和医疗卫生开支状况的核心是卫生保健服务与政府财政的关系，实质上是政府在卫生保健服务体系与医疗保障制度建设中扮演什么角色，发挥什么作用，其精髓是政府社会保障职能定位和财政支出结构现代化。在西方工业化和福利国家体制中，卫生保健服务、医疗保障制度与政府财政的关系不是问题，卫生保健与医疗保障的资金来源是公共政策、公共部门、公共经济、公共财政与公共支出、公共服务与社会服务体系中传统的、重点的和最优先的

领域，而且在许多工业化的国家中，政府用于卫生保健与医疗保障的公共支出比例已超过国防预算、教育预算开支而雄居首位。例如，在美国联邦政府的 14 个职能部门中，2004 年度健康和人类服务部的财政预算为 5480 亿美元，超过联邦政府所有其他 13 个部的财政预算的总和，该部共有 66 639 名工作人员，约占联邦政府工作人员总数的四分之一 [2]，卫生保健与医疗保障制度基础性、战略性地位，尤其是政府在卫生保健与医疗保障制度中承担责任，联邦政府卫生财政保障力度可见一斑。我国的国情、社会发展状况，尤其是医药卫生体制和医疗保障制度安排截然不同西方国家。但是，改革开放以来，我国的医药卫生体制改革的实践困境和医疗保障制度改革、发展的曲折坎坷，尤其是日趋明显和怨声载道的"看病难、看病贵"问题，迫切需要卫生财政和卫生财政学。

二、卫生财政学概念、涵义与卫生财政学学科体系

医疗财政、公共卫生财政、卫生保健财政和卫生保健财政学是本文的几个核心性概念，这些概念之间既有区别，又有联系，相互关系密切，共同构成了卫生财政学学科体系与框架。

按照卫生保健体系（health care system）的组成部分和理论概念内涵、外延范围大小的标准，医疗财政既是个内涵、外延最小的概念，又可能是人们争议最大和短期内难以接受的概念。医疗财政的概念是指临床医疗服务（包括精神心理卫生服务）应由政府公共财政负担的状况，这种状况包括临床医疗服务的性质与目标、临床医疗服务与财政的关系和医疗财政的结构等。

公共卫生财政是个内涵远比医疗财政丰富的核心概念，泛指健康服务应由政府公共财政负担的状况，健康服务范围广泛，公共服务、公共卫生、康复医学和社区卫生服务是主要部分。

卫生保健财政是个内涵、外延最广的概念，泛指间接、直接和核心的卫生保健服务均应由政府公共财政负担的状况，这是医疗财政与卫生财政发展的最高阶段，是医疗卫生类福利制度与公共财政体制成熟发达的基本标志，欧美发达国家已经普遍建立健全医疗卫生财政制度 [3]。

在某种意义上说，医疗财政、公共卫生财政和医疗卫生财政既是医疗卫生财政发展不同阶段，又是整个医疗卫生财政体系中有所不同的重要组成部分，各部分之间的关系是局部与整体，不同阶段与整个体系，低级阶段与高级阶段关系，说明了疾病预防治疗性质的结构性变化趋势。

医疗卫生财政学是指医疗卫生服务与政府公共财政体制之间内在逻辑关系的一门社会科学，换言之，医疗卫生财政学是泛指有关政府财政支持、承担和保障医疗卫生服务活动的总和。简言之，医疗财政、公共卫生财政、医疗卫生财政和医疗卫生财政学是本文提出的新概念，这些创新性概念既代表一种崭新的理念，又是重大的理论创新和观念创新，具有革命性意义。

医疗财政、公共卫生财政和卫生保健财政概念间既有显著区别，又有许多共同之处，尽管这些异同之处是"非本质性的"，但是正确认识这些异同之处仍然具有特别重

要的意义。

首先，医疗财政、公共卫生财政和医疗卫生财政概念共同之处多样。一是三者都是从医疗卫生的角度出发界定医疗卫生与公共财政的关系，而不是截然相反，从公共财政的角度出发界定财政与医疗卫生的关系。例如，财政卫生，公共财政卫生，这种概念之间次序的不同具有重要的意义，因为次序不同说明界定者所站的立场、观点、视角和事物主体的性质不同。二是三者都是有关医疗卫生、医疗卫生服务性质、筹资渠道、资金来源与财政关系的理论概念。三是三者在性质和目的上都是一样的，都是试图从公共财政的角度思考医疗卫生筹资问题。

其次，医疗财政、公共卫生财政和医疗卫生财政概念的内涵、外延之间又有不少显著的差异之处，值得相关决策者、机构管理者、专业技术人员和专家、学者注意，以避免不必要混乱和误解。一是三个概念所指社会现象的范围有所不同，医疗财政概念涵义最窄，公共卫生财政居中，医疗卫生财政概念范围内容最广。二是三个概念产生时代环境和所处的历史阶段有所不同。一般来说，医疗财政是最先产生于工业化革命初期的。例如，政府为穷人和病人提供医疗救助服务。西方国家公共卫生财政体制则是工业化革命中期和晚期的产物，连续性、系统性、综合性和制度化的医疗卫生财政则是"二战"后"福利国家"和"公共财政体制"时代的历史产物，说明政府在医疗卫生领域的责任承担不断扩大，从医疗卫生服务领域和现实经验的层面上，有力验证世界各国政府公共活动与公共财政不断增长的"瓦格纳法则"，说明凡是走上现代化之路国家都会建立公共服务和公共财政，说明医疗卫生财政普世性、客观性发展规律[4]。三是医疗财政、公共卫生财政和医疗卫生财政概念不同反映世界各国政府公共服务、公共财政体制上结构性差异，反映了世界各国政府和本国政府在不同历史环境中优先次序差异之处，反映了世界各国政府和本国政府干预社会经济生活范围、内容、强度、频度和能力的差异之处，反映了世界各国政府和本国政府与其医疗卫生服务提供活动之间关系模式的制度化差异之处。简而言之，医疗财政、公共卫生财政和医疗卫生财政概念是既有区别，又有联系的整体概念框架（图1）。

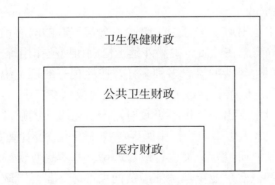

图1　医疗财政、公共卫生财政与卫生保健财政概念之间关系框架的示意图

第三，医疗财政、公共卫生财政和医疗卫生财政概念主要构成要素基本相似，深刻反映了三个概念的内涵、外延与相互关系，深刻反映了三个概念的本质特征和根本属性，深刻反映了医疗卫生服务、医疗保障制度与政府责任、公共财政之间密不可分的内在联系，有助于更好地理解核心概念。概括来说，医疗财政、公共卫生财政和医疗卫生财政概念首要构成要素是政府职责与扮演角色，政府是医疗财政、公共卫生财政和医疗卫生财政活动、关系、结构和体系唯一和绝对主体。这里的"政府"通常特指现代的民族主权国家，工业化和现代化社会以前的政府不在此列。现代政府的主体性主要是通过为医疗卫生服务和医疗保障服务提供财政预算资金来体现的。在社会资源分配模式决定制度安排、政策框架和人们行动逻辑的背景下，谁出钱是最关键的。

另外，医疗财政、公共卫生财政和医疗卫生财政，分别是由医疗服务、公共卫生服务、医疗卫生服务和财政、公共财政两部分"组合"而成。这意味医疗财政、公共卫生财政和医疗卫生财政普遍包括医疗卫生服务和资金保障机制两个主要要素，权力结构等因素也至关重要。

第四，医疗财政、公共卫生财政和医疗卫生财政概念中，医疗卫生与财政之间组合关系与相互关系模式多种多样，范围广泛、内容繁多，既包括纵向、横向相互关系，又包括结构关系。

第五，医疗财政、公共卫生财政和医疗卫生财政客体，或是医疗财政、卫生财政和医疗卫生财政的服务对象是医疗卫生服务和医疗保障制度的筹资、融资、分配、开支模式和服务效果，而不是医疗卫生服务、医疗卫生服务和医疗保障服务活动的本身，这是需要特别强调的一点。换言之，医疗财政、公共卫生财政和医疗卫生财政活动客体或目标是医疗卫生服务和医疗保障制度运行所需社会资源分配原则、公共开支范围与优先领域、卫生筹资模式与开支效果等，是医疗卫生服务制度环境、资源分配过程、资源分配结构、资源分配模式和分配效果的总和。20 世纪 70 年代以来，工业化国家公共财政学最重大的变化趋势是形成一个既包括税收，又包括公共支出和支出效果的新型公共财政学典范，从筹资、分配和开支全过程角度衡量政府 [5]。

简而言之，医疗财政、公共卫生财政和医疗卫生财政概念共同构成要素有以下四个：一是现代政府，二是医疗卫生服务与财政体制，三是医疗卫生服务与财政体制之间的相互关系模式，四是医疗卫生服务制度环境、资源分配过程、资源分配结构、资源分配模式和制度分配效果的总和。

医疗财政、公共卫生财政和医疗卫生财政概念与现有的政府预算卫生支出、卫生事业费、财政补助收入等概念在性质、内涵外延、构成和地位作用等方面存在本质性差别，不可混淆。目前有关卫生经费的概念多种多样，按照现有的卫生统计指标体系和核心指标的官方界定，最基础、最重要、最关键和最相关的概念有三个。

一是"政府预算卫生支出"是指各级政府用于卫生事业的财政预算拨款，主要包括公共卫生服务经费（包含卫生事业费、中医事业费、药品监督管理费、计划生育事业费、预算内基建经费、医学科研经费、卫生行政管理费、基本医疗保险基本补助及农村合作医疗政府基本补助）和行政事业单位医疗经费两大部分。虽然"政府预算卫生支出"的概念与卫生财政概念的涵义比较接近，但是二者并非是一回事。

二是"卫生事业费"是指各级政府用于卫生部门所属卫生机构的财政预算补助，这包括用于卫生部门所属医院、疗养院、卫生院、独立门诊部等的补助经费，疾病控制与防治机构、妇幼保健机构、干部培训机构等其他卫生事业机构的事业费和其他各项经费。

三是"财政补助收入"是指单位从主管部门或主办单位取得的财政性事业经费（包括定额和定向补助）[6]。

总体来说，这三个概念在诸多的方面与医疗财政、卫生财政、医疗卫生财政概念存在重大的差异之处：一是三个概念的涵义都比较狭隘、局限，对范围与内容的政策规定非常明确、具体和清楚；二是三个概念的共同性质是"财政预算补助和补助收入"，而非典型标准的"财政预算拨款"；三是三个概念的补助对象和开支范围的共同之处是主要局限于国有的医疗机构和事业单位，民营医疗机构和民营事业单位不在政府财政预算拨款的范围之内，财政补助的公共性不足；四是三个概念的适用范围都局限于卫生部门或系统，其他部门有关医疗卫生的财政补助不详。简言之，现有卫生经费的主要统计指标典型反映了条块分割和部门局部性的卫生财政管理体制。

三、卫生财政学的基本范围、内容和战略性研究议题

我们在本文中主要使用卫生财政学的概念，研究卫生财政学的范围、研究领域和战略性议题。我们已简要讨论了界定医疗财政、公共卫生财政和卫生保健财政与卫生财政学概念的内涵外延，由于我国卫生行业的习惯用法，尤其是汉语中"健康财政学"的说法容易引起人们的误解，误以为是指有关建立稳健财政制度的科学，或者是指财政体制的运行状况是否正常的学问，我们将使用"卫生财政学"这个大概念。由于卫生财政学主要是关于卫生财政的一门科学，所以我们将主要研究卫生财政的范围、研究领域和战略性议题，卫生财政体系的基本功能与地位作用，卫生财政体系的基本特征与财政本质精髓，通过卫生财政研究卫生财政学的规律。需要指出的是，本文中使用的医疗卫生是个西方和宽泛的概念，不是中国"小卫生"概念。

卫生财政范围概念框架主要是由医疗卫生财政支出领域，密切相关的公共卫生财政支出领域，以及核心和纯正的医疗财政支出领域三大部分组成，这三大部分相互依赖、密切联系，共同构成广义的卫生财政的概念框架，为我们深入客观地理解卫生财政的现实状况提供指引。

总体来说，医疗卫生财政范围广泛多样，按照与身心健康状况相关的密切程度和公共财政支出领域性质，目前我们至少可以将卫生财政涉及范围划分为三大部分，三部分构成一个整体。

首先，是广义医疗卫生财政支出领域，它们处于整个卫生财政体系的最外围，或是最大的圆形。所谓广义的医疗卫生财政支出中的"广义"是个相对性和限定性的概念，并非绝对化的涵义，主要是指那些不会直接对公民身心健康状况造成直接影响的公共福利性质的医疗卫生服务。例如，国际医疗卫生与国境检疫、环境保护与环境卫生、植树造林和水土保持等类公共服务。一般来说，广义的医疗卫生财政支出服务的基本特征是，它们通常都是典型标准的公共服务。这类公共服务并无身份、资格和收入的要求或限制，所有的公民都可以免费和自由地使用[7]。因为这些服务都是标准、典型的公共服务，是政府最基本的公共服务职责，所以财政扮演基础性与核心性的角色，预算财政资金成为这些服务主要的，甚至是唯一的筹资渠道和来源。

其次，是密切相关公共卫生财政支出领域。这里"密切相关"同样是个相对性和限定性的概念，主要是指那些与公民身心健康状况改善密切相关或造成一定影响的福利性质公共卫生服务，如人口政策与计划生育服务、房屋和公共住房、道路交通、下水道等市政工程、职业卫生等。一般来说，密切相关的公共卫生财政支出领域服务基本特征是这些服务既可能属于公共服务，又可能属于社会服务，还有一些可能是横跨公共服务与社会服务两个领域，福利性色彩浓厚。例如义务教育与职业技术教育服务，既可是公共服务，又属于典型社会服务。

一般来说，密切相关的卫生财政支出领域通常都属于社会政策框架与社会福利政策的范围。社会政策与社会福利政策资金来源渠道都是典型的公共财政，是社会福利财政重要部分 [8]，因此财政在密切相关公共卫生财政支出领域中扮演基本性和主导性角色，是筹资主要渠道。这意味财政预算和收税制度是密切相关的公共卫生财政支出领域中最基本的社会筹资途径。

第三，是核心和纯正医疗财政支出领域，这是卫生财政服务范围传统、主要和核心的领域，覆盖范围基本上与目前中国医药卫生部门或医疗卫生行业的实际现实的工作领域吻合一致。所谓核心和纯正的医疗财政支出领域主要是指那些直接工作目标是在于改善公民身心健康状况的生物医学性质临床诊断、医疗、康复服务、社区卫生服务和其他福利性医疗卫生服务。一般来说，核心和纯正的医疗财政支出领域服务的基本特征是，这些服务传统和主体上属于公共卫生、临床医疗、康复医学、社区卫生和医疗卫生服务领域，而且世界各国政府通常认定医疗照顾和健康照顾服务是"福利"性质的，是各国公共财政优先支出和重点保障的领域。

目前，中国医疗卫生和医疗卫生服务的目标、范围、内容和方式均处于快速发展变化过程中，但是传统医疗卫生服务范围广泛，主要包括国境卫生检疫、卫生监督、公共卫生、艾滋病防治、爱国卫生运动、地方病防治、寄生虫病防治、急性传染病防治、慢性传染病防治、医疗事业、中医和中西医结合事业、妇幼保健、计划生育技术指导、新型农村合作医疗、社区卫生服务、药政管理、生物制品、全国性医学学术团体与行业协会、医学教育与科研和卫生宣传与出版事业，以及 2003 年后形成的突发公共卫生事件应急管理服务和其他服务领域 [9]。

此外，加上改革开放以来新发展起来的医疗保险服务体系，例如城镇职工基本医疗保险制度、城镇居民基本医疗保险制度和城乡医疗救助制度，核心和纯正的医疗财政支出领域的服务范围基本覆盖全国城乡所有居民的疾病预防、诊断、治疗、康复和社区卫生服务，构建真正全民性、福利性医疗保险制度和医疗卫生服务体系，为构建和谐社会奠定社会基础。因为核心和纯正的医疗财政支出领域是体现政府在医疗卫生和医疗卫生中基本责任的主要途径；因为公共财政预算在核心和纯正的医疗财政支出领域中扮演最主要和最重要的角色；在某种程度上说，因为疾病的性质和医疗卫生服务体系的基本特征，医疗卫生与预防控制服务的最佳筹资模式的是纯粹的公共财政和公共服务，不然引发的伦理道德、经济效率和管理的问题较多。

表 1　广义医疗卫生、密切相关公共卫生和纯正医疗财政支出领域服务范围情况

比较层面	广义医疗卫生财政范围	密切相关公共卫生财政	纯正医疗财政的范围
服务的性质	公共服务	公共服务与社会服务	社会服务与福利服务
服务的目标	社会发展与公共福利	社会公平与社会平等	社会公平与社会稳定
服务的对象	所有公民	部分公民与特定人群	所有公民与特定人群
服务的范围与服务内容	国际卫生与国境检疫、环境保护与环境卫生、植树造林和水土保持等	人口政策与计划生育服务、房屋和公共住房、基础教育与职业技术教育、道路和下水道市政工程等	生物医学临床医疗、精神心理健康、康复服务、社区卫生、卫生监督、医疗保障制度等
筹资的渠道	公共财政唯一性	最基本的筹资渠道	最主要的筹资渠道
财政的角色	基础性与核心性	基本和主导性角色	最主要和最重要角色

卫生财政学科成为独立学科体系的重要特征之一是其具有某些独立性、特有性、基础性和核心性与战略性研究议题。战略性研究议题的基本功能之一是清晰划分本学科的学科边界，明确规定本学科理论、政策研究的基本范围与主要内容，实际上为关注什么问题确定范围。战略性研究领域是指本学科中最基本、最基础、最主要、最核心、最重要和最常见的问题[10]。这些问题是其他学科涉及不多或不是其主要的研究内容，从而成为本学科特有和独特的议题（表1）。专业学科成熟的基本标志是形成某些截然不同其他学科的专门化研究视角、范围、议题和方法。医疗财政、公共卫生财政和医疗卫生财政的研究范围广泛，研究内容多样，涉及方方面面。

总体来说，卫生财政学的研究范围和基础性、核心性、战略性议题至少涵盖以下七个方面：一是国防外交、国际贸易、国际财政与国际卫生、全球公共卫生、国际医疗保障制度的关系，例如外交政策、政府财政预算资金和医疗卫生援外任务的关系，外交政策医疗卫生化问题。二是社会发展、政府职能、公共政策、公共服务与经济发展、公共经济、公共财政的关系，例如国家财政税收制度与政府职能定位的关系，宏观经济发展模式与公共财政体制的关系。三是有关临床医疗、公共卫生、医疗卫生服务与公共财政体制、公共财政支出结构等方面的基础性理论政策议题。例如，什么是公共卫生，什么是公共财政，公共财政内涵外延是什么。四是有关临床医疗、公共卫生、医疗卫生服务与财政、公共财政和政府间财政相互关系议题，例如临床医疗服务与公共财政、公共卫生与公共财政，医疗卫生服务与公共财政之间的关系。五是有关医疗财政、公共卫生财政、医疗卫生财政和卫生财政学学科建设等专题性研究议题，例如，医疗财政的概念内涵与外延、基本范围与内容、历史变迁与结构性发展规律、方向等。六是医疗财政、公共卫生财政、医疗卫生财政的筹资渠道、筹资方式、筹资成本和过程等，例如卫生财政的不同筹资渠道与筹资方式的主要优劣之处是什么，如何选择最佳筹资方式。七是各类卫生财政筹资的社会环境、前提条件、社会资源分配模式、筹资渠道、筹资方式、筹资成本、筹资过程、财政预算执行与公共开支管理、公共开支范围与优先领域、公共开支结构调整与公共开支绩效衡量评估，新的财政年度的财政预算和财政支出管理的整个过程，例如公共开支的理论是什么，税收理论与实践是什么，最主要的公共开支服务项目是什么。

　　简言之，卫生财政研究范围包括宏观经济与国际卫生、政府职能与公共财政、医疗卫生与公共财政的基础理论研究、医疗卫生与公共财政关系、卫生财政学科建设、卫生财政筹资模式、卫生财政过程和后果，共计七个方面。这七个方面具体表现为若干基础性理论、政策议题。

　　首先，宏观经济、国际贸易、国民收入与国际卫生财政的关系。这是个崭新的政策议题，是世界各国宏观经济、国际贸易、国际卫生政策与比较卫生政策研究的基础性理论政策议题。20世纪70年代以来，国际经济全球化、一体化、区域化发展趋势明显，国际贸易和国民收入均发生重大变化，国际医疗卫生、全球公共卫生、世界各国医疗保障制度改革发展和世界范围医疗卫生服务问题日益突出，宏观经济、国民收入与国际医疗卫生财政的关系引人注目[11]。

　　在经济全球化处境下，现代民族主权国家的国民收入与国际医疗卫生财政的关系，成为公共政策和外交政策的重要部分，尤其是在国际政治、经济贸易、军事类型外交政策模式转变为国际社会政策、文化交流、医疗卫生政策模式的背景下，国际医疗卫生财政问题应运而生。总体来说，国际医疗卫生财政主要包括四部分：一是世界各国之间有关医疗卫生的财政问题，二是外国人在华涉及的医疗卫生财政问题，三是中国公民在境外涉及的医疗卫生财政问题，四是联合国、区域合作组织、国际NGO与我国政府间涉及双边或多边医疗卫生财政议题[12]。

　　其次，国家宏观经济、国民收入波动、公共财政体制与国家卫生总费用构成状况的关系。这是国家宏观的社会发展与经济发展，尤其是国家财政体制、税收制度和医疗卫生制度之间关系的核心议题。卫生总费用构成状况及其发展变化趋势集中体现这种关系发展的基本结果。顾名思义，卫生总费用是在特定时期之内政府、社会、企业和个人医疗卫生服务开支的总和。我国学者自20世纪80年代中期开始研究卫生总费用构成、各种比例关系、预测与总体变化趋势[13]（表2）。目前，中国卫生总费用构成状况面临的主要问题是，改革开放以来，政府预算卫生支出所占比例呈明显的下降趋势，而且政府预算卫生支出在卫生总费用的构成中所占比例明显偏低。与此同时，个人现金卫生支出所占比例不断飙升，成为卫生总费用和疾病负担的主要部分，导致卫生可及性、卫生费用增长速度过快、"看病难、看病贵"和卫生公平问题格外突出[14]。

表2　改革开放以来我国卫生总费用构成状况结构性变化趋势

年代/项目	预算支出(%)	社会支出（%）	个人支出（%）	卫生总费用占国内生产总值的百分比(%)	占财政支出的百分比（%）
1978	32.2	47.4	20.4	3.04	1.94
1985	38.6	33.0	28.5	3.11	2.51
1990	25.1	39.2	35.7	4.03	2.58
1995	18.0	35.6	46.4	3.69	2.39
2000	15.5	25.6	59.0	5.13	1.71
2004	17.0	29.3	53.6	5.55	1.66

注：本表格数字均来源于《中国卫生统计年鉴2006》。

第三，临床医疗、公共卫生、医疗卫生服务与公共财政体制、公共财政支出结构等方面的基础性理论政策议题。例如什么是公共卫生，什么是公共财政，公共财政内涵外延是什么。医疗财政、公共卫生财政和医疗卫生财政与卫生财政学学科基础理论政策研究议题多种多样，涉及领域广泛。例如什么是财政、什么是公共财政，中国社会如何理解公共财政，公共财政范围与内容是什么，公共财政哲学基础、政治基础、经济基础社会基础与理论基础是什么，各种不同社会资源分配模式的优劣之处是什么，政府职能、公共部门、公共经济与公共物品，财政决策过程与公共选择理论的关系，不同历史发展阶段与不同经济体制下公共财政形态，政府收入、税收制度的结构与体系，中央政府与地方政府、不同政府部门之间财政关系模式，财政本质和公共财政本质，公共财政与国家财政的关系，国家分配论与公共产品论等[15]。这些基础性理论、政策议题的认识理解和研究状况决定公共财政体制，现实政策意义重大。简言之，公共财政体制与卫生财政制度框架设计涉及众多基础理论、政策议题，意义重大。

第四，人口政策与计划生育、环境保护与爱国卫生运动、职业健康与职业保护、学校健康与儿童少年健康、健康教育与健康促进、突发公共卫生事件、社区健康服务与全科医学、食品营养与食品安全、疾病预防与控制体系、慢性非传染性疾病预防和控制等公共卫生财政。公共卫生概念与服务实践来自西方国家，内涵外延广泛多样，泛指临床治疗个人生理性疾病以外的所有有助于改善整个人群身心健康状况的社会健康政策措施与健康服务活动的总和。但是长期以来，由于深受前苏联卫生模式的影响，中国公共卫生概念内涵狭窄，外延不大，主要集中在环境健康、职业健康、食品安全、学校健康、放射健康五大领域的监督、监测，卫生防疫站是提供公共卫生服务的主要机构，盛行狭义公共卫生概念和有限服务范围[16]。

改革开放以来，在市场经济环境和医疗卫生体制改革的背景下，政府对公共卫生的财政投入大幅度减少，从而导致疾病预防控制机构"重有偿服务、轻无偿服务"的状况，严重影响公共卫生服务数量和质量，而且政府对公共卫生工作的社会定位模糊不清，城乡资源分配不公。2003 年 SARS 疫情爆发流行，生命和血的巨大代价为国人敲响警钟，为政府减少对公共卫生财政预算资金可能带来的社会后果提供典型例子，使人们认识到公共卫生是政府基本责任，政府财政预算资金应该为公共卫生服务提供经济保障，公共卫生财政概念也应运而生[17]。目前公共卫生财政的理念和公共卫生的筹资渠道主要是政府财政预算已成为广泛社会共识。如何界定公共卫生范围，建立公共卫生与公共财政的制度化关系模式，尚有许多工作要做。

第五，医疗财政主要包括临床医疗、临床精神心理健康服务和医院运行管理等服务。这是卫生财政范围内最基本和最关键的，也是人们最难以接受应该提供财政资金的组成部分。长期以来，国人普遍认为疾病是"个人私事""个人倒霉"和"个人麻烦"，而非典型的公共政策议题，因此，疾病负担主要应该由个人承担，政府没有理由和必要介入生理疾病临床治疗服务[18]。这是为什么政府大幅度减少临床医疗服务财政预算经费，让公立医院自负盈亏的基本理由。实际上，无论是从健康是公民的基本权利，健康是政府的基本责任，还是从健康是人类普世性与客观性基本需要，健康照顾是社会照顾、社会服务、社会福利与医疗保障核心等角度看，医疗财政都是卫生财政体制的基础与核心组成部分，是衡量卫生财政体制成熟的基本标志，是观察人们主流价值观念和公共财政观念的最佳视角，是分析现代公共财政体制基本视角。目前，如何解放思想，更新观念，将个人生理疾病的性质由"个人麻烦"转变为公共政策议题，使政府财政预算资金成为临床医疗服务的主要筹资渠道，这是卫生财政政策研究的核心议题。

第六，各种类型的康复服务，社区健康服务和家庭医学，社区公共卫生和城乡初级医疗卫生财政。这既是卫生财政体制的重要组成部分，又是中国卫生财政体制中新出现的部分，未来的发展潜力巨大。长期以来，中国医疗卫生服务主要集中在大型公立医院之中，缺乏社区健康服务"守门人"制度。改革开放，尤其是 20 世纪 90 年代以来，政府为缓解"看病难、看病贵"和改变民众求医问药模式，大力发展城市社区健康服务体系，建立初级医疗卫生服务体系，目标是为社区居民提供方便、及时、快捷、安全和低廉的社区健康服务和社区公共卫生服务。因此，无论是从服务性质、目标、服务对象，还是基本医疗、健康教育、计划生育技术服务等六位一体的服务内容看，各类康复服务、社区卫生服务、初级医疗卫生和社区公共卫生等都是典型公共服务与社会服务，是政府应承担责任和提供财政支持的基本医疗卫生服务[19]。2006 年《国务院关于发展城市社区卫生服务的指导意见》明确界定，社区卫生服务是政府基本责任。如何通过公共财政筹资渠道确保社区健康服务体系健康发展是基础性政策议题。

第七，卫生财政与各级政府间财政关系。这是卫生财政和公共财政研究"共同关注"的基础性理论政策议题，是中国卫生财政学学科体系建设和医药卫生体制改革的难点和重点。各级政府间财政关系是个相对较新的研究领域，是公共财政学科与体制改革发展必然结果，尤其是在联邦制和分税制背景下，各级政府间财政关系更加复杂多样、更加重要和基础[20]。

改革开放 20 多年来，中国财政体制首先突破高度集中、统收统支的供给型管理模式，经过过渡性的财政包干体制和两步利改税后，1994 年建立以分税制为基础的国家分级财政体制，中国特色的各级政府间财政关系议题应运而生。总体来说，各级政府间财政关系的内涵丰富，至少包括如下十大领域：一是中国政府与联合国机构、其他国家、国际组织之间的财政关系；二是中央政府与地方政府之间的财政关系；三是中央政府与部分地方政府或部分层次地方政府之间的财政关系，例如西部大开发、振兴东北老工业基地，中央财政对少数民族地区的补贴；四是中央政府不同职能部门之间的财政关系，例如卫生、教育、民政、劳动保障和城建部门之间财政关系，主要反映为政府间财政水平关系；五是中央财政与某个中央政府职能部门之间的财政关系，例如中央财政与卫生财政的关系；六是中央财政、中央直属企业、事业单位、社会团体和国务院各职能部门之间的财政关系；七是不同地区之间、不同企业之间、中央财政与地方财政之间、国家与企业之间的财政关系；八是省、市、区、县级不同层次地方政府之间的财政关系；九是省、市、区、县级不同层次地方政府所属不同职能部门之间纵横交错的财政关系；十是地方政府与地方企业、事业单位、社会团体和各职能部门间财政关系[21]。需要强调的是，由于医药卫生服务涉及国务院的 10 多个职能部门，由于中央政府与地方政府关系日益重要，由于中国社会单位制与条条块块组织体系，政府、市场和民间组织三个部门格局已经形成，中国卫生财政与政府间财政关系议题具有特别重要现实、理论和政策意义。

四、卫生财政体系基本特征与卫生财政的本质精髓

卫生财政体系的基本特征来源和取决于公共财政体制的基本特征。这意味着有什么样的公共经济和公共财政体制，就会有什么样的卫生财政，卫生财政体系的结构性与体制性特征间接反映了公共经济与公共财政的结构性与体制性特征，反映社会结构与制度安排总体特征。具体来说，卫生财政体系的基本特征有六项。

一是系统性特征。卫生财政是个相对独立和完整的亚体系，是公共财政体系的重要组成部分，是医疗卫生体系与公共财政体系的有机化结合。这个体系由财政预算、税收、社会资源再分配、公共开支和公共开支效果评估等多环节组成。这种体系性特征导致卫生财政体系复杂性特征，因涉及政治、经济、社会文化心理诸多因素。

二是卫生资源再分配与国家宏观政策导向的特征。财政本质是国民收入和社会资源再分配，是国家主导或国家为主体社会再分配关系，绝不是单纯一定数量钱物或货币资财分配[22]，体现国家的政治倾向和政府公共政策的范围，体现社会政治权力结构与社会权利分配状况。这意味卫生财政具有强烈的政策工具性特征，是重要公共政策、社会政策与卫生政策工具。

三是卫生财政的社会政策目标主要是健康公平、健康平等、健康照顾领域中的社会团结和整合。卫生财政体系目标不是经济政策目标，也不是公共经济和公共财政目标，而是卫生政策目标。

四是卫生财政体系的相对稳定性和发展变动性的有机统一。政府不是一个整体的实体单位，而是由许多拥有不同程度自主权的机构组成，是权力结构、社会结构与经济结构的复合体系。公共部门和公共财政结构中有纵向性结构和横向性结构。纵向性结构包括中央和各级地方政府间财政结构关系。横向性结构划分为政府、国有企业和其他自主或半自主实体间财政关系。这意味财政政策结构方面（如何筹集收入和分配支出）和宏观经济结构是相对稳定制度安排。与此同时，社会需要、经济结构、政府职能和公共财政体制是不断发展变化的，日趋成熟[23]。

五是卫生财政学学科与卫生财政体系的现代性特征，反映社会福利制度发展的结构性规律，公共财政的传统领域是外交、国防、市政工程和公共服务等。相比之下，卫生财政是现代化社会和"福利国家"时代的历史产物，反映政府公共服务和公共财政职能范围不断扩大趋势。

更为重要的是，医疗财政、公共卫生财政、医疗卫生财政与卫生财政体系的本质是政府在医疗卫生服务与医疗保障制度中承担应有的责任、义务，是国家公共服务职能的不断发展，精髓是公共卫生、临床医疗和医疗卫生服务"性质"由私人麻烦转变为公共政策和社会福利。

众所周知，财政研究的经典和基础问题，是现代市场经济与社会生活中，如何确定公共部门经济与私人部门经济之间的合理边界，即哪些经济活动和开支范围必须或应该划入公共部门经济活动范围，或哪些经济活动和开支范围必须或应该由公共财政承担，哪些经济活动可以或应该划入私人部门经济活动范围，或哪些经济活动可以或应该由个人负担和私人消费。更进一步说，公共经济部门和私人经济部门是种社会划分，公共开支和私人消费是社会现象。这种划分和现象所涉及的核心问题是谁应该为服务付费，付

费是谁的责任，是政府社会责任，还是个人责任？付费性质是社会开支，还是私人消费，资金性质是公共货币，还是私人金钱？这样财政问题的实质是国家职责和政府责任，国家、政府与公民个人的关系问题应运而生。

在医疗卫生领域中，医疗财政、公共卫生财政、医疗卫生财政与卫生财政体系的本质问题是政府在医疗卫生服务与医疗保障制度中应该、能够、实际扮演什么样角色，发挥什么样作用，政府与市场，政府与个人的社会责任边界在哪里，划分改善健康状况责任边界的标准是什么。健康照顾的社会责任划分标准和社会责任承担形式多种多样，反映世界各国制度安排特征，因为政府机构数量规模大小、职能范围、管理方法、公私领域界限和社会作用不断变化[24]。综观人类社会发展规律，现代政府公共部门、公共经济、公共财政、公共服务范围不断扩大，原来许多属于私人经济部门性质的服务，例如医疗卫生与医疗保障、义务教育与公共住房等，逐渐转变为"社会福利"性质，这意味着疾病负担由个人承担模式转变为政府公共财政承担。

五、卫生财政体系的社会地位与功能作用

医疗财政、公共卫生财政、医疗卫生财政与卫生财政体系是公共财政体系的重要组成部分，属于社会福利财政范畴，是公共政策、社会政策与卫生政策框架的基础部分，是社会市场体系与社会基础结构体系的重要组成部分，在促进经济社会协调、均衡、稳定、可持续发展和提高综合国力，全面实现小康社会和构建和谐社会中发挥基础性作用，在公共财政与社会福利财政体制建设中处于先导性、基础性、战略性、关键性、全局性地位。

一般来说，按照公共政策、公共行政、公共经济、公共服务的范围，尤其是国际公共事务、国家公共事务、政府公共事务和社会公共事务四大类型，公共财政的范围与类型至少可以分为国际公共财政（包含外交财政与国际卫生财政）、国家财政（包含国防财政）、政府财政、社会公共财政四大类，社会公共财政主要体现为社会政策框架与社会福利财政体系[25]。西方工业化国家的社会政策框架与社会福利财政主要由社会保障财政、教育财政、卫生财政、狭义福利财政、公共住房财政及就业财政等部分组成。

中国社会政策框架与社会福利财政主要是以"社会保障与公共财政之间的关系"议题的形态出现在学术界之中[26]。中国的"社会保障"是个大概念，内涵外延基本等同于西方国家的"社会福利"概念。因此，中国的"社会保障财政"概念在某种程度上等同于西方国家的"社会福利财政"概念[27]。简言之，医疗卫生财政与卫生财政体系是公共财政体系、社会福利财政体系的重要组成部分。

公共政策与社会政策在中国都是相对较新的概念，社会各界对社会政策概念普遍比较陌生。实质上，社会政策是国家、社会有关社会福利的原则方针，社会政策等于"社会福利政策"[28]。社会福利政策、服务范围通常属于公共财政和社会福利财政范围，财政预算是主要筹资渠道。这样，社会保障财政、教育财政、卫生财政、公共住房财政以及就业财政等福利财政就应运而生。中国社会福利财政体系之间发展极不均衡，其中发展最好的是教育财政体系，定性准确[29]。

中国社会福利财政体系中发展最缓慢和问题最大的是卫生政策。因为1991年以来，

卫生政策的性质由以往"福利"性质转变为"政府实行一定社会福利政策的公益事业"，卫生服务出现"双重属性"。双重属性的最大危害是模糊医疗卫生服务的福利性质和淡化政府社会责任，结果是各级政府对医疗卫生服务的财政投入大幅度减少，"看病难、看病贵"的问题突出[30]。卫生服务性质的改变是医药卫生体制改革失败的主要原因，是政府财政投入减少主要理由。因此，如何尽快将卫生政策纳入"社会政策框架"范围之内，是建立健全我国医疗财政、公共卫生财政、医疗卫生财政与卫生财政体系的基础理论前提。这既是人类社会医疗卫生事业发展的普遍规律，又是世界各国福利制度安排的"国际惯例"。

医疗财政、公共卫生财政及医疗卫生财政所构成的卫生财政体系是社会市场体系与社会基础结构体系，是经济社会协调均衡可持续发展和提高综合国力，实现中华民族的伟大复兴，全面实现小康社会和构建和谐社会的系统性、综合性社会基础与社会健康基础的重要部分。社会基础设施体系是社会制度运作的社会基础，主要由社会基础设施与经济基础设施体系两部分组成。从语意学的角度看，基础设施或基础结构（infrastructure）是社会或国家的基础部分，例如教育、运输、通讯等设施。长期以来，人们普遍认为基础结构主要是指经济性基础设施，经济基础设施"等于"基础设施、社会基础设施。经济基础设施体系主要由道路、交通、电力、电信、公路、桥梁和港口以及机场等设施组成，对经济发展与人类福利具有重大的影响，其构成、数量、质量与结构是经济发展的经济基础，是经济学与经济政策核心议题之一[31]。

实际上，社会基础结构是指那些主要服务社会市场、社会福利、社会政策、社会公平与社会平等目标的社会设施与服务，主要组成部分是医疗卫生、教育、福利服务和公共服务设施等，这些组成部分深受社会政策与社会福利政策目标的影响。社会基础设施与经济基础设施相互依存、互为前提，为经济健康持续发展与整体社会福利状况奠定社会基础。社会基础设施主要服务社会市场、社会政策与社会目标。经济基础设施主要服务经济市场、经济政策与经济目标，二者相互依赖，共同构成社会基础设施体系。而且社会基础设施的结构、数量与质量决定经济基础设施的结构、数量与质量。社会基础设施在整个社会基础设施体系中处于主导和决定地位[32]。

更为重要的是，卫生基础设施是整个社会基础设施体系最基础与最核心的部分。因为没有健康就没有一切，健康是人类最大的福利，医疗照顾和健康保障是人类深度安全感主要来源。卫生基础设施体系主要由社会环境、价值观念、社会资源、人力资本、物质基础、信息系统和社会需要七大部分组成。社会资源主要体现为卫生筹资问题，而且卫生筹资主渠道是财政。因为只有公共政策、公共财政、公共服务与福利服务才能实现社会公平与社会平等的政策目标，而且公共政策、社会政策、福利政策、卫生政策目标功能与社会基础设施、卫生基础设施、公共财政、卫生财政目标功能高度吻合一致。市场筹资与个人筹资违背卫生政策的目标[33]。在社会结构转型、政府职能转变和构建和谐社会中，卫生基础设施体系建设是基础的基础。

最为重要的是，医疗财政、公共卫生财政、医疗卫生财政所构成的卫生财政体系是卫生政策成为"国策"的公共财政基础，是医疗卫生服务与其他社会服务日趋整合的制度性基础。

在深入贯彻落实科学发展观、全面建设小康社会和构建和谐社会的宏观背景下，医疗财政、公共卫生财政、医疗卫生财政所构成的卫生财政体系是中国公共财政与社会福利财政体系建设的优先领域和战略重点，说明我国已开始由以"社会保障与医疗保障制度、教育福利、教育财政"为主的社会福利财政模式，向以"医疗保障制度、医疗财政、公共卫生财政、医疗卫生财政"为主的社会福利财政模式转变，我国正在进入全民健康照顾为基础的社会福利和医疗保障时代。目前，西方工业化国家对公共政策、公共部门、公共组织、公共服务、公共经济、公共财政以及公共支出领域形成普遍一致的思想认识和社会理解，形成了比较成熟的制度框架、政策模式和普遍遵守和广泛认同的"国际惯例"，形成了成熟的公共政策与公共财政体制，有一套明确公共经济、公共支出范围与优先领域。例如，欧美国家公共财政体制中公共支出的主要和优先领域是医疗卫生（health care）、国防（defense）、社会保险（social insurance）、福利服务项目与收入再分配（welfare programs and the redistribution of income）以及教育（education）等[10]。世界银行也认为，公共财政和公共支出的主要和优先领域是医疗卫生、教育、城市服务、全国和农村基础设施建设，公共财政和公共支出的优先领域明确[23]。实际上，医疗卫生通常是欧美绝大多数国家公共财政与公共支出的主要和优先领域，其重要性、基础性和战略性地位甚至超过国防。

现代政府公共财政和公共开支优先领域的结构性变化深层次根源是社会福利制度结构转型，是身心健康需要在衣、食、住、行等基本生活需要满足以后成为人类生存发展最重要的需要，是公共服务、社会福利体系由"基本生活保障、收入保障和权利保障模式"升级换代到"社会服务与健康照顾服务保障"模式的必然结果，是社会福利服务体系连续性、综合性结果[34]。在中国社会政策议程与社会发展处境下，医疗财政、公共卫生财政、医疗卫生财政在公共政策、公共服务、公共财政以及公共开支中的优先地位和战略地位主要体现为"国策"的形式。

目前中国的现实状况是，构成医疗照顾、医疗保障和健康照顾组成部分的计划生育、环境保护是"国策"，而最主要、最基础、最关键的医疗照顾、医疗保障和医疗卫生却不是"国策"。考虑到中国社会结构转型，尤其是国民生活方式的转变和生活质量提高，身心健康已成为最重要需要和"看病难、看病贵"成为国人最担心、最关注的社会问题的客观现实状况，我们认为卫生政策已到了应提高到"国策"的地位时候了[35]，医疗保障和医疗卫生服务应处于公共财政、公共开支中最优先地位和最重要战略地位，因为健康保障已成为构建和谐社会的最大障碍。

建立健全医疗财政、公共卫生财政和医疗卫生财政以及卫生财政体系与卫生财政学学科的社会现实、理论、政策以及国际意义重大，国际性、政治性、经济性、社会性、文化性以及积极性功能作用多样，有利于全面建成小康社会，有利于构建和谐社会，有利医药卫生体制改革。中国"卫生财政学"概念和卫生财政体系提出，标志着医药卫生体制总体改革与医疗保障制度建设进入崭新历史时代，标志国民对医疗卫生服务性质认识的深化。

首先，中国卫生财政学概念与卫生财政体系的提出具有诸多积极的、国际性意义和功能作用，众所周知，工业化国家普遍建立公共政策、公共部门、公共服务、公共财政与福利财政体制，卫生财政学概念和卫生财政体制形成有助中国医药卫生体制与工业化国家福利财政体制接轨，有助于世界和平与发展，有助全球社会政策与国际卫生体制的健康发展，世界意义明显[36]。

其次，卫生财政学概念与卫生财政体制具有重要的社会意义、功能作用，有助于通过缓解"看病难、看病贵"问题而消除社会不稳定因素，推进政府职能转变和建设现代服务型政府，有助于促进中国公共政策、公共财政、公共服务和社会福利健康发展，扩大社会治理基础[37]。

第三，卫生财政学概念与卫生财政体制具有重要的经济意义、功能作用，有助于促进中国公共经济、社会服务、社会福利服务与健康产业持续健康稳定发展，有助于促进中国公共财政、福利财政与卫生财政体制发展，有助促进健康经济学与卫生财政学等相关学科的健康发展，有助于经济结构、投资结构、产业结构、税收制度、公共开支结构以及消费结构合理调整[38]。

第四，卫生财政概念与卫生财政体制具有重要的社会意义、功能作用，有助于促进医疗保障和全面健康保险制度持续稳定地发展，有助于缓解"看病难、看病贵"和健康公平的问题，有助于促进预防控制疾病和生物医学模式的根本性转变，树立"大健康"和社会健康的观念，有助于改善全体公民身心健康状况，提高综合国力，为实现全面建成小康社会奠定基础[39]。简言之，卫生财政理念和卫生财政学科具有多种重要、综合性的意义和积极性的功能作用。

更为重要的是，医疗财政、公共卫生财政、医疗卫生财政与卫生财政体系除具有诸多积极的国际、政治、经济、社会意义和功能作用之外，还具有重要的文化意义和社会心理功能，有助于建立国民的深度安全感和民族认同感、归属感、自豪感，有助消除人们对患病的恐惧，有助于实现国际卫生、国境卫生检疫与环境保护，有助于人口政策与计划生育技术服务，有助于预防控制疾病与监督监测、疾病治疗和精神心理健康、社会康复与社区健康服务，有助于全民医疗保障与城乡基本医疗保险、医疗救助制度建设，实现健康公平、健康平等和改善公民身心健康状况等健康政策目标，有助于增加医疗卫生的人文关怀，构建和谐的医患关系，有助于建立中国特色的福利文化与医疗卫生文化，形成公共服务与公共财政的文化。

养老和医疗是现代社会福利制度框架中最基础、最主要和最关键的两大服务领域，而且养老服务与健康照顾服务密切相关，相互依存，医疗卫生服务是养老保障的基础与前提。因此，西方工业化国家卫生财政通常是公共财政、社会福利财政和公共开支的优先支出领域，目的是为全体国民提供普及性、连续性和综合性的社会福利保障机制，确保全体国民在年老、生病、失业和丧失劳动能力的情况下，能够从国家获得基本保障，确保生活质量和社会稳定。

在个人生活的层面上，养老和医疗是人们最担忧、最恐惧和必须采取国家福利制度的问题，这些问题是个人无力解决的社会性问题，精神心理保障是最高层次的社会保障服务和机制。多种研究证明，中国人储蓄率偏高、消费水平不高和普遍喜欢储蓄的重要原因是缺乏深度的安全感，缺乏可以预期的制度化保障机制，缺乏发达的医疗保障和医疗服务[40]。近些年来，多个大型调查发现，医疗保障和"看病难、看病贵"是公众最关注的社会问题，这些问题间接反映了医疗保障在国民深度安全感中基础性与和核心性作用，凸显建立与现代社会相适应公共财政和福利财政体制，特别是以公共财政和福利财政为基础的卫生财政体制的重要性、紧迫性和必要性，凸显社会福利与社会保障文化在社会稳定、社会发展、社会管理与社会建设中的关键性作用，民主政治、经济发展、社会参与的社会制度前提是医疗保障和全民健康保险。

六、简要讨论与基本结论

中国正处于医药卫生体制总体改革方案设计与实施的关键时期，医疗卫生服务筹资问题是医药卫生体制改革总体方案中最基础、最核心和最关键的问题，是关键时期和总体方案中的关键问题，是中国社会结构转型、经济发展、全面建成小康社会和构建和谐社会的真问题。所谓"真"问题是指那些在理论上、政策上和社会现实生活中客观存在，具有广泛社会影响和重大社会意义的社会问题，是普及性、客观性、真实的社会需要、社会诉求与社会生活状况。一般来说，这些真问题都是理论与政策研究中最基础、最主要、最核心和最常见的基本问题。人类社会文明进步和思想认识不断深化的基本标志就是对这些基础性问题的了解不断深化。

令人遗憾的是，人类社会发展历程和历史经验教训显示，我们常忽视或"看不见"这些基本问题，或是偏离基础和核心的真实问题，以致社会发展与体制改革付出不应有的社会代价和成本。中国医疗卫生筹资问题就是医药卫生体制改革实践与卫生政策总体框架设计中的真实问题。这个医药卫生体制总体方案中最真实的基础性、核心性和关键性问题却被忽视30年之久。在中国实施改革开放政策和医药卫生体制改革30年的今天才"姗姗来迟"地进入学术视野。因此，医疗财政、公共卫生财政、医疗卫生财政、卫生财政体系与卫生财政学科体系等概念的提出具有重要的理论和现实意义。

医疗财政、公共卫生财政、医疗卫生财政与卫生财政学科体系等核心概念或理论体系不同于现存的卫生经济学，学科性质和研究范围属于公共经济与公共财政，是公共政策、公共部门经济、公共财政、公共服务、社会政策以及社会服务的重要组成部分[41]，是福利财政的重要组成部分，是公共政策、社会政策与社会福利政策的重要部分。

卫生财政学概念的内涵丰富，外延广泛，类型众多，是个崭新的理论概念和真实的政策问题。卫生财政概念主要是由医疗财政、公共卫生财政、医疗卫生财政构成的卫生财政体系与卫生财政学学科体系五大部分组成，共同构成"卫生财政学"的学科体系和卫生财政的财政管理体制。卫生财政概念的关键和精髓之处是明确了医疗卫生服务筹资的主要渠道和卫生资金的性质，实质是明确规定医疗卫生服务的资金来源主要应由政府预算资金承担，卫生资金的"性质"是福利资金的重要组成部分，是政府对全体国民医疗照顾、健康照顾承担福利责任的方式，是现代公共财政体制建设与福利财政体制建设日趋现代化的基本标志，是中国特色社会福利时代来临的基本标志，是政府职能转变和构建和谐社会的基础，是关注民生福祉和社会建设的核心。

更为重要的是，在由国家财政、政府财政、国防财政、外交财政、科技财政和福利财政组成的公共财政体制中，卫生财政是最基础、最重要和最关键部分，是公共财政的优先领域[42]。与此同时，公共财政制度建设的重点已不是单纯的公共财政理论体系与社会资源分配模式，而是在明确规定卫生资金的福利和财政性质的前提下，更加注重公共财政支出结构和质量，更加重视社会资源分配效果和影响，公共支出管理是公共财政和卫生财政建设的核心。

不言而喻，医疗财政、公共卫生财政、医疗卫生财政所构成的卫生财政体系与卫生财政学科等创新理论在医药卫生体制改革实践、医药卫生体制改革总体方案设计与医疗卫生制度框架重构过程中，特别是在中国公共财政与社会福利财政体制建设中处于先导性、基础性、战略性、关键性以及全局性地位，扮演先导性、基础性、核心性和战略性角色，为全面建成小康社会，构建和谐社会，实现中华民族的伟大复兴奠定健康基础，发挥多种积极和重要的社会作用。最为重要的是，卫生财政概念与理论明确了卫生筹资的主要渠道，明确了卫生资金的性质，明确了政府在医疗卫生服务中承担主要责任的方式，明确了医药卫生体制改革的发展方向。

参 考 文 献

[1] 赵小剑．八套医改方案过堂 政府市场之争继续 [J]．医院领导决策参考，2007：12．

[2] 王建英．美国药品申报与法规管理 [M]．北京：中国医药科技出版社，2005：25．

[3] Stiglitz, Joseph E．Economics of the Public Sector [M]．2nd ed．New York：W. W. Norton & Company，1988．

[4] 詹姆斯·M．布坎南．公共财政 [M]．赵锡军，译．北京：中国财政经济出版社，1991：88．

[5] （美）布朗著．公共部门经济学 [M]．张馨，译．4版．北京：中国人民大学出版社，2000：7．

[6] 卫生部．中国卫生统计年鉴 2006 [M]．北京：中国协和医科大学出版社，2006：83．

[7] 珍妮特·V．登哈特．新公共服务 [M]．丁煌，译．北京：中国人民大学出版社，2004：10．

[8] 赵兴罗．我国公共卫生财政体制的重构 [J]．经济研究参考，2007（18）：23-24．

[9] 黄树则，林士笑．当代中国的卫生事业 [M]．北京：中国社会科学出版社，1986．

[10] 罗伯特·金·默顿．十七世纪英格兰的科学、技术与社会 [M]．范岱年，译．北京：商务印书馆，2002：15．

[11] 劳埃德·雷诺兹．宏观经济学 [M]．马宾，译．北京：商务印书馆，1989．

[12] Basch P F．Textbook of International Health [M]．New York：Oxford University Press．，1999．

[13] 赵郁馨．2002 年我国卫生总费用测算结果与分析 [J]．中国卫生经济，2004，23（3）：5-10．

[14] 世界卫生组织．2000 年世界卫生发展报告 [M]．北京：人民卫生出版社，2000．

[15] 张馨．我国"财政本质"观演变述评 [J]．经济学家，1999（4）：92-98．

[16] 曾光．中国公共卫生与健康新思维 [M]．北京：人民出版社，2006：69．

[17] 贾莉英．我国公共卫生财政的主要职能及其实现手段 [J]．卫生经济研究，2004（9）：12-13．

[18] 刘继同．个人疾病痛苦与公共政策议题：重塑公共卫生政策角色 [J]．卫生经济研究，2005（10）：5-7．

[19] 北京市卫生局．社区卫生服务文件汇编 [M]．北京：北京市卫生局，2006．

[20] R. A. 马斯格雷夫．比较财政分析 [M]．董勤发，译．上海：上海人民出版社，1996．

[21] 高强．领导干部财政知识读本（税收篇）[M]．北京：经济科学出版社，1999：83．

[22] 陈共等．财政学教程 [M]．北京：中国财政经济出版社，1985：23．

[23] 世界银行．1988 年世界发展报告：发展中公共财政学 [M]．北京：中国财政经济出版社，1988．

[24] 尼古拉斯·施普尔伯．国家职能的变迁 [M]．杨俊峰，译．沈阳：辽宁教育出版社，2004．

[25] 王乐夫．中国公共管理理论前沿 [M]．北京：中国社会科学出版社，2006：1．

[26] 韩笑．社会保障和公共财政研究综述 [J]．社会保障制度，2005（4）．

[27] 刘继同．社会福利与社会保障界定的"国际惯例"及其中国版涵义 [J]．学术界，2003（2）：57-66．

[28] 迈克尔·希尔．理解社会政策 [M]．刘升华，译．北京：商务印书馆，2003．

[29] 彭民，宋大川．教育财政体制改革研讨会综述 [J]．北京：教育与经济，1995（1）：61-62．

[30] 刘继同．卫生事业公益性与福利性定性的本质区别是什么？[J]．中国医院管理，2007.27，（8）：4-8.

[31] 世界银行．1994 年世界发展报告：为发展提供基础设施 [M]．北京：中国财政经济出版社，1994．

[32] 刘继同．社会市场与经济市场 [J]．社会科学研究，2005（3）：108-113．

[33] 刘继同．社会政策概念框架与卫生政策战略地位 [J]．中国卫生，2004（10）：35-37．

[34] 刘继同．国家与社会：社会福利体系结构性变迁规律与制度框架特征 [J]．社会科学研究，2006.（3）：115-120．

[35] 刘继同．为什么卫生政策还不能成为"国策"？[J]．中国卫生，2004（7）：51-53．

[36] 王镇华．从瓦格纳规律看振兴我国财政的紧迫性 [J]．财金贸易，1996（10）：27-30．

[37] 王绍光．公共财政与民主政治 [J]．战略与管理，1996（2）：32-36．

[38] 黄明锦．管理国家公共事务是国家财政的基本职能 [J]．预算与会计，1995（5）：15-16．

[39] 高培勇．把财政行为目标锁定在满足公共需要上 [J]．领导决策信息，2003（20）：91-91．

[40] 付芳．医疗卫生部门的财政政策 [J]．中国卫生事业管理，2002.18（4）：203-204．

[41] 项怀诚．领导干部财政知识读本 [M]．北京：经济科学出版社，1999．

[42] 普雷姆詹德．公共支出管理 [M]．王卫星，译．北京：中国金融出版社，1995．

本文分上、中、下三篇刊于《中国卫生经济》（哈尔滨）2008 年 1—3 期。

中国医药卫生体制改革困境与"医疗财政学"问题

摘要：中国医药卫生体制改革正处于生死攸关的关键时刻，医药卫生体制改革总体方案已成为公共政策、社会政策与社会福利政策议程中头等重要和最优先的战略议题，成为关系经济社会发展模式转变与贯彻落实科学发展观，政府职能转变与建立现代服务型政府，深化政治经济与社会管理体制改革，全面建设小康社会与构建和谐社会宏伟战略目标的核心议题。医药卫生体制改革的核心是医疗卫生的筹资问题，精髓是国家在医疗卫生服务中承担责任，实质是医疗卫生资金来源性质的界定。本文从政府职能、公共财政、公共需要和社会福利角度，率先提出"医疗财政学"概念和问题，以期为医药卫生体制改革总体方案设计提供崭新的视角。

一、医药卫生体制改革与社会发展模式转变

改革开放尤其是 2000 年以来，医药卫生体制改革首次跳出卫生系统和医疗技术的范围，医药卫生体制改革实践与社会发展模式转变的内在联系、逻辑关系空前密切，医药卫生体制改革困境成为社会发展模式转变议题的直接导火线，构建和谐社会与科学发展观应运而生。20 世界 80 年代以来，像其他领域一样，医药卫生行业开始实施全面、系统、综合性的体制改革，医疗卫生体制改革由核算医疗服务成本、调整医院收费标准、推行医院科室承包经营责任制和提高医疗服务提供能力等纯粹医疗性经济政策和医院内部管理问题开始，体制改革行业性特征明显。这种封闭性、行业性、单纯医疗和由上而下体制改革一直延续到 20 世纪 90 年代末期。1998 年国务院颁布实施全国城镇职工基本医疗保险制度，2000 年国务院召开医药卫生体制改革工作会议，社会化"医药卫生体制改革"取代"医疗体制改革"和"医疗卫生体制改革"，医药卫生体制改革成为政治、经济、社会管理体制改革，成为社会发展模式的重要组成部分。2005 年国务院发展研究中心关于医疗体制改革"基本上不成功"的结论成为直接导火线 [1]，引发改革开放功过历史评价、经济社会协调发展、社会发展模式转变和科学发展观的争论，医药卫生体制改革与社会发展模式转变建立起密切联系，医药卫生体制改革走上社会前台，首次成为公共政策、社会政策与福利政策议程中的核心争论议题，引发发展模式的大讨论。换言之，中国医药卫生体制改革实践的独特性历史贡献是推动社会发展模式的结构性转变。

中国社会发展模式转变的内涵丰富多彩、外延广泛多样，核心是贯彻落实科学发展观，关键是建立健全发展为了人民，发展依靠人民，发展成果由人民共享，以人为本的社会政策框架与社会福利制度，核心是实现政府职能与管理方式的转变，建立服务型与法制化的政府。1949 年以来，中国社会发展模式基本是单纯的经济增长，社会发展侧重于单纯的经济增长，而且政府推动经济增长的主要方式是思想政治教育、计划经济体制和频繁不断的社会运动，单纯经济增长式发展模式的结果是人民生活质量和社会整体福利水平长期处于较低的状况。改革开放以来，单纯的经济增长模式转变为经济发展与社

会发展模式，社会发展成为议题。

然而，中国城乡之间、区域之间、经济发展与社会发展之间、人与自然、国内发展与对外开放之间的发展并不协调，传统的发展观念、传统的经济增长模式和传统的行政管理模式仍然在发挥作用。如何高瞻远瞩、统筹城乡协调发展，全面建设小康社会，创造幸福美好新生活，谋求以人为本、注重生活质量、改善个人福利和提高全社会整体福利水平的社会发展，这是摆在中国政府面前的历史课题，是时代赋予政府的神圣使命，是执政能力的严峻考验[2]。因为经济发展只是社会发展的基本途径和手段，经济发展的最终目的是改善人民生活质量，人的发展是发展的核心，个人福利的最大化是发展的目的，社会发展目标是社会福利的最大化。

二、医疗体制改革困境与核心理论政策争论

中国医药卫生体制改革实践已走过 20 多年曲折坎坷的历程，目前处于结构性困境和诸多两难选择之中，国家宏观卫生政策研究与医药卫生体制改革总体方案设计成为当务之急。改革开放以来，像其他领域一样，作为社会事业重要组成部分的医疗卫生实施改革开放政策。回顾医药卫生体制改革历史，20 多年医疗卫生体制改革过程颇具理论研究与政策研究价值。我们可以按照不同的标准和角度划分为不同的历史时期，每个时期都具有截然不同的特征。总体来说，中国医药卫生体制改革的总体特征是改革的难度、深度、广度和复杂性日益增强，医药卫生体制改革涉及政治体制改革、经济体制改革、政府职能转变和社会管理模式改革，涉及国家发展大政方针和战略目标、发展战略与发展模式、执政理念与社会监管体制创新，涉及公共服务、社会服务、福利服务制度框架总体设计与制度创新，制度改革攻坚难度增大。

与此同时，有关医药卫生体制改革未来的发展方向和总体发展趋势似乎已趋于明朗、清晰。但是在社会现实和改革实践的层面上，医药卫生体制改革越来越明显地处于结构性困境和诸多两难选择状态之中，例如医药卫生体制改革实践与国家社会发展方向存在某种矛盾之处，医药卫生体制改革实践与人民群众不断提高的健康需要、健康生活方式之间矛盾越来越大，医药卫生体制改革与经济体制改革、社会管理体制改革、统筹城乡协调发展间差距越来越大，医药卫生体制改革与政府职能转变、建立服务型政府和改善公民生活质量要求的差距增大，"看病难、挂号难、住院难、手术难"等传统老大难问题并无实质性缓解，新老矛盾交织。国家政治精英、卫生政策决策者、医疗机构管理者和一线医护专业技术人员，普遍面临诸多的两难选择和职业伦理道德困境。导致这种状况的基本原因是有关医药卫生政策与服务体系的诸多基础性理论、政策问题尚未解决，非常缺乏站在国家整体社会发展层次上的宏观卫生政策研究、医药卫生体制改革总体方案设计，以及医药卫生政策总体框架设计[3]。人们对有关医疗卫生政策、服务的价值基础、性质、目标、基本原则、范围内容充满误解。医药卫生体制改革是在许多基础性理论、政策议题尚未形成社会共识的前提下"带病前进"。

更为重要的是，医药卫生体制改革是在错综复杂、多种多样的理论、政策争议和改革探索实践中艰难发展的。这些基础性理论、政策争论直接关系到医药卫生制度框架与政策框架的设计质量，直接关系到医疗卫生机构的组织结构与功能，直接关系到医护人

员的行为模式，最重要的是直接关系到医药卫生体制的改革效果和医疗服务的结果，关系到健康福利状况。改革开放以来，医药卫生体制改革实践自始至终伴随着诸多基础性理论、政策议题的争论，而且医药卫生体制改革领域的理论、政策争论具有鲜明的卫生行业特征。

一是理论、政策争论主要局限于医药卫生行业和领域之内，外界和公众较少涉足参与。

二是理论、政策争论的议题主要局限于实务性、微观性、经济性、操作性议题，医学哲学与价值理念、卫生政治学、宏观卫生政策、医药卫生体制改革总体方案、卫生政策目标体系与卫生服务体系总体设计等宏观性、总体性、战略性、政治性、社会性议题鲜有人涉足，较少形成学术争论的氛围[4]。

三是基础理论政策的学术性争论与政府的政策声明之间的关系密切，学术研究与行政决策的边界模糊不清，纯粹理论的学理性研究与大众广泛参与的重大理论政策争论议题凤毛麟角。

四是有关医药卫生体制改革的基础性理论、政策争论持续的时间不长，争论和讨论时间较短，而且许多重要的争论很快就被人们忘记了，间接反映医药卫生行业改革压力大、节奏快特征。

五是医药卫生体制改革的诸多基础性理论、政策争论的普遍性结果是没有答案的。一般来说，真理越辩越明，人们在争论中理清思路，相互理解对方，形成广泛的社会共识，进而为未来的决策和下一步的集体行动奠定社会基础。但医疗卫生许多争论是"无果而终"。基础性理论、政策争论的行为本身和争论议题的形成具有诸多重要的现实、理论、政策功能，最重要和最关键是涉及医药卫生体制总体框架、具体政策框架设计和服务体系建设质量。

医药卫生体制改革实践面临和理论、政策研究、争论涉及的首要、基础性与共同性议题是医疗卫生政策与服务的性质。性质决定政策目标、服务对象、服务范围与内容，至关重要。20世纪80年代初期，医药卫生体制改革伊始面临的首要基础理论政策问题就是"卫生事业性质"。澄清对社会主义卫生事业性质的不同理解，是当时卫生事业改革的迫切需要和当务之急。总体来说，当时有关卫生事业性质的主要争论观点基本有六：一是福利性质的，二是商品属性，三是福利性质与商品属性并存的双重性质，四是卫生事业性质的多重属性和多层次性，五是认为卫生事业的性质应以"公益性质和公益事业"为宜，六是卫生事业性质是福利性与公益性的双重属性。全国有关卫生事业性质的争论罕见地处于百家争鸣和白热化的状态[5]。

但是，令人遗憾的是，1990年3月全国卫生厅局长会议上，当时国家主管领导在总结有关卫生事业性质多年争论的基础上，将卫生事业性质错误定性为"有公益性的社会福利事业"，从此以后，有关卫生事业性质的争论似乎尘埃落定、偃旗息鼓，官方权威的定性基本确立[6]。1997年1月15日，《中共中央、国务院关于卫生改革与发展的决定》明确规定，"我国卫生事业是政府实行一定福利政策的社会公益事业"，从此正式确立公益性与福利性的双重属性。

卫生事业双重属性典型反映医药卫生体制改革实践中市场性与福利性并存的双重属性状况，这种双重属性可以有力解释公立医院不公益，公立医院福利性淡薄和市场化冲动强烈状况，卫生事业理论上公益性与福利性的双重属性，同社会现实环境中医疗机构公立医院性质和市场化运作的名不副实状况吻合一致，并且导致公民对医疗卫生行业和医护人员形象不信任。公益性与福利性的双重属性说明国人对医疗卫生事业本质属性和精髓、实质认识尚不到位。不言而喻，事物的性质和本质属性至关重要，因为服务性质不仅决定政策目标、服务对象、服务范围与内容，而且更重要的是决定资金的来源渠道和资金性质，即决定钱的性质和来源。一般来说，互助服务、慈善服务、公益服务、社会保障服务、商业服务、公共服务、社会服务、福利服务的性质截然不同，资金来源渠道和资金性质也截然不同，因性质存在重大差别。

卫生事业的公益性与福利性之间存在本质的差别。卫生事业的性质应该是典型的福利性质，而不应该是公益性质，更不应该是目前公益性与福利性的双重属性，这是医药卫生体制改革实践困境的真实和关键性原因，是医药卫生体制改革总体方案设计存在的最主要问题。慈善、公益、保障与福利是西方工业化国家的核心概念，反映西方工业化国家的福利文化。虽然公益与福利概念之间存有许多共同或相似之处，但是二者存在许多本质的差别和不同，其中最重要、最关键和最本质的差别有四：一是福利是国家的责任和义务，公益是个人的品德和美德，二者的性质截然不同；二是福利的主体是国家和政府，公益的主体是多样化的，国家和政府只是公益的主体之一，二者的主体地位截然不同；三是福利对象通常是需要帮助的弱势群体和劣势群体，福利服务的范围主要是维持基本的生活，服务方式通常是免费服务，公益的对象既包括需要帮助的弱势群体和劣势群体，又可是任何需要帮助的人群，对象众多，公益的服务范围既可以是维持基本的生活的保障服务，又可以是发展性、预防性普通服务，公益服务的方式既可以是无偿免费提供的，又可以是按照成本收费或是按照一般价格销售；四是福利服务的资金来源主要是政府财政资金，资金性质是国家的二次再分配和公共财政，公益服务的资金来源多种多样，政府财政预算资金只是其中一类，资金的性质多种多样 [7]。

卫生事业性质定性不准不清，公益性与福利性的双重属性并存所带来的危害是难以估量的。目前，关于医药卫生体制改革总体方案设计面临和拟解决的关键问题是什么，流行和主要的观点是从经济学角度提出的"医疗垄断"，只要打破国家对医疗的垄断，医改就会成功 [8]。笔者认为，医药卫生体制改革的难点和破解医药卫生体制改革困境的关键是，重新思考卫生事业的性质，恢复卫生事业的福利性质，在卫生事业"福利"性质的前提下设计改革方案 [9]。因为卫生事业的性质决定医药卫生服务体系，决定资金来源渠道、资金筹集方法和资金性质，因为卫生事业的性质是其他各式各样制度性、结构性、组织性、技术性问题与困境的根源。

三、医疗卫生筹资问题与资金来源性质类型

卫生事业性质问题引发的核心争议议题之一是卫生筹资、医疗机构补偿机制和卫生开支问题。卫生筹资、补偿机制和开支状况是医药卫生体制改革困境的重要结构性与制度性成因，是长期困扰医药卫生体制改革进程的核心理论、政策争论议题之一，是医药卫生体制改革总体方案设计的核心和难点，在医药卫生体制改革总体方案设计与实践中占有特别重要地位。医疗卫生事业改革是从医疗服务成本核算、医疗服务价格改革和医

疗机构补偿机制起步的，医疗体制改革始终围绕医疗服务筹资渠道、国家财政对卫生事业的投入、医疗机构的补偿和激励机制、医院机构不同的服务付费方式、医疗服务价格政策、医疗机构的经济管理政策等医疗筹资和开支过程等问题展开，医疗服务开支结果和效果始终处于无人问津的边缘地位。

有关医疗卫生筹资、医疗服务付费方式和医疗机构补偿机制问题始终是焦点和最富争论的，因为医疗服务投资、筹资、融资、付费、补偿、激励和经济管理机制问题是医疗服务的基础。卫生筹资渠道选择和资金性质是联结所有医疗服务环节和实现医疗服务提供的关键性因素，医疗卫生服务的政治价值、经济价值、社会价值、文化价值主要通过经济货币形式反映出来。因此，无论是从什么角度说，卫生筹资、医疗机构补偿机制和卫生开支都是最关键的问题。在卫生事业正确定性的背景下，卫生筹资、医疗机构补偿机制和卫生开支主要是技术性问题，但在卫生事业定性不准确和双重属性的制度背景下，卫生筹资、医疗机构补偿机制问题演变成为错综复杂的政治、经济、社会问题，成为困扰医药卫生体制改革的瓶颈和主要制度问题。换言之，卫生筹资、医疗机构补偿机制和卫生开支问题是医药卫生体制改革研究的核心议题。

卫生筹资的渠道多种多样。根据资金来源渠道和资金性质，主要可以分为财政性卫生筹资渠道和财政性质资金，社会性卫生筹资渠道和社会性质资金，商业性卫生筹资渠道和商业性质资金，个人性卫生筹资渠道和个人性质资金四大类，四类筹资渠道的性质、筹资主体、筹资目标、筹资渠道、筹资过程、筹资客体、筹资资金的性质、政府在其中承担责任大小等方面有所不同，反映政府与个人关系模式，反映政府在医疗卫生与健康照顾领域承担责任（见表1）。

表1 财政筹资、社会筹资、商业筹资和个人现金支付四种筹资模式比较一览表

分析层面	财政筹资模式	社会筹资模式	商业筹资模式	个人现金支付
出现的时代	现代社会	现代社会	阶级社会	文明社会的产物
筹资渠道性质	财政和税收	财政和社会保险	商业性质	自我保护与消费
筹资目的目标	社会公平与保护	社会保护与预防	牟取经济利益	治疗疾病与维生
筹资主要渠道	国家税收制度	税收或缴费制度	自购和市场营销	个人储蓄和积累
筹资的强制性	强制性最强	强制或非强制性	个人自愿购买	表面不存在强制
筹资的主体	政府和税收机关	国家、企业个人	商业保险公司	个人、家庭社区
筹资的客体	公民个人与组织	个人与社会组织	个人与社会组织	自身、家庭社区
政府的角色	主导和主要责任	辅助和次要责任	不发挥直接作用	无政府社会保护
筹资本质与精髓	福利政府性筹资	社会化多元筹资	商业市场营销	自助和自我保障

第一，财政筹资、社会保险筹资渠道是现代社会的产物，商业筹资和个人现金支付历史悠久。

第二，从筹资渠道的性质看，财政和税收筹资渠道的性质非常明确，属于财政筹资的性质，社会筹资渠道的性质比较多样，既有可能涉及财政筹资的性质，又有可能是社会保险性质，商业筹资渠道的性质是商业，个人现金支付的筹资性质是个人的自我保护和自我消费性质。

第三，财政、社会保险筹资的目的和目标基本都是预防社会风险，谋求社会公正与社会保护，商业筹资的目的主要是牟取经济利益，个人现金支付主要目的是治疗身心疾病和维持生命。

第四，财政筹资主要渠道是税收制度，社会保险筹资主要渠道可能是税收，可能是缴费制度，商业筹资主要渠道是个人自愿购买和市场营销，个人现金支付筹资渠道主要是储蓄和积累。

第五，财政筹资渠道的强制性是最强的，社会保险筹资渠道强制性可能是强制或非强制性，商业筹资形式是自愿购买的，购买能力取决于付费能力，个人现金支付表面上不存在强制。

第六，财政筹资的主体是国家或政府，社会筹资的主体可能是国家、企业和个人，商业筹资的主体是保险公司和经济企业，个人现金支付筹资主体是个人、家庭或社区，民间色彩浓厚。

第七，财政筹资、社会筹资、商业筹资的客体可能都是公民个人与各类社会组织，唯独个人现金支付者的筹资客体是自身、家庭和所在社区，个人既是筹资的主体，又是筹资的客体。

第八，政府在财政筹资渠道中扮演主导性角色，发挥主要的作用，承担主体性的社会责任，在社会筹资中，政府可能扮演重要角色，发挥重要作用，但主要责任更多是制定游戏规则，政府在商业筹资中部不发挥直接作用，政府在个人现金支付者那里基本没发挥应有的作用。

第九，财政筹资的本质和精髓是福利性和政府性筹资，社会筹资的本质和精髓是社会化筹资，商业筹资的本质和精髓是商业市场营销，个人现金自付者的本质和精髓是自助和自我保障。

改革开放以来，卫生筹资渠道、医疗机构补偿机制和医疗卫生开支状况发生重大的变化。卫生总费用发生重大的结构变化，政府预算卫生支出所占比重大幅度下降，社会卫生支出所占比重同样显著下降，唯独个人现金卫生支出所占比重大幅度上升，卫生筹资渠道和医疗机构补偿机制发生质的变化，从医疗服务现实状况的角度验证"看病难、看病贵"的严峻程度。我们以 1978 年为始点，五年为一个档次，可以清晰观察中国卫生总费用的结构性变化趋势（见表2）。1978 年时，卫生服务总费用的构成状况是，政府预算的卫生支出占卫生总费用的 32.2%，社会性卫生支出占卫生总费用的 47.4%，个人现金卫生支出仅占卫生总费用的 20.4%，个人卫生负担的比重相对较轻，卫生总费用占GDP 的 3.04%，卫生事业费占国家财政支出的 1.94%。

到 2000 年时，中国卫生总费用的构成状况处于最差的状态，各种指标普遍处于不佳的水平。具体来说，卫生服务总费用的构成状况是，政府预算的卫生支出仅占卫生总费用的 15.5%，社会性卫生支出占卫生总费用的比重大幅度下降到最低点的 25.6%，与其相反，个人现金卫生支出却大幅度飙升到占卫生总费用的 59.0%，卫生总费用占 GDP 的比重相应提高到 5.13%，但是卫生事业费占国家财政支出的比重却继续下降到 1.71%，这既清晰反映改革开放以来中国卫生服务总费用构成，又说明卫生服务筹资渠道和补偿机制已发生重大结构性变化[10]。

表 2   改革开放以来中国卫生总费用结构性变化状况一览表

年代 /项目	预算支出(%)	社会支出（%）	个人支出（%）	卫生总费用占国内生产总值的百分比（%）	占财政支出的百分比（%）
1978	32.2	47.4	20.4	3.04	1.94
1985	38.6	33.0	28.5	3.11	2.51
1990	25.1	39.2	35.7	4.03	2.58
1995	18.0	35.6	46.4	3.69	2.39
2000	15.5	25.6	59.0	5.13	1.71
2004	17.0	29.3	53.6	5.55	1.66

注：本表格数字均来源于《中国卫生统计年鉴2006》。北京：中国协和医科大学出版社，2006。

综观世界各国卫生筹资模式历史演变规律和发展趋势，我们可清晰地看到如下国际惯例：一是由个人现金支付模式向社会筹资、政府财政筹资模式转型过渡的普遍化倾向；二是世界各国普遍认同卫生筹资的本质和精髓是福利性与政府性筹资；三是在现代高风险国际社会，个人现金支付的模式基本上是不存在的，商业筹资模式只是财政筹资和社会筹资补充[11]；四是福利性和政府性的卫生筹资模式成为工业化国家主流的模式和普遍性发展趋势，说明工业化国家卫生筹资模式已实现模式转变。中国社会卫生筹资模式存在结构性与体制性缺陷。

四、公共财政体制建设与"医疗财政学"学科建设

本文从中国医药卫生体制改革的实践困境与发展前景，公民权利与公民社会权利，医疗卫生服务的性质、本质属性与精髓，人类需要、公共需要和社会福利制度结构性变迁，政府的社会福利责任与政府职能转变，公共经济、公共财政与公共服务体制建设等诸多角度，率先提出"医疗财政学"概念和问题，以期为医药卫生体制改革总体方案设计提供崭新视角。

第一，中国医药卫生体制改革实践困境和总体方案设计迫切需要医疗财政的制度支撑。改革开放以来，医药卫生体制改革的基本思路和基本趋势是政府逐步减少对医疗卫生支出，鼓励医疗机构通过临床医疗服务，自己挣钱养活自己，医疗机构基本按照经济企业的方式，采取科室承包经营责任制和开单提成的做法，医护人员普遍采取变相计件工资的激励机制，导致医疗机构将经济效益放在首位，大处方、重复检查、收受红包和医护人员职业道德下降，人均和每次门诊等医疗费用飙升，医疗纠纷与事故显著增多，全国医闹、医托盛行，医患关系处于史无前例的紧张状况，究其原因主要是医患之间利益关系存在结构冲突，利益关系的核心和关键因素是医疗费用筹资渠道和支付方式，患者个人现金支付比例过高，绝大多数患者缺乏基本医疗保障，完全由个人、家庭承担巨额医疗服务开支和疾病负担[12]。令人鼓舞的是，政府已通过实施城镇居民基本医疗保险制度、新型农村合作医疗制度、城乡医疗救助制度，改革和完善城镇职工基本医疗保险制度等制度创新来缓解医疗筹资的问题，改变国家卫生服务总费用的构成状况，目的是

政府承担更大的责任，构建和谐的医患关系。简言之，医药卫生体制改革实践困境迫切需要建立福利性与政府主导的医疗财政筹资体制。

第二，恢复医疗卫生服务的福利性质与社会保护的本质属性。按照国际惯例将卫生政策纳入社会政策框架，将医疗卫生服务归类为公共服务、社会服务和福利服务的重要组成部分，从基础理论和政策框架设计角度澄清事实，迫切需要医疗财政体制的配套支持和经济保障。改革开放以前，医疗卫生服务的性质明确是社会福利性质，虽然医疗条件和技术水平不高，但是医患关系和谐，国民身心健康的改善状况举世公认，卫生服务定性和定位是准确的[13]。但是，改革开放以来，医疗卫生体制改革基本"照搬照抄"国有企业的改革模式，完全按照经济市场的运作逻辑来处理医疗体制改革问题，错误将卫生服务性质改为福利性前缀的公益性，模糊医疗卫生服务的福利性质，忽视了医疗卫生服务的社会保护、社会保障与社会公平本质，完全将疾病视为是"个人麻烦"，无形掩盖疾病是典型公共政策议题与社会问题的本质[14]，为国家有意无意地推卸社会福利责任和减少财政对医疗卫生事业的拨款提供思想理论依据。需要指出的是，目前绝大多数国人认可公共卫生是政府的责任，但是个人疾病却是"私人问题"。简言之，中外卫生政策和服务体系建设迫切需建立与福利性质"一致"的医疗财政筹资体制。

第三，健康权是公民权利与公民社会权利的重要组成部分，医疗照顾与健康照顾是政府的基本福利职责，医疗照顾与健康照顾是公共服务、社会服务和福利服务的重要组成部分。从政治体制与法律框架的角度看，公民是特定社会中拥有完全社会地位与义务的社会成员。公民权利分为政治权力、民事和经济权利，社会权利和文化权利四大类型。社会权利主要是公民在年老、疾病、残疾、失业、文盲、天灾人祸、突发事件、伤害和丧失劳动能力情况下，要求政府提供公共服务、社会服务、社会保障服务与其他社会福利服务的权利。公民社会权利是现代社会产物，是福利国家和生活质量运动的产物，是公民权利社会责任的表现形式[15]。卫生政策是社会政策框架的重要组成部分，医疗照顾与健康照顾服务是社会福利重要部分。

更为重要的是，中外各国历史经验证明，医疗照顾与健康照顾必须是无条件限制的福利服务，预防疾病和疾病治疗是政府最基本的社会责任，是公共服务、社会服务和福利服务基础部分。需要强调的是，社会物质财富状况和经济发展水平不是决定医疗卫生制度模式的主要因素，换言之，所谓财政承受能力并不是一个科学的"真"问题，而是最易误导公众的"假"问题，全面免费医疗并非西方工业化国家的专利，欠发达的印度早已实现全民免费福利医疗[16]。简言之，公民社会权利和政府社会保护职责迫切需要相应福利性与政府主导医疗财政体制。

第四，身体健康、心理健康和良好的社会适应能力，这是权威健康概念最基本的含义，是整个人类社会普及性与客观性的基本需要。人类在衣食住行用等基本生活需要满足以后，健康需要就成为全人类共同性的基本需要和最重要的需要，在人类需要结构体系中处于最高的层次。这是为什么公众对医疗卫生问题最关注，为何医疗卫生服务是福利性质的原因[17]。

需要（need）是人类社会运行的基础，是社会福利制度安排与社会政策框架设计的核心与灵魂，是推动社会发展、社会进步、趋利避害和不断改善人类生活状况、社会福利水平的主要动因，衣食住行和健康是全人类共同的基本需要，而且身心健康状况是人类需要中最高层次需要，这是中国卫生政策地位应显著提高，由边缘、消极被动转为"国策和积极"卫生政策理由[18]。简言之，人类需要和健康需要层次理论迫切需要建立福利性与政府主导医疗财政筹资体制。

第五，人类疾病的本质属性和基本特点，直接决定医疗卫生服务的本质属性和基本特点。人类生命固有的生老病死的周期性，疾病的不可预测和必然性，身心健康对人类生活重要性，人类健康需要的基本特征，当代社会医疗技术飞速发展，医疗成本上升和医疗费用巨大[19]，加之政府对医疗照顾与健康照顾服务的管理水平，导致疾病控制和医疗卫生服务的特殊性，导致卫生事业性质一定是福利性质，导致政府一定要在疾病预防和医疗照顾承担主要责任，导致个人和家庭根本无力承受疾病负担，导致个人现金支付和商业筹资只能是补充的性质，导致中外现代政府一定应该、可以和实际能够建立福利性与政府主导的医疗财政筹资体制。毫无疑问，医疗卫生服务的现代化程度与服务质量的高低必然集中体现在卫生筹资模式上，医患关系的和谐程度将主要取决于卫生筹资模式，社会和谐状况主要取决于公民健康状况。简言之，疾病预防和医疗卫生服务特征迫切需要建立福利性与政府主导医疗财政筹资体制。

最后，卫生事业的福利性质，疾病预防和医疗照顾是公民的社会权利，医疗照顾与健康照顾属于政府社会保护基本责任，卫生筹资模式主要是福利性与政府主导的医疗财政筹资体制，这些已成为国际社会政策、国际社会福利制度和国际医疗卫生制度中的"国际惯例"[20]。这种国际惯例深刻、典型地体现了世界医疗卫生制度发展的普世性、客观性与结构性发展规律，深刻、典型地体现了整个人类社会医疗卫生制度发展的基本方向，而且普遍适用于世界各国。中国既是发展中国家，又是正处于社会现代化过程的国家，认识理解、接纳遵循国际惯例是避免少走弯路，降低医药卫生体制改革社会成本，提高执政能力和构建和谐社会的捷径。

参考文献

[1] 葛延风，贡森. 中国医改：问题、根源、出路 [M]. 北京：中国发展出版社，2007.

[2] 刘继同. 生活质量与需要满足：五十年来中国社会福利研究概述 [J]. 云南社会科学，2003（1）：34-39.

[3] 刘继同. 中国宏观卫生政策研究状况与卫生政策的"国策"地位 [J]. 甘肃理论学刊，2006（5）：43-49.

[4] 刘继同. 医学目的、卫生改革目标与构建和谐社会 [J]. 西安外事学院学报，2006（2）：17-24.

[5] 宋森. 关于我国卫生事业性质问题研讨的综述 [J]. 中国卫生经济，1991（6）：33-36.

[6] 彭瑞骢，蔡仁华，周采铭. 医疗卫生体制改革卷 [M]. 大连：大连出版社，1992.

[7] 刘继同. 卫生事业公益性与福利性定性的本质区别是什么？ [J]. 中国医院管理，2007，27（8）：4-8.

[8] 张维迎. 医疗体制的主要问题在于政府垄断 [J]. 医院领导决策参考，2006（13）：58-58.

[9] 刘继同. 卫生改革困境成因的系统结构分析与宏观战略思考 [J]. 中国卫生经济，2005，24（11）：19-22.

[10] 卫生部. 中国卫生统计年鉴 2006 [M]. 北京：中国协和医科大学出版社，2006.

[11] Fried B J，Gaydos L M. World Health System：Challenges and Perspectives [M]. Washington：AUPHA Press，2002.

[12] 定军. 医患关系处于历史最差：卫生部将全面调整 [J]. 医院领导决策参考，2007 (9)：3-4.

[13] 黄树则，林士笑. 当代中国的卫生事业 [M]. 北京：中国社会科学出版社，1986.

[14] 刘继同. 个人疾病痛苦与公共政策议题：重塑公共卫生政策角色 [M]. 杭州：卫生经济研究，2005，10.

[15] 马歇尔. 公民权与社会阶级 [J]. 刘继同，译. 国外社会学，2003 (1)：1-29.

[16] 王世伯. 欠发达的印度早已实现全民免费医疗 [J]. 医院领导决策参考，2007 (19)：8-10.

[17] Sheaff R. The Need for Healthcare [M]. London：Routledge，1996.

[18] 刘继同. 为什么卫生政策还不能成为"国策"？ [J]. 中国卫生，2004 (7)：51-53.

[19] 刘继同. 健康需要的基本特点与医疗卫生政策含义 [J]. 中国卫生事业管理，2005，21 (2)：68-69.

[20] 世界银行. 1993 年世界发展报告：投资于健康 [M]. 北京：中国财政经济出版社，1993.

本文原刊于《中共宁波市委党校学报》2008 年 4 期。该文被中国人民大学复印报刊资料《体制改革》2008 年 12 期全文转载，特此说明与致谢。

中国社会保险基金预算制度框架建设与构建和谐医患关系

摘要：《中共中央、国务院关于深化医药卫生体制改革的意见》清晰地描绘了医改宏伟蓝图与战略目标，"建立政府主导的多元卫生投入机制"和改变医院"市场化筹资模式"，尤其是建立中国特色医药卫生财政体制是关键问题。2010年1月2日，国务院原则通过《关于试行社会保险基金预算的意见》，为建立中国特色医药卫生财政体制框架和政府主导的多元卫生投入机制，尤其是彻底改变医院"市场化筹资模式"，有效解决"看病贵"问题，彻底改变医患之间直接的经济利益关系提供最佳的财政制度路径与预算政策工具。本文首次、全面、系统论述全国社会保险基金预算体制框架与预算目标、原则、方法程序，预算范围内容与地位功能作用，简要论述全国社会保险基金预算编制面临的八大核心理论政策议题，目的是为构建中国特色医药卫生财政制度框架，构建和谐医患关系提供公共预算理论与财政制度基础。

一、医药卫生体制改革与医疗卫生财政体制建设

2009年4月7日，《中共中央、国务院关于深化医药卫生体制改革的意见》清晰描绘了医药卫生体制改革的宏伟蓝图与战略目标。如何"建立政府主导的多元卫生投入机制"，彻底改变医院盛行的"市场化筹资模式"，尤其是建立中国特色医药卫生财政体制是关键问题 [1]。改革开放30年来，"看病难、看病贵"问题日益突出，医疗卫生服务成为社会关注的焦点。医药卫生体制改革实践面临结构性与体制性困境，主要原因是医疗卫生机构筹资模式与补偿机制发生根本性"逆转"，政府财政预算拨款急剧下降，绝大部分医疗费用由病人现金支付，医患关系性质由人文关怀、福利性的专业委托——代理关系，转为直接低俗的经济利益关系 [2]。换言之，医药卫生体制改革实践困境的主要原因是医疗卫生经费性质和筹资模式发生"逆转"，以市场为主体的"卫生经济学"思维盛行，福利性质的医疗卫生体系和基本医疗卫生服务，迫切需要以国家责任为主体的"卫生财政学"，目的是为医药卫生体制改革奠定现代财政基础 [3]。

卫生财政学是财政学主要分支学科之一，医药卫生财政体制是中国特色公共财政和公共福利财政制度框架的重要组成部分，主要反映政府对公民身心健康权利承担照顾责任状况，实质是医疗卫生体系和医疗卫生服务性质是福利事业，精髓是国家承担公民健康照顾责任。改革开放30年来，医疗卫生服务由单一的"福利"性质，转变为二元的"一定福利政策的社会公益事业"，性质改变导致政府大幅度减少财政预算拨款和医疗机构筹资模式转变 [4]。换言之，医疗卫生服务性质决定钱的性质，谁出钱、钱的来源渠道和如何付费等根本问题。人类社会发展规律和医疗卫生体系本质属性说明，医疗卫生服务本质是"社会福利"性质，卫生政策是社会政策框架重要部分，医药卫生财政体制是公共福利财政制度的重要部分 [5]。

令人深思的是，1998年中国特色公共财政制度框架建设议题诞生以来，卫生财政学视角与医药卫生财政体制建设始终未成主流的价值理念和广泛的社会共识，公共财政制

度框架建设与医药卫生体制改革实践之间似乎缺乏必要和内在联系，解放思想，更新观念刻不容缓[6]。众所周知，现代财政制度框架主要由公共财政、社会公共福利财政、就业与社会保险财政、社会救助财政四大部分，教育财政、医疗卫生财政、住房财政是公共福利财政的主体部分[7]。更为重要的是，现代财政制度的核心与灵魂是国家预算体系，预算体系决定财政资金的运行。现代预算是指须经法定程序批准、政府机构在一定时期的收支计划，反映政府责任承担[8]。简言之，中国医药卫生财政体制建设的最佳突破口与介入点是医疗保险基金预算制度建设。

二、国家预算管理制度框架与社会保险基金预算

中国政府预算编制形式是复式预算，社会保险基金预算是复式预算体系重要组成部分。1991年以前中国政府预算形式是单式预算，即年度内政府全部财政收支反映在计划表格中。1991年10月21日，国务院颁布的《国家预算管理条例》明确规定，"国家预算按照复式预算编制，分为经常性预算和建设性预算两部分"，首次明确界定复式预算框架与范围类型[9]。1993年11月，中共中央十四届三中全会通过《中共中央关于建立社会主义市场经济体系若干问题的决定》指出，改进和规范复式预算，"建立政府公共预算和国有资产经营预算，并可以根据需要建立社会保障预算和其他预算"，首次明确政府复式预算体系框架与类型[10]。但是，需要指出的是，2007年9月，国有资本经营预算工作才正式起步，时间相差14年[11]。

1995年11月国务院通过的《中华人民共和国预算法实施条例》再次强调，"各级政府预算按照复式预算编制，分为政府公共预算、国有资产经营预算、社会保障预算和其他预算"[12]。再次强调政府复式预算框架范围与类型，明确提出"社会保障预算和其他预算"两种类型。值得高兴的是，1995年以来，各地开始积极探索社会保障预算制度，局部性探索特征明显。如山西省吕梁地区财政局"社会保障预算管理工程"，严肃查处社会保障基金违纪问题[13]。2007年12月19日，财政部长谢旭人强调，"研究建立由公共财政预算、国有资本经营预算和社会保障预算组成的国家财政预算体系"，预算体系框架与预算类型又发生重大变化[14]。"政府公共预算"转变为"公共财政预算"，"国有资产经营预算"转为"国有资本经营预算"。2010年1月10日，全国财政工作会议提出由公共财政预算、政府性基金预算、国有资本经营预算、社会保险基金预算组成的新型预算体系，以构建有利科学发展的财税体制机制[15]（表1）。

表1 中国复式预算体系框架与预算类型发展演变状况一览表

文件年代	预算类型1	预算类型2	预算类型3	预算类型4
1991.10	经常性预算	建设性预算		
1993.11	政府公共预算	国有资产经营预算	社会保障预算	其他预算
1995.11	政府公共预算	国有资产经营预算	社会保障预算	其他预算
2007.12	公共财政预算	国有资本经营预算	社会保障预算	
2010.1	公共财政预算	国有资本经营预算	社会保险基金预算	政府性基金预算

更为重要的是，由于种种原因，中国复式预算体系框架设计和复式预算类型建设工作，尤其是社会保险预算基本停留在理论研究和理念倡导阶段，预算管理体制改革实践与医药卫生体制改革实践之间缺乏应有内在联系，全国医疗保险基金预算没有发挥应有再分配作用。

首先，全国社会保障基金和全国社保基金理事会主要职能是"基金监管"，而非"基金预算"。1998 年劳动与社会保障部成立后，中央和地方劳动保障部门设立社会保险基金的监督机构。2000 年 8 月，党中央、国务院决定建立全国社会保障基金，设立全国社会保障基金理事会，负责全国社会保障基金管理运营工作，全国社会保险基金监管、基金预算问题日益突出 [16]。

其次，我国复式预算体系建设实践基本停留在中央政府预算层面上，多数地方政府并未按照复式形式编制预算，通常只是在原有单式预算基础上，按照财政收支经济性质不同分列 [17]。

再次，最重要的是，由于中央政府与地方政府在社会保障制度中责任范围与边界划分不清，由于五大社会保险基金收支征管制度尚存诸多争议，社会保险基金的潜在和结构风险巨大，中央政府和地方政府的财政部门均对社会保险基金预算体系建设顾虑重重，长期观望 [18]。最后，主流价值理念、发展政策目标、社会经济发展阶段，尤其是公共财政制度建设、预算管理体制改革、社会保障基金预算改革实践严重滞后，以及医药卫生系统匮乏卫生财政理念，医药卫生财政体制建设成为医药卫生体制改革实践中最薄弱环节等，社会前提条件尚不成熟。

2009 年 12 月，国务院常务会议决定试编社会保险基金预算，标志国家社会保险基金预算正式启动，社会保险基金预算由"预算理论问题"，转变为"国家层面重大的预算政策"。2009 年 12 月 9 日，国务院常务会议原则通过《关于试行社会保险基金预算的意见》，标志中央政府层面社会保险基金预算编制工作正式启动，1993 年设计在 16 年之后变为现实 [19]。总体来说，中国社会保险基金预算工作可划分为三大阶段：一是 1992 年以前的"一般预算"，二是 1993—2009 年"社会保障预算管理"试点，三是 2010 年中央政府正式开始编制专门性"社会保险基金预算"，"社会保险基金预算"取代传统"社会保障预算"，具有划时代意义。

截至 2010 年 1 月 20 日，笔者 CNKI 文献回顾发现，有关"社会保障预算"的文献 1029 条，有关"社会保障基金预算"的文献为 476 条，有关"社会保险基金预算"的文献为 347 条。这意味自 1993 年 11 月党的十四届三中全会决定首次提出建立"社会保障预算"要求以来，"社会保障预算和社会保险基金预算"问题性质长期停留在基础理论研究范畴。

当时研究社会保障预算的主要问题有三：一是社会保障预算是否必须，为什么要建立社会保障预算？二是现在就可以编制社会保障预算，又怎样编制？三是如何通过社会保障预算有效管理社会保障，政府怎样对社会保障预算进行管理？前两个问题是认识性的，第三个问题是技术性的 [20]。换言之，2009 年 12 月以前，社会保险基金预算研究主要侧重必要性、重要性、紧迫性问题，社会保险基金预算表现为三种不同地方试点模式，如南漳县"社会保障预算管理"模式 [21]。简言之，目前编制全国社会保险基金预算的主客观条件已成熟，"如何"编制预算成为主题。

　　全国社会保险基金预算编制具有特别重要的现实意义、理论意义和政策意义。社会保险基金预算编制既是中国复式预算体系建设的战略举措，又是社会保险基金监管制度化工具，还是加强以改善民生为重点的社会建设，建立中国社会保险制度，构建和谐社会的战略举措。1998 年尤其是 2000 年以来，随着各项社会保险制度逐步完善，五大社会保险基金收支规模快速增长，将社会保险基金的筹集和使用纳入政府预算管理，以强化基金管理计划性与约束性，这对于充实复式预算体系，增强基金管理公开透明，提高基金保障能力水平，推进全民性社会保险体系健康发展，维护人民群众切身利益和社会稳定，有特别重要的政治与社会意义[22]。

　　更为重要的是，伴随全民社会保险制度，尤其是全民医疗保险与养老保险制度框架的建立，全国"五项"社会保险基金的收支总额、财政补助费用总额和基金累计结余总额迅猛增大（表 2）。一方面，全国"五项"社会保险基金的收入预算、运营监管、支出预算、基金的保值增值和投资收益等问题突出，成为财政社会保险支出重要领域，社保基金与财政管理问题严峻[23]。另一方面，全国"五项"社会保险基金收支和运营监管状况直接关系全民养老与医疗卫生，是执政为民、以人为本和构建和谐社会，尤其是建立中国特色全民福利社会的核心议题[24]。

表 2　2007 年全国"五项"社会保险基金收支与累计结余状况一览表（单位：亿元）

项目	养老基金	医疗基金	失业基金	工伤基金	生育基金	合计
基金收入	7834.2	2257.2	471.7	165.6	83.6	10812.3
基金支出	5964.9	1561.8	217.6	87.9	55.6	7887.8
累计结余	7391.4	2476.9	979.1	262.6	126.6	11236.6
财政补助						1275
基金收益率						43.19%
累计收益率						8.98%

注释：本表笔者根据《2008 中国财政年鉴》和全国社会保障基金理事会官方网站数据编制。2007 年城镇基本医疗保险基金包括城镇职工基本医疗保险和城镇居民基本医疗保险。财政补助是指财政对五项社会保险基金的补助总额。基金收益率是指全国社会保障基金的年度收益率。累计收益率是指全国社会保障基金 2000 年成立以来年度收益率的几何平均。

三、社会保险基金预算体制框架与目标原则方法

　　全国医疗保险基金预算编制需要明确的首要问题是预算体制的总体框架设计和框架范围内容，医疗保险基金预算体系应包括哪些内容，哪些是医疗保险基金预算必须考虑的问题。总体来说，全国医疗保险基金预算体系框架包括无形和有形、宏观与微观、结构与过程两类。2010 年 1 月 2 日，国务院常务会议原则通过的《国务院关于试行社会保险基金预算的意见》（国发〔2010〕2 号）规定，中国社会保险基金预算制度框架主要包括七大部分内容：一是社会保险基金预算的指导思想和原则；二是社会保险基金预算编制范围；三是社会保险基金预算编制方法；四是社会保险基金预算编制和审批；五是社

会保险基金预算执行和调整；六是社会保险基金决算；七是社会保险基金预算的组织实施。其财政管理和预算过程的色彩浓厚[25]。

按照 2010 年 1 月 20 日，财政部、人力资源社会保障部联合发布的《关于做好 2010 年社会保险基金预算编制有关事宜通知》规定，社会保险基金预算编制框架与范围内容主要有四项：一是社会保险基金预算编制的指导思想；二是社会保险基金预算编制范围和程序；三是社会保险基金预算编制方法；四是社会保险基金预算编报要求。全国社会保险基金预算编制框架具有鲜明的微观具体和操作实务色彩，缺乏福利财政、基本原则与预算过程等宏观视角[26]。

比较而言，（安徽省）《社会保险基金预算编制手册（试行）》制度框架设计与范围内容较好：一是预算编制的指导思想和原则，二是预算编制范围，三是预算编制要求及方法，四是主要政策依据的附件。社会保险基金预算制度框架与范围内容既较为宏观，又较为务实[27]。简言之，制度框架的设计至关重要，因为制度框架设计理念与质量决定基金预算理念与质量。

首先，按照理念到政策，理论到实践，宏观到微观，整体到局部，及公共财政过程思路，笔者认为，全国社会保险基金预算制度框架与范围内容至少包括七大部分，结构与过程互补。从财政预算和社会保险预算体制角度看，全国医疗保险基金预算体系框架设计基本思路是，首先将医疗保险基金预算类型放在国家复式预算体系框架中通盘考虑，采取由宏观到微观，由国家复式预算体系框架到社会保险基金预算类型，然后再到全国医疗保险基金预算体系。具体来说，中国社会保险基金预算框架由价值理念、预算体制、收入和支出预算等七部分组成。一是社会保险基金预算的价值理念、价值目标与财政理论、预算理论、社会保险理论基础；二是国家政治体制、法律框架、权力结构、政府组织框架、财政管理体制与政府预算体系；三是社会保险基金和医疗保险基金的资金性质、来源渠道、资金规模和基金的收入结构状况；四是社会保险基金预算编制的模式、基本原则、方法、过程、程序与预算编制依据的标准；五是社会保险基金的预算审批、预算执行和预算调整，尤其是社会保险基金预算的组织实施；六是社会保险基金的支出预算体系、基金支出范围与优先领域、基金待遇标准与支付水平；七是社会保险基金的运营监管和保值增值、基金财务管理、审计、绩效评估和财政管理体系。简言之，中国特色社会保险基金预算制度框架设计是个重大的理论政策问题，亟待发展完善。

其次，全国社会保险基金预算的价值基础、价值理念、价值目标与公共财政理论、社会福利理论基础。这是社会保险基金预算编制的思想灵魂和精髓所在，是看不见的核心要素。中国社会价值理念通常以"使命、宗旨"和"指导思想"一类形式出现，通常缺乏理论视角。按照《国务院关于试行社会保险基金预算的意见》规定，中国社会保险基金预算指导思想是，"社会保险基金预算坚持以科学发展观为指导，通过对社会保险基金筹集和使用实行预算管理，增强政府宏观调控能力，强化社会保险基金的管理和监督，保证社会保险基金安全完整，提高社保基金的运行效益，促进社会保险制度可持续发展"，科学发展和基金管理思想突出。

财政部、人力资源社会保障部《关于做好 2010 年社会保险基金预算编制有关事宜通知》规定，编制 2010 年社会保险基金预算指导思想是以科学发展观为指导，认真执行国家有关法律法规，全面贯彻党的十七大、十七届三中和四中全会、中央经济工作会议精神，统一思想，充分认识建立社会保险基金预算的重大意义，坚持统筹兼顾、保障有力、收支平衡、留有余地的总体要求，综合考虑各种影响社会保险基金收支的因素，合理把握基金收支规模，科学规范编制 2010 年社会保险基金预算。有鉴于此，全国社会保险基金预算的价值基础、价值目标尚需明确公民权利、社会公平理念，尚需明确政府责任、公共财政、公共福利财政和社会福利、社会保障、生活质量等理论视角。

第三，全国社会保险基金预算制度建设的目标体系是什么，这是基金预算制度核心要素。不言而喻，目标、任务是观察、理解、衡量、评价、分析社会制度与政策模式的最佳角度。实施类别定位、财富定位、需要定位和社会福利制度"目标定位"并非易事，困难重重[28]。令人遗憾的是，全国社会保险基金预算制度建设的目标体系含糊不清，目标定位模棱两可。是完善复式预算体系、建立现代财税体制，提高预算编制预见性、准确性、完整性和科学性，还是加强社会保险基金监管和提升基金管理水平，完善基金约束机制，强化基金监督管理？是适应建立全民社会保险制度，社会保险覆盖率迅猛提高，社会保险基金规模迅速增长需要，还是遵循财政复式预算体系、编制社会保险基金预算和确保权利性资金保障的"国际惯例"？全国社会保险基金预算编制战略目标是政治目标，还是财经目标和社会目标并不清晰明确。

第四，全国社会保险基金预算编制工作遵循的基本原则是预算编制工作的核心与指南。基本原则是妥善处理价值理念、政策目标与纷繁复杂社会现实状况之间关系的"基本准则"，是解决社会保险基金预算编制工作过程中面临的各式各样问题的"操作性指南和基本方针"，是社会保险基金预算编制的法宝，是社会保险基金预算编制、审批、执行、调整和决算依据。《国务院关于试行社会保险基金预算的意见》规定基本原则是"依法建立、规范统一，统筹编制、明确责任，专项基金、专款专用，相对独立、有机衔接，收支平衡、留有结余"五条。预算编制的"工作要求"与预算管理"基本原则"混杂交织一起，"控制和管理"取向明显。

第五，单独编报全国社会保险基金预算的方法、程序、预算时间周期和其他的基本要求。这既含社会保险基金预算管理和预算编制技术性方法，又含社会保险基金预算编制的过程。按照《国务院关于试行社会保险基金预算的意见》，社会保险基金的预算编报和管理模式是，社会保险基金预算单独编报，统筹地区社会保险经办机构编制预算草案，经本级人力资源社会保障部门审核汇总，财政部门审核后，由财政和人力资源社会保障门联合报本级人民政府审批。全国社会保险基金预算草案由人力资源社会保障部汇总编制，财政部审核后，由财政部和人力资源社会保障部联合向国务院报告。这一编报模式设计不同于公共财政预算，主要是考虑：社会保险基金主要是由参保单位和个人缴纳的社会保险费形成，具有社会公共基金属性，有别于财政性资金。

同时，为保证社会保险制度的平稳运转，国家财政对社会保险，特别在养老保险方面给予了大量的补助。这意味统筹地区社会保险基金预算草案由社会保险经办机构编制和具体执行。统筹地区社会保险经办机构既是预算编制，又是预算执行单位，身兼预算编制与预算执行二职，为信息披露、基金监管、预算监督和预算执行调整留下隐患。更重要的是，《国务院关于试行社会保险基金预算的意见》，财政部、人力资源社会保障部《关于做好 2010 年社会保险基金预算编制有关事宜通知》并未提供明确、具体的预算编制方法，只是指出预算编制时应考虑主要因素和影响因素，缺乏科学测算支出标准、待遇水平的方法^[29]。众所周知，预算是财政管理与宏观调控的重要政策工具，政治性、社会性与科学性高度统一。中国初创"由下而上、社会保险经办机构为主"的基金预算编制方法、程序与过程，存在诸多结构性缺陷与体制性陷阱，基金预算的计划性、约束性、民主政治监督功能亟待开发^[30]。

四、社会保险基金预算范围内容与地位功能作用

全国社会保险基金预算编制范围内容是基金预算编制的主体部分，决定预算制度框架。《国务院关于试行社会保险基金预算的意见》规定，社会保险基金预算"按险种分别编制"，包括企业职工基本养老保险基金、失业保险基金、城镇职工基本医疗保险基金、工伤保险基金、生育保险基金等内容。根据国家法律法规建立的其他社会保险基金，条件成熟时，也应尽快纳入社会保险基金预算管理。这意味全国社会保险基金预算编制范围局限"强制保险"。众所周知，养老保险和基本医疗保险基金构成复杂多样，既有基本养老保险，又有企业年金，基本医疗保险体系尚有城镇居民基本医疗保险，新型农村合作医疗和农民工综合保险^[31]。这意味现行全国社会保险基金预算编制的范围是非常有限的，并非真正意义的"险种预算"。现行"强制保险"预算编制范围既暴露社会保险制度框架设计的条块分割问题，又为全国社会保险基金未来的预算编制工作埋下诸多结构性与体制性陷阱，"先天设计缺陷"问题突出。

更为重要的是全国社会保险基金收入预算和支出预算编制的范围、项目、标准和科目。1999年财政部社会保障司公布《社会保险基金财务制度》，明确规定社会保险基金财务性质、奠定社会保险基金财务管理与基金预算编制的基础，有特别重要现实意义与政策意义^[32]。《国务院关于试行社会保险基金预算的意见》明确规定，全国社会保险五大基金收入预算与支出预算编制范围内容和项目科目，为社会保险基金预算编制提供总体性预算框架和方法。

全国社会保险基金预算编制是当代中国社会保险基金管理制度建设的重大历史性事件，是社会保险基金监管和构建全民性、福利性和谐社会的基础工作，在社会发展中处于战略地位。1996年以来，全国各地财政部门积极探索试编当地社会保障基金预算，加强保险基金监管，财政部门开展社会保险基金预算制度相关政策研究，率先提出建立社会保险基金预算^[33]。1998年劳动与社会保障部成立，专设"社会保险基金监督司"，建立社会保险基金监管框架。1999年财政部社会保障司公布《社会保险基金财务制度》，规定社会保险基金财务制度框架。

2000年党中央、国务院设立全国社会保障基金和全国社会保障基金理事会，强化基金监管。2002年审计署社会保障资金审计监督发现，法规滞后，各级政府在社保方面权责不清，缺乏社会保障预算，社保资金真实性存在问题、家底不清，社会保险基金运营效益低问题尚未进入社保审计视野，社会保障资金审计监督还未成为社保体系的重要环节等问题突出^[34]。2006年上海社会保障基金"陈良宇事件"爆发后，政府加强基金监管监督检查和内部控制。2010年国务院颁布《国务院关于试行社会保险基金预算的意见》，正式启动"基金预算编制"。

全国社会保险基金预算具有广泛多样的政治法律、财政经济、社会政策与福利文化

功能，在中国公共福利财政、社会保险制度、社会保险基金监管和构建全民福利社会中发挥作用。众所周知，社会保险基金性质是"以政府信誉强制建立"的公共福利基金，建立社会保险基金预算制度是党中央、国务院的重大战略决策，是完善社会保险基金管理体制的战略举措，有助于发展中国特色的财税法律框架，强化复式预算的基础地位与功能统一的国家财政[35]。

1998 年到 2008 年，全国基本养老、失业、基本医疗、工伤、生育 5 项社会保险基金收入，从 1500 多亿元增加到 12 400 多亿元，支出从 1500 多亿元增加到 8800 多亿元，滚存结余从 880 多亿元增加到 14 000 多亿元，各级财政对基金补贴由 20 多亿元增加到 1600 多亿元[30]。2009 年，参加基本养老、基本医疗、失业、工伤和生育保险人数均已超 1 亿人，分别为 2.35 亿人、4 亿人、1.27 亿人、1.49 亿人和 1.09 亿人；5 项社会保险基金收入合计 15 975 亿元，支出合计 12 395 亿元，规模过万亿的社会保险基金收、支、运行，事关财政经济健康发展[29]。更重要的是，庞大的社会保险基金直接关系全体公民与亿万家庭的基本生活和幸福安康。

五、社会保险基金预算编制的核心理论政策议题

全国社会保险基金预算编制是项开创性和划时代的工作，艰巨性、复杂性和影响力空前，涉及全国社会保险基金预算制度的框架设计、价值理念、政策目标、基本原则、范围内容、过程与程序、功能作用、管理体制和监管机制、基金预算编制相关的政策议题等诸多议题。它们并非是基金预算编制和预算执行过程中纯粹的"微观性""实践性"和"技术性"问题，绝大多数都是价值理念、国家预算制度框架设计、社会保险基金预算体系建设等宏观性议题。

首先，是全国社会保险基金预算制度框架总体设计与国家预算制度框架总体设计的关系。2009 年全国财政工作会议上，财政部长谢旭人首次提出由公共财政预算、国有资本经营预算、社会保障预算和政府性基金预算组成的新型复式预算制度框架，政府基金预算出现[36]。总体来说，全国社会保险基金预算制度框架与复式预算制度框架总体设计的关系议题有四。

一是国家复式预算制度框架总体设计与全国社会保险基金预算制度框架总体设计关系议题。如中国非政府组织主导、政府财政部门主导和人大主导三种路径推进的社会性别预算[37]，以加强生态文明建设和环境保护，适应气候变化和绿色福利为主的国家绿色预算体系[38]。

二是公共财政体制与复式预算体系的关系议题，是公共财政与公共预算的单一性对应关系，还是公共财政与公共预算相对应，国有资产财政与国有资产经营预算相对应的"二元财政"，或是公共财政与公共预算相对应，国有资产财政与国有资产经营预算相对应，社会保险基金与社会保险基金预算相对应，政府非税收入与政府性基金预算相对应的四元预算关系[39]。

三是改革、发展、完善中国特色的复式预算制度框架与国家复式预算中各类预算间的整合。1996 年财政部《关于制发政府性基金预算管理办法的通知》，标志政府基金预算开始[40]。2007 年 9 月《国务院关于试行国有资本经营预算的意见》，标志国有资本经

营预算开始试行[41]。2010年1月《国务院关于试行社会保险基金预算的意见》，标志全国社会保险基金预算形成。目前，如何在科学界定政府职能基础上，完善中国复式预算制度，实现不同预算的有机整合，建立由国家公共预算为主体，辅以国有资本经营预算、社会保险基金预算和政府基金预算的"四位一体"分类预算体系与制度框架成当务之急，预算制度整合与分类管理迫在眉睫[42]。

四是国家复式预算、财政收支平衡、国家货币政策、全国社会保险基金预算、经济社会发展、政府债务、资本市场与各式各样错综复杂的政府间的财政关系，这是最复杂和最实质的问题。如美国以老年、遗属和伤残保险（OASDI）为主的社会保障信托基金与联邦财政预算及政府债务间的关系，是美国联邦政府公共预算、财政管理和社会保险基金预算的核心政策议题[43]。简言之，前两种关系关注的主要议题是国家复式基金预算制度框架的横向联系与范围内容，后两种关系关注的主要议题是国家复式基金预算制度框架的纵向层次结构与国家职能定位。中国复式预算制度框架与全国社会保险基金预算制度框架总体设计质量决定预算制度质量。

其次，是全国社会保险基金预算制度框架总体设计与基金预算体系建设宏观战略性研究。目前，全国社会保险基金预算按险种分别编制，保险基金预算框架设计涉及多种基础议题。一是全国五大社会保险基金预算制度框架总体设计与各险种基金预算制度框架之间的关系。二是全国五大社会保险基金预算制度框架总体设计与各种社会保险基金全口径预算间关系。例如机关事业单位养老保险、城镇企业职工养老保险、城镇居民基本养老保险、新型农村养老保险制度的衔接、整合，尤其是前五类社会养老保险基金的全口径预算编制体系建设[44]。三是全国五大社会保险基金预算制度之间的关系，如养老保险与医疗保险基金预算间关系。四是全国社会保险基金预算编制工作与全国社会保障基金理事会之间关系。五大社会保险基金保值增值、基金监管、基金预算与非社会保险基金间的关系成为重要议题。2009年底全国社会保障基金理事会管理的基金资产超过7700亿，基金预算成最佳角度[45]。五是目前全国性、局部性、探索性、实验性、过渡性和奠基性社会保险基金预算编制工作与未来全国性、整体性、科学性、系统性、制度化、统一性和功能性社会保险基金预算的关系。简言之，全国社会保险基金预算是项开创性、系统性和综合性制度创新，总体设计至关重要。如何做到理论彻底，操作简便，一步到位，高瞻远瞩、统筹规划、准确定位、科学合理和远见卓识设计全国社会保险基金预算制度框架与预算工作体系，这是基金预算核心议题[46]。

第三，是全国社会保险基金预算制度的价值理念、价值基础、价值目标与政策理念、政策基础、政策目标之间的关系。其核心是价值观念与预算政策目标、结构功能作用之间的关系。总体来说，中国财政政策、财政管理、政府预算制度普遍忽视价值理念、价值基础与目标，国家预算制度框架主要侧重预算工作过程、流程、程序和预算编制技术方法等实务议题[47]。在行政管理体制改革，建设服务型政府，尤其是构建和谐社会和转变发展方式背景下[48]，实现社会再分配、社会安全与社会福利、社会平等与社会公平等政策性目标成为当务之急[49]。

具体来说，价值理念、价值基础、价值目标与政策理念、制度基础、政策目标之间关系有四：一是全国社会保险基金预算制度的价值理念、价值基础、价值目标与政策目标之间的关系。二是全国社会保险基金预算总体目标与近期目标、战略目标与工作目标体系之间的关系[50]。三是全国社会保险基金预算的国家发展与地方发展，国家目标与地方政府目标间的关系[51]。四是全国社会保险基金预算的价值理念、价值基础、价值目标与主流观念、财政制度之间的关系。

第四，是全国社会保险基金预算制度的理论基础、理论指导与预算编制实践之间的关系。目前，中国理论界关于全国社会保险基金预算理论基础的研究并不多见，主要理论取向有四：一是公共政策与公共财政理论视角，这是近些年来中国学术界日趋流行的财政理论体系[52]。二是社会政策与公共福利财政视角，代表理论主要是中国版民生财政理念与财政政策[53]。三是社会保障与社会保障预算理论，这是目前占主流话语和主导地位的财政理论体系[54]。四是社会保险、社会保险基金监管与责任的社会划分理论，利用大数法则防范社会风险[55]。总体来说，目前全国社会保险基金预算制度建设缺乏超前、权威、坚实的理论基础与指导。

第五，是全国社会保险基金预算编制工作遵循的基本原则尚待进一步发展和完善，以便为处理社会保险基金预算编制过程中遇到各式各样问题提供基本思路、指导方针和行为准则。根据政府预算基本原则的演变轨迹，我们认为全国社会保险基金预算基本原则有八：一是公共性原则，是指预算内容应力求详尽通俗，便于立法机构、企业和公众了解基金状况；二是全面性原则，是指预算内容应全面、系统，全面覆盖特定社会保险服务的所有收支领域；三是分类性原则，是指预算工作应按照五大社会保险基金分门别类编制，实施分类预算管理；四是对应性原则，是指特定社会保险基金的收入预算与支出预算范围保持一致，专款专用；五是约束性原则，是指社会保险基金收入预算与支出预算具有法定的强制性与行政约束力；六是平衡性原则，是指社会保险基金收入预算与支出预算应维持收支平衡，基金自求平衡；七是法定性原则，是指社会保险基金收入预算和支出预算草案应获得各级立法机构的批准；八是统一性原则，是指社会保险待遇标准统一、缴费费率统一和预算行政管理职责统一[56]。更为重要的是，由于中国条条块块、单位制遗产、部门分隔和制度变迁速度较快等结构原因，社会化原则、民主性原则、公众参与性原则、发展性原则、地方性原则等，同样意义重大。

第六，是全国社会保险基金预算编制主体、范围内容、编制技术与选择最佳的预算模式。总体来说，目前全国社会保险基金预算编制工作存在诸多结构性与体制性问题，亟待完善。首先，全国社会保险基金预算编制最佳主体应是"调整改组"后的全国社会保障基金理事会。按照《国务院关于试行社会保险基金预算的意见》规定，统筹地区社会保险基金预算的保费征缴、预算编制主体、预算执行、基金财务管理和基金监管工作均由保险经办机构一家承担，裁判员与运动员、经办人与监管者多种角色集于一身，职责交叉、利益冲突、边界问题突出。因此全国社会保障基金理事会性质宗旨、组织体系、结构功能、职能定位和地位亟待调整。其次，全国社会保险基金预算编制范围应进一步扩大为真正的"按险种"来编制基金预算，例如将公费医疗、城镇职工、城镇居民基本医疗保险、新型农村合作医疗制度统一纳入预算。例如英国社会保障预算特点对我国社会保险基金预算编制的基本启示是，社会保险收支要全部列入预算内；在确定支出项目时，应考虑把多年不变的项目和每年变化的项目分开统计；社会保险预算建立后应逐步提高社会保险基金宏观调控能力，发挥基金应有功能作用[57]。更重要的是，从长远角度看，养老、失业、医疗、工伤和生育保险五大基金应重组合并为养老和医疗保险两大基金，工伤、生育并入医疗保险，失业保险与社会救助体系联系起来[58]。第三，全国社会保险基金预算编制的方法技术、流程程序、预算周期、预算收支分类、基金财务会计、基金财务管理等所有问题，均需要根据社会保险基金预算特点亟待完善和精细。例如，如何克服全国社会保险基金预算编制实践面临的法律约束性差，编制不规范等问题[59]。第四，全国社会保险基金预算编制最佳模式的选择与现有专项基金预算模式发展完善问题。世界各国社会保险基金模式主要有六：一是政府公共财政预算模式；二是完全脱离财政预算模式；三是一揽子社会保障预算模式；四是社会保险专项基金预算模式；五是两板块式社会保险基金预算模式；六是二级预算模式。中国学者主张，中国应采取两板块式预算模式[60]。实际上，目前中国选择的是不完全的具有中国特色的专项基金预算模式，模式完善任重道远。

第七，是全国社会保险基金保值增值、基金投资收益、防范基金和财政风险、基金监管和基金预算执行的财政监督审计。这是全国社会保险基金预算管理与宏观财政管理重要内容。1998年国家建立专门的基金监管机构以来，主要停留在"基金监管"理念和相关制度安排上，长期缺乏全国基金预算政策和基金预算管理制度，基金风险和基金财政管理风险偏高[61]。具体来说，全国社会保险基金预算编制工作涉及基金保值增值、防范基金风险等诸多议题：一是全国社会保障基金与基金理事会的结构职能调整问题，使"全国社会保障基金"回归"全国社会保险基金"的本来面目，将优抚安置、社会救助、社会福利、住房保障基金分离出去。二是全国社会保险基金的投资收益与基金保值增值问题，实现按险种基金预算的自求平衡，除养老保险基金是"部分积累"制外，其他基金性质是"现收现付"制，基金投资收益突出。从全国社会保障基金的投资收益率看，社会保险基金的保值增值和基金安全问题突出（表3）[62]。三是目前全国社会保险基金监管体制与基金财政管理体制问题突出，不利于基金预算编制。目前，中国社会保险基金预算管理现状是预算内外两种管理方式，社保地税两种征收模式，社会保险资金管理两个财政专户，中央、地方多个层次预算主体，社会保险预算多部门管理。四是亟待加强对全国社会保险基金预算编制、执行、决算和日常监管的审计工作，抓住合规审计，开拓管理审计，深化基金审计，创建中国特色的社会保险基金审计监督体系框架[63]。

第八，最为重要的是，全国社会保险基金预算编制和执行情况的功能作用与社会效果。20世纪90年代中期社会保障预算议题形成以来，人们关注的议题主要是什么，为什么应建立健全社会保险基金预算，建立健全全国社会保险基金预算的必要性、重要性和紧迫性[64]。现在，全国社会保险基金预算制度已由"理论议题"转为"现实制度建设议题"，如何建和如何完善全国社会保险基金预算制度，发挥社会公平与社会福利功能作用成首要任务[65]。如通过强化保险理念解决代内和代际社会保险待遇的不公平，通过社会保险预算总揽代内、代际预算约束和强化管理，通过提高统筹层次解决社会保险现存的地区间发展不平衡，通过建立专门社会保险专家统管机构协调和统一政府间和部门间权利与责任，通过城乡有别制度框架为缩小城乡社会保险不公平奠定制度化基础，提高基金预算对社会公平的贡献率[66]。换言之，全国社会保险基金预算工作应妥善处理社会保险体制改革与经济社会发展的关系，社会保险缴费、待遇和能力之间关系，养老保险基金与医疗保险基金预算之间的关系等[67]。简言之，全国社会保险基金预算编制范围应进一步扩大，以丰富发展收入和支出预算的内容，同时充分挖掘、发挥基金预算编制的收入再分配、宏观调控和财政的社会公平正义功能[68]。

最后，是全国社会保险基金预算制度带来的新型问题和与基金预算相关的配套改革问题，这两大类问题多种多样、错综复杂，许多重大的理论政策问题尚未浮出水面，亟待战略规划。如全国社会保险基金预算编制范围内容，社会保险"费转税"与基金收入预算的稳定来源，每类社会保险制度内部的衔接、整合、统一和各类社会保险制度之间的衔接、整合、统一，提高全国社会保险基金预算和社会保险基金承担财政再分配职能对社会公平的促进作用[69]。

六、全国医疗保险基金预算与构建和谐医患关系

全国社会保险基金预算制度具有划时代的历史意义，尤其是全国医疗保险基金预算对深化医药卫生体制改革，"建立政府主导的多元卫生投入机制"，改变医院"市场化筹资模式"，有效解决"看病贵"的问题，彻底改变医患之间直接的经济利益关系，建立中国特色医药卫生财政制度框架与政策模式具有决定性作用，指明了医疗卫生机构全额预算管理发展方向[70]。改革开放以来，中国卫生总费用构成与政府、社会、个人筹资比例关系发生重大结构性变化[71]。医生与病人之间的互动模式由专业委托代理关系，转变为低级庸俗和赤裸裸经济利益关系，那些直接现金付费的病人和病人家属不仅切身感受"看病贵"问题，而且将"看病贵"责任全部迁怒于医务人员身上，对"一心向钱看"

表3　2000—2008年全国社会保障基金历年投资收益状况一览表（2008年7月2日）

编制单位：全国社会保障基金理事会　　　　　　　　　　　　　单位：人民币，亿元

年度项目	金额	收益率（%）	通货膨胀率（%）
2000 年	0.17	—	—
2001 年	7.42	1.73	0.70
2002 年	19.76	2.59	−0.80
2003 年	44.71	3.56	1.20
2004 年	36.72	2.61	3.90
2005 年	71.22	4.16	1.80
2006 年	619.79	29.01	1.50
2007 年	1 453.50	43.19	4.80
准则转换调整[1]	−261.45	—	—
2008 年	−393.72	−6.79	5.90
累计投资收益	1 598.11	8.98（年均）[2]	2.34（年均）[3]

[1] 由于新会计准则计量方法的改变，部分资产的公允价值变动额不再计入投资收益，因此，2008年初对以前年度已计入投资收益（以前年度称"经营业绩"）的该公允价值变动额进行一次性调整。

[2] 年均收益率为自成立以来各年度收益率的几何平均数。

[3] 年均通货膨胀率为自成立以来各年度通货膨胀率的几何平均数。

注释：本表来源于全国社会保障基金理事会官方网站，WWW.SSF.GOV.CN

的医疗机构和医护人员充满敌意、怨恨和不信任。

总体来说，全国医疗保险基金预算制度将原来模糊不清的三边关系转变为将来的四边关系。政府承担全面性健康照顾和全民性基本医疗保险的责任，纳入全民医疗保险的全体公民则将医疗保险缴费全部、统一交到保险基金。全国各省医疗保险基金根据当地经济发展状况编制预算，医疗保险基金按预算支付、补偿医疗机构运营成本，包括医务人员体面和有尊严的高工资。病人和家属与医疗机构之间切断直接的经济联系，医务人员可专心致志于医疗服务，病人和家属也不再会因为医疗费用而耽误及时就医治疗，也不会再怨恨、仇视和不信任医生。结果是医患之间相互信任和相互配合，中国特色福利化和谐社会与和谐医患关系应运而生（图1）。

七、简要讨论与基本结论

中国医药卫生体制改革的宏伟蓝图与战略目标已经确定，目前的关键问题是深刻认识医疗卫生事业福利属性与本质特征，科学合理划分国家、企业、社区、个人健康照顾责任边界，"建立政府主导的多元卫生投入机制"，彻底改变医院"市场化筹资模式"，建立健全具有中国特色医疗卫生财政制度框架与政策模式，为构建和谐社会与和谐医患关系奠定制度基础。在某种程度上说，全国社会保险基金预算制度是建立健全中国特色卫生保健财政制度框架与政策模式的制度化手段和政策性工具，是有效解决"看病贵"问题，改变医患之间直接的经济利益关系最佳制度化路径，具有划时代历史意义和特别重要现实意义、财政政策理论意义：标志中国高度集中政治体制与权力结构，向分权化和公民参与型政治体制和权力结构转型，标志中国由"税收国家"向"预算国家"结构转型迈出实质性步伐，预算革命时代来临[72]，标志中国预算制度由国家预算模式、财政预算模式、政府预算模式向公共预算模式转型[73]，标志中国社会保险财政制度建设由社会保险"基金监管时代"转为社会保险"基金预算时代"，标志中国社会福利制度性质由"社会保障制度典范"，向"社会福利制度典范"战略升级[74]。

总体来说，全国社会保险基金预算制度建设带有明显的"应急、被动和不得不编制"的色彩。一方面基金预算的宏观社会环境、紧迫社会需要与社会制度条件已经成熟，另一方面，财政与社会保障部门准备工作与预算管理能力建设尚存一定差距，基金预算尚

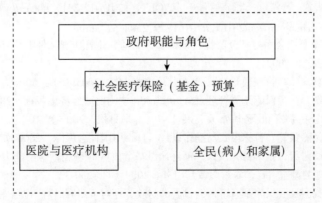

图1 政府职能角色、医疗保险基金预算、医疗机构与病人四边关系示意图

处初创阶段。全国社会保险基金预算制度框架的总体设计与政策模式选择尚有诸多基础性与关键性工作，迫切需要在全国社会保险基金预算编制、执行过程中不断完善，形成有中国特色的复式预算制度，尤其是全国社会保险基金预算制度建设的主要目标、功能作用与职责范围是什么亟待明确。这意味财政本质和财政职能，尤其是财政政策与全国社会保险基金预算的关系是关键问题。更为重要的是，笔者首次全面、系统列举全国社会保险基金预算编制的八大核心理论政策议题。最后，笔者从全国医疗保险基金预算角度，论述全国医疗保险基金预算在建立中国医药卫生财政体制过程中扮演的关键角色，为构建和谐社会与和谐医患关系奠定卫生财政制度基础。

参考文献

[1] 中共中央国务院. 关于深化医药卫生体制改革的意见 [N]. 人民日报，2009-04-07.

[2] 刘继同. 卫生改革困境成因的系统结构分析与宏观战略思考 [J]. 中国卫生经济，2005，24（11）：19-22.

[3] 刘继同. 中国医药卫生体制改革困境与"医疗财政学"问题 [J]. 中共宁波市委党校学报，2008（4）：49-55.

[4] 刘继同. 卫生事业公益性与福利性定性的本质区别是什么？ [J]. 中国医院管理，2007，27（8）：4-8.

[5] 刘继同. 卫生财政学概念的含义、范围领域、基本特征与地位作用 [J]. 中国卫生经济，2008，27（2）：9-11.

[6] 刘继同. 中国公共财政的范围类型与健康照顾服务均等化的挑战 [J]. 学习与实践，2008（5）：115-126.

[7] 刘继同. 中国特色公共财政制度框架建设与构建福利化和谐社会 [J]. 学习与实践，2010（1）：99-108.

[8] 马骏，侯一麟，林尚立. 国家治理与公共预算 [M]. 北京：中国财政经济出版社，2007.

[9] 全国人大预工委. 中国政府预算法律法规文件汇编 [M]. 北京：中国财政经济出版社，2005.

[10] 中共中央. 关于建立社会主义市场经济体制若干问题的决定 [M]. 北京：人民出版社，1993.

[11] 朱志刚. 财政政策与企业改革 [M]. 北京：中国财政经济出版社，2008.

[12] 马蔡琛. 政府预算 [M]. 大连：东北财经大学出版社，2008.

[13] 魏和宁. 建立社会保障预算的实践与思考 [J]. 中国财政，1999（11）：24-25.

[14] 谢旭人. 2008 年中国财政年鉴 [M]. 北京：中国财政杂志社，2008.

[15] 全国财政工作会议在北京召开 [C/OL]. [2016-12-29]. http：//www. mof. gov. cn/zhengwuxinxi/caizhengxinwen/201612/t20161229_2508652. html.

[16] 劳动和社会保障部社会保险基金监督司. 社会保障基金监管法规文件汇编 [M]. 北京：中国劳动社会保障出版社，2002.

[17] 马蔡琛. 我国复式预算管理模式的取向 [J]. 中国财政，2005（5）：50-51.

[18] 林治芬，高文敏. 社会保障预算管理 [M]. 北京：中国财政经济出版社，2006.

[19] 新华社. 温家宝主持召开国务院常务会议 [N]. 人民日报，2009-12-10.

[20] 林治芬. 社会保障预算：目标模式与操作设计 [J]. 中国社会保障，2000（3）.

[21] 南漳县财政局调研组，张学良，杨锋. 推进社保基金预算 增强财政保障能力 ——南漳县推行社保基金预算管理的调查 [J]. 农村财政与财务，2009（4）：30-32.

[22] 罗冬娥. 促进我国社会保障基金可持续发展的财政管理对策研究 [J]. 湖南社会科学，2006（6）：

131-132.

[23] 姜洪．推动社保预算是社保审计的中期目标 [J]．中国审计，2003（Z1）：281-284.

[24] 刘继同．中国特色全民医疗保障制度框架特征与政策要点 [J]．南开学报，2009（2）：75-83.

[25] 国务院．国务院关于试行社会保险基金预算的意见 [EB/OL]．[2010-01-02]．http：//www．gov．
    cn/xxgk/pub/govpublic/mrlm/201001/t20100106_56333．html.

[26] 财政部，人力资源社会保障部．关于做好 2010 年社会保险基金预算编制有关事宜通知 [EB/OL]．
    [2010-01-20]．http：//sbs．mof．gov．cn/zhengwuxinxi/zhengcefabu/201003/t20100311_275462．
    html.

[27] （安徽省）社会保险基金预算编制手册（试行）[EB/OL]．[2010-03-11]．http：//www．mof．
    gov．cn/preview/shehuibaozhangsi/zhengwuxinxi/zhengcefabu/201003/t20100311_275463．html

[28] 吉尔伯特．社会福利的目标定位 [M]．郑秉文，译．北京：中国劳动社会保障出版社，2004.

[29] 李保国．统一思想 密切配合，共同做好社会保险基金预算工作．李保国司长在社保基金预算
    编制工作培训班开班式上的讲话 [R/OL]．[2010-03-11]．http：//www．mof．gov．cn/pub/
    shehuibaozhangsi/zhengwuxinxi/lingdaojianghua/201003/t20100311_275467．html.

[30] 孙志筠．为建立社会保险基金预算制度开好头起好步——孙志筠司长在社保基金预算编制工
    作培训班开班式上的讲话 [R/OL]．[2010-03-11]．http：//www．mof．gov．cn/mofhome/
    shehuibaozhangsi/zhengwuxinxi/lingdaojianghua/201003/t20100311_275466．html.

[31] 胡晓义．走向和谐：中国社会保障发展 60 年 [M]．北京：中国劳动社会保障出版社，2009.

[32] 孙建勇．社会保障基金运营与监管 [M]．北京：中国财经经济出版社，2004.

[33] 财政部社会保障司课题组．关于建立社会保障预算的初步设想 [J]．经济研究参考，1996（69）：
    8-14.

[34] 审计署社会保障审计司．社会保障资金审计监督目前存在的问题 [J]．中国审计，2003（Z1）：
    187.

[35] 焦建国．确立、强化复式预算的基础地位与功能统一国家财政 [J]．财政研究，2003（5）：
    28-30.

[36] 朱宇，谢旭人．今年将实行结构性减税政策 [N]．中国证券报，2009-1-6.

[37] 马蔡琛，季仲赟．推进社会性别预算的路径选择与保障机制——基于社会性别主流化视角的考察
    [J]．学术交流，2009（10）：129-132.

[38] 张军连，吴文良，刘鄂．国家绿色预算初探 [J]．中国生态农业学报，2003，11（2）：165-167.

[39] 刘明慧．公共财政与复式预算辨析 [J]．财政研究，2002（10）：68-70.

[40] 江西省财政厅关于转发《关于制发政府性基金预算管理办法的通知》的通知 [J]．南昌：江西审
    计与财务，1997（2）：42.

[41] 陈柱兵．国有资本经营预算的历史沿革、内涵及意义 [J]．经济研究参考，2008（48）：13-14.

[42] 丛树海．建立分类管理的国家预算体系 [J]．财经研究，2000（6）：23-29.

[43] 郑权．美国社保信托基金与联邦财政预算及政府债务间的关系 [J]．中国财政，1999（2）：
    60-61.

[44] 穆怀中，柳清瑞．养老保险需梯度对接 [N]．社会科学报，2006-05-25.

[45] 徐畅．全国社会保障基金理事会管理的基金资产超过 7700 亿 [N]．中国证券报，2010-01-15.

[46] 刘福垣．理论彻底，操作简便，一步到位——我国社会保障制度的理智选择 [J]．理论参考，
    2007（4）：44-45.

[47] 王金秀，陈志勇．国家预算管理 [M]．2 版．北京：中国人民大学出版社，2007.

[48] 高尚全，推进政府转型须明确四大理念 [N]．北京日报，2008-03-10.

[49] 李鹏，张光锋，吕德猛．建立和谐社会下社会保障预算的思考 [J]．辽宁经济，2007（8）：22.

[50] 蔡社文. 建立社会保障预算的总体目标与近期目标 [J]. 经济研究参考, 1996 (Z6): 49.

[51] 林治芬, 段君明, 赵丽霞. 辽宁省社会保障预算的目标模式与操作设计 [J]. 辽宁财税, 2003 (3): 22-26.

[52] 尹薇. 浅析公共财政与社会保障预算的关系 [J]. 当代经理人 (中旬刊), 2006 (7): 188-189.

[53] 高培勇. 中国财政政策报告 2007/2008: 财政与民生 [M]. 北京: 中国财政经济出版社, 2008.

[54] 肖红梅. 我国社会保障预算管理现状与推行难点分析 [J]. 北京劳动保障职业学院学报, 2008, 2 (3): 18-20.

[55] 王琪, 焦秋云. 对编制社会保险基金预算的几点看法 [J]. 黑龙江财会, 2003 (6): 21.

[56] W. 贝弗里奇. 贝弗里奇报告 - 社会保险和相关服务 [M]. 华迎放, 译. 北京: 中国劳动社会保障出版社, 2004.

[57] 高文敏. 英国社会保障预算对我国的启示 [J]. 理论界, 2005 (5): 106.

[58] 刘继同. "一个制度、多种标准"与全民性基本医疗保险制度框架 [J]. 人文杂志, 2006 (3): 7-13.

[59] 谷义. 改革与推行复式预算的构想 [J]. 中国财政, 2002 (6): 28-29.

[60] 林治芬. 国际社会保障预算的分析与借鉴 [J]. 中国社会保障, 2000 (1): 34-35.

[61] 于团叶, 陈方正. 我国社会保障基金存在问题及对策研究——剖析社会保障基金入不敷出的原因 [J]. 价格理论与实践, 2006 (2): 69-70.

[62] 陈士新, 杨力. 防范社会保障风险的财政对策研究 [J]. 湖北财税, 2001 (2): 25-26.

[63] 逯铭洋. 抓住合规审计 开拓管理审计—社会保障资金审计监督体系框架研讨会综述 [J]. 中国审计, 2003 (9): 24-27.

[64] 余功斌. 社会保障基金应纳入国家预算管理 [J]. 中国财政, 1994 (1): 53-54.

[65] 赵福昌. 我国社会保障制度及运行中的不公平问题分析 [J]. 财经问题研究, 2005 (6): 90-93.

[66] 刘晓凤, 赵晓燕. 财政支出与社会公平的灰色关联分析 [J]. 西部财会, 2009 (5): 54-59.

[67] 周顺明. 从经济和社会发展的战略高度 正确处理好社会保障财务工作的五大关系 [J]. 湖北财税, 1999 (5): 6-7.

[68] 张志超, 丁宏. 美国社会保障管理局绩效评估方法与启示 [J]. 财经问题研究, 2007 (6): 77-81.

[69] 张平. 建国六十年来财政手段促进社会公平的效应分析 [J]. 贵州社会科学, 2009 (10): 62-66.

[70] 刘继同. 转变观念是核心, 新医改应建立健全的医药卫生财政体制 [J]. 医院领导决策参考, 2010 (5): 25-27.

[71] 刘继同. 中国卫生总费用研究 30 年: 历程与特点 [J]. 卫生经济研究, 2009 (3): 29-32.

[72] 金查, 王绍光. 从税收国家到预算国家 [J]. 读书, 2009 (5): 3-13.

[73] 马骏. 中国公共预算改革: 理性化与民主化 [M]. 北京: 中央编译出版社, 2005.

[74] 刘继同. 社会福利制度战略升级与构建中国特色福利社会 [J]. 东岳论丛, 2009, 30 (1): 78-86.

本文原载于《社会科学评论》(西安) 2010 年合辑本, 特此说明与致谢。

中国医改困境的理论反思与现代卫生财政制度建设的基本路径

摘要： 中国医改被认为基本失败的主要根源是理论基础错误，即医改是以卫生经济学为理论基础和指导原则。中外各国医改实践经验教训和现代福利制度发展普世规律证明：正确的医改理论基础是卫生财政学与福利财政学，而非卫生经济学。卫生经济学与卫生财政学存在诸多本质区别。卫生财政学学科视角以国家责任为主题，聚焦国家健康照顾的责任承担，是深化医药卫生体制正确的理论基础。中国医药卫生体制改革实质是建立中国特色现代卫生财政体制，精髓是科学合理划分国家、医方、患方、社会健康照顾责任，关键是建立福利性质、公平、可负担和可持续卫生筹资与支付体系。卫生财政学是中国医改实践的理论创新和中国智造，为全球医改实践提供正确的理论基础。

一、中国医改体制性困境与严峻的暴力伤医问题

2000 年以来，中国医药卫生体制改革进入全面性、深层次和攻坚性的体制改革阶段，并面临诸多结构性与体制性的困境，其中最突出、最典型、最尖锐、最揪心及最冲击社会底线的是急剧增多且愈演愈烈的职业医闹，以及暴力伤医、杀医所致的医患关系日趋紧张 [1]。通过回顾文献我们发现，令人困惑的是，从某种程度上说，这种医疗纠纷、职业医闹及暴力伤医或杀医现象几乎成为中国社会所独有的现象。我国暴力伤医案例的数量、规模、程度以及其造成的影响均创世界之最 [2]。人们不禁要问：中国医改到底出了什么问题？为什么中国的医患关系日趋紧张？造成中国医患关系紧张最主要的原因是什么？为什么说现代医疗卫生服务的本质属性是一元的"福利"性质？为什么说造成中国医药卫生体制改革结构性困境最主要的原因是"错误"的卫生经济学理论基础？为什么说卫生财政学是中国医药卫生体制改革"正确"的理论基础？卫生财政学理论能否解决医药卫生体制改革结构性困境问题？如何深入推进中国社会保障基金理事会的全面改革？如何通过全国医疗保险基金预算体制建设，彻底改变医患间直接经济利益的互动关系模式？换言之，如何认真吸取中国医改 30 多年惨痛的历史经验和教训，以卫生财政学理论为基础，建立健全现代的卫生财政制度框架与政策体系，构建中国特色现代医药卫生体制改革方案，以及优化提高医患关系质量和医疗卫生服务体系质量，增进全民健康福祉，实现中华民族伟大复兴"中国梦"和"健康中国 2020"战略，2021 年全面建成小康社会和实现两个百年目标 [3]，已成为中国国家发展议程、公共政策议程、社会政策议程，以及四个全面战略布局的核心议题。简言之，中国医改结构性与体制性困境，尤其是暴力伤医的惨痛教训刺激人们反思医改的理论基础。

二、医患关系紧张的理论假说与主要原因探究

通过文献回顾可以发现，2000年以来，我国涌现了多种解释医患关系紧张的理论假说，大体上可以划分为宏观、中观、微观和多因素混合说四大流派，直接反映了国人对医疗卫生事业本质属性的认知理解程度和理论自觉水平，间接反映了医改方案和医疗卫生服务体系的质量。2015年9月，笔者运用CNKI检索系统，以"医患关系紧张原因"为关键词和检索词，发现自2000年以来，伴随着医患关系紧张和暴力伤医事件频繁出现，医药卫生界开始发表相关文章，提出各式各样的理论假说，试图回答和解释医患关系日趋紧张和暴力伤医事件频现的原因。按照文章发表的时间先后顺序，有学者认为原因为："当前我国医患关系相当紧张，医患之间信任度不高，医疗纠纷增多，恶性事件不断发生。造成医患关系紧张有许多原因，深层次的原因是经济体制不完善，政治体制改革滞后，医院及其职工文化心态的扭曲等。"这种观点宏观取向明显 [4]。也有学者坦率地指出："医疗费用过高是造成医患关系紧张的重要原因。"这种观点触及了造成医患关系紧张的根本原因 [5]。更多的学者主张多因素混合交叉的观点。他们认为医患关系紧张问题主要是由医院、医务人员、患者、医学院以及社会五大因素导致产生的，并且各因素之间相互影响、相互制约。笔者称之为形成医患关系紧张的"五位一体"模式。多种社会结构因素相互影响和制约是主题 [6]。同时持有微观的观点也大有人在。他们认为，医师态度差、缺乏专业价值观和专业精神、缺乏真诚之爱是主要原因。医患关系紧张，一个重要的原因是一些医师没有发自内心地关爱患者，缺乏与患者沟通的能力 [7]。值得注意的是，也有的学者独辟蹊径，从文化冲突的角度看待导致医患关系紧张的社会成因，认为"医患关系紧张问题的实质就是医患之间存在文化冲突"。这种观点令人耳目一新 [8]。与此相似，有学者认为："导致医患关系紧张的原因中医方的非技术因素占据主导。从社会、伦理、心理等方面分析，主要原因在于慎独精神的缺乏、以人为本服务理念的空场、人文关怀的缺失以及对'救死扶伤'神圣职责的忽视。"这种观点抓住了医疗服务的非技术因素本质 [9]。

自从医患关系紧张现象出现以来，媒体和舆论的作用和角色始终是社会各界关注的焦点之一。例如，有学者认为，应"分别从社会、医方、患方及舆论四个方面揭示医患关系紧张原因" [10]。有人从政府、医方、患方和其他因素四个方面综合分析了北京市公立医院医患关系紧张的原因 [11]。更重要的是，有学者"通过对直接引发医患关系因素，普遍失衡的社会心态下的医患紧张表现，医师公信力缺失下的医患双方关系分析，认为由于缺乏制度性的医患解决机制加剧了医患矛盾的产生和激化"，将医患关系紧张的深层次原因上升为"制度性的医患解决机制" [12]。更有学者明确指出，造成医患关系紧张的主因是医疗市场化改革，法律规定不完善，媒体及医院应对失当等 [13]。也有学者认为："医患双方具有不同的行动逻辑。医方通过各项安排，让医方尽可能地避免各种风险的发生；患方则依自己的判断，在医疗活动中尽量避免不必要医疗费用的产生。医患双方不同行动逻辑的冲突，必然在费用这一点导致医患关系紧张。"这种观点行为分析色彩浓厚 [14]。令人欣喜的是，有学者认为："东莞完全有条件在全省乃至全国率先建立或引进类似美国的健康维护组织之类的第三方医疗保险机构，从制度、机制上重构良好、互信的医患关系。" [15] 也有人强调道德因素的决定作用。"辽宁省各市开展医患关系问卷调查……

结果显示：医患双方道德素养不高是其根本原因，应把提高医患双方道德素养作为改善医患关系紧张的治本良方。"[16] 令人印象深刻的是，有人将医患关系紧张原因予以量化，方法是对西安市二级院 2009 年 11 月至 2011 年 11 月 20 例医患关系紧张病例进行了回顾分析。统计分析结果是："政府投入不足所占比率最高，为 100%，患者及其家属方面比率为 75%，其他的政府问题比率平均为 55%，医师方面素质不足为 20%，社会媒体方面为 35%，医院方面为 45%。"可见政府投入不足是主要原因[17]。这意味着人们越来越认识到政府在构建和谐医患关系中所处的决定性地位，"医患关系紧张有多方面原因，但政府应该负主要责任。医疗改革制度缺陷是造成医患关系紧张的重要原因。"[18] 简言之，虽然造成医患关系紧张的原因有多种，但是政府应承担主要责任，并且卫生财政投入匮乏是其中的主要原因。

2010 年以来，人们越来越强调医患沟通的重要性，其潜在假设是假如医患沟通顺畅，医患关系紧张问题就解决了。"弥合医患双方对医患关系紧张因素的认知差异的关键，是加强彼此的沟通和理解。沟通中主要责任在医方，医护人员应该以患方的利益为中心……"[19] 总体来说，人们对医患关系紧张原因的认识日益深化，探讨内在原因与外在原因的相互关系。从医师和患者两方面探讨形成医患关系紧张现状的内在原因，从医疗资源布局、医疗补偿机制、新闻媒体的影响、医疗质量和医疗服务五个方面探讨造成医患关系紧张现状的外在原因[20]。这意味"从目前医疗体制、医方存在问题、患方存在不足、社会普遍存在信任缺失方面分析医患关系不和谐的原因"，医疗卫生体制、社会系统和多因素决定论视角渐成"社会共识"[21]。令人欣喜的是，探讨医患关系紧张的专业学科视角日益增多，例如，也有学者"从心理方面来探讨医患关系，分析医患关系紧张的原因：利益冲突、心理应激和缺乏沟通等"，表明研究日趋深入[22]。针对医疗机构市场化筹资机制和商业化色彩渐浓的趋势，医疗卫生业内外的有识之士共同疾呼："医卫行业不能去争取利益最大化"，国家应加大投入，推进医疗资源均衡配置。此观点可谓一针见血[23]。令人遗憾的是，中国医患关系日趋恶化，职业"医闹"的出现和暴力伤医杀医是最典型的例证。"医患纠纷特别是'医闹'的出现，是社会多重因素作用的结果，不同程度地存在于中国人思维中的神医文化因素，在一定意义上正是加剧医患关系紧张的文化基础"，说明现有措施无效[24]。最重要的是，学界普遍认为，应从内因和外因两个方面解析医患关系的紧张原因，"以市场为导向的公立医院改革虽然带来了卫生资源总量的提高以及部分医疗资源利用效率的改善，但也导致医疗费用增长、医院与医师趋利行为严重、公益性淡化、过度医疗等问题，医患关系紧张"[25]。简言之，多个研究发现，导致医患关系紧张的原因多种多样、错综复杂，政策体制是主要原因（表 1）。

最为重要和具代表性的是国家在医疗卫生领域的最高代表，即原国家卫生部部长对造成医患关系紧张原因的认识。这既是官方权威的界定，也是最具行政权威的理解，反映了国家态度和倾向。前述文献回顾和系统综述的主要对象都是"普通的学者"。他们一般是从不同专业、学术观点、理论政策和经验研究等角度探讨医患关系紧张原因的，纯粹学术探讨的色彩鲜明。比较而言，原卫生部诸位部长们的讲话中较少涉及医患关系，唯有陈竺部长曾涉足这个问题。2009 年，时任卫生部部长的陈竺认为："医患关系的实质是'利益共同体'。……体制机制的不合理，造成了医疗机构公益性淡化和医患双方在经济利益上的对立，成为影响医患关系的根本原因"，此说法触及医疗卫生服务的本质属性，以及由于公益性淡化导致的经济利益上的对立[26]。2014年7月，时任全国人大常委会副委员长的陈竺针对当前日趋紧张的医患关系再次公开表态。他认为："医患矛盾或者医疗纠纷是一个十分复杂的问题，任何情绪化的认知和处理都无助于问题的解决。我们需要理性深入地分析，从医患双方、医学活动本身特质、医疗卫生体系现状和社会大环境等方面探究原因，厘清医患关系的实质，探索构建和谐医患关系的长效机制。……造成目前医患关系紧张的主要原因有五个方面，一是对医疗服务特点认识不足，非理性就医现象仍较普遍；二是对医疗事业发展规律认识不足，医药卫生体系仍不健全；三是对医学的局限性认识不够，医患沟通仍不顺畅；四是医疗风险分担和医疗纠纷处理机制不完善；五是舆论引导机制不健全。"他的观点全面、系统地反映了党和国家领导人对此问题的认知。针对医患关系紧张原因的"诊断"，陈竺副委员长认为，构建和谐的医患关系重在机制建设：一是深化医药卫生体制改革，建立医疗质量和医疗安全的防范机制；二是提高医者的人文素养和大众的健康意识，建立顺畅的医患沟通机制；三是坚持体制机制创新，优化医患纠纷及医患矛盾的化解机制；四是大胆探索实践，建立医疗意外和事故的风险分担机制[27]。显而易见，2014年卫生系统对医患关系紧张原因和应对策略的最新"国家诊断和国家药方"并未包括医疗卫生服务本质性质，医患关系紧张的四个应对机制主体上是都是工具方法性的。简言之，国家医疗卫生事业的最高行政管理者对医患关系紧张病因的权威诊断是至关重要的，典型地反映了医疗卫生行业系统，尤其是党和国家领导人对医患关系本质属性和客观规律的认识。

表1　社会各界关于"造成医患关系紧张原因和应对策略"研究状况一览表

姓名	时间	造成医患关系紧张的主要原因	应对策略
印石	2003.2	深层次原因是经济体制不完善，政治体制改革滞后，医院及其职工文化心态的扭曲等	
赵明杰	2005.2	医疗费用过高是造成医患关系紧张的重要原因	
李博等	2006.9	医院、医务人员、患者、医学院以及社会五方面因素导致医患关系紧张，各因素间相互影响是造成医患关系紧张"五位一体"模式	
王娅妮	2007.3	是一些医师没有发自内心地关爱患者，缺乏与患者沟通的能力	
何军等	2008.1	医患关系紧张问题的实质就是医患之间存在文化冲突	
柏宁等	2009.1	医患关系紧张原因中医方的非技术因素占据主导：慎独精神缺乏，以人为本服务理念的空场，人文关怀缺失以及对"救死扶伤"神圣职责的忽视	
张华等	2009.1	从社会、医方、患方和舆论四个方面揭示了医患关系紧张的原因	
张建	2009.5	从政府、医方、患方和其他因素四个方面对北京市公立医院医患关系紧张的原因进行了分析	
杨红娟	2009.12	缺乏制度性的医患关系解决机制，加剧了医患矛盾产生和激化	第三方医务社工

姓名	时间	造成医患关系紧张的主要原因	应对策略
林丽等	2010.5	医疗市场化改革,法律规定不完善,媒体和医院应对失当等	增加政府对医疗事业的投入及完善法制等
谢华	2011.4	医患双方不同的行动逻辑冲突必然在费用上导致医患关系紧张	签署知情同意书
林江	2011.10	医患关系紧张的财税因素	第三方医疗保险机构
刘雪莹	2012.1	造成医患关系紧张的原因是复杂、多方面的。医患双方的道德素养不高是其根本原因	提高医患双方道德素养是治本良方
高建民等	2012.3	政府投入不足所占比率最高,为100%,患者及其家属方面比率为75%,其他的政府问题比率平均为55%,医师方面素质不足为20%,社会媒体方面为35%,医院方面为45%	政府应加大对医疗事业的投入,完善相关法律法规等
姚景贤	2012.24	造成医患关系紧张有多方面原因,但政府应该负主要责任	破除以药补医机制,让医院回归公益本位
蒋广根	2012.11	医患双方对医患关系紧张因素的认知差异	加强彼此的沟通和理解
赵丽等	2013.1	从医疗资源布局、医疗补偿机制、新闻媒体影响、医疗质量和医疗服务五个方面探讨了医患关系紧张现状的外在原因	医院应深入提高医疗质量和服务内涵等
王静等	2013.36	从目前的医疗体制、医方存在的问题、患方存在的不足及社会普遍存在信任缺失方面分析了医患关系不和谐的原因	医院应加强法制教育、增强有效沟通技巧等
刘涵	2013.1	分析造成医患关系紧张的原因:利益冲突、心理应激和缺乏沟通等	拉近医患关系
孙喜保	2013.3	"医卫行业不能去争取利益最大化"	国家加大投入等
王胜	2013.7	医患纠纷特别是"医闹"是社会多重因素作用的结果,神医文化因素是加剧医患关系紧张的文化基础	
张文娟等	2014.4.	医疗费用增长、医院与医师趋利行为严重、公益性淡化及过度医疗等问题	
陈竺	2014.7	造成医患关系紧张的主要原因有五个方面:对医疗服务的特点认识不足,非理性就医现象仍较普遍;对医疗事业发展规律认识不足,医药卫生体系仍不健全;对医学的局限性认识不够,医患沟通仍不顺畅;医疗风险分担和医疗纠纷处理机制不完善;舆论引导机制不健全	建立医疗质量和医疗安全的防范机制;建立顺畅的医患沟通机制等

综观前述,造成我国医患关系紧张的原因和应对策略的研究具有若干鲜明的特征,清晰地反映了医药卫生体制改革的现状与结构性困境,清晰地反映了医患关系紧张的现状和体制机制性困境,清晰地反映了社会各界尤其是医疗卫生行业对卫生服务本质属性

规律的认知状况与价值观和态度，清晰地反映了对中国医药卫生体制改革，尤其是医疗卫生服务体系和现代卫生政策理论的研究水平，为下文提出的创新性观点提供了最佳参照体系，凸显了卫生服务的福利性质和卫生财政学革命意义。第一，中国社会各界对医患关系紧张原因和应对策略的关注、探讨和研究是一种"历史现象"，主要盛行于2000—2010年，间接地反映了医疗纠纷、暴力伤医杀医和职业医闹现象的流行时间。第二，主要是医疗卫生领域人员积极参与、关注和研究医患关系紧张的现象与后果，其他系统和行业领域的参与度较低，反映了对医患关系紧张问题的关注基本局限于医疗卫生系统内部。理论上说，身心健康是全体公民最基本的需要，加之现代医疗卫生和服务对象应该是全体国民，医患关系紧张问题应引起全社会关注才对，但事实上，这个极具社会性的问题局限于卫生系统内。这一方面反映了中国医疗卫生服务的社会性、政治性、文化性和人文关怀特质尚不突出、典型，在普通百姓的心目中卫生服务的社会形象基本上仍是"高科技、临床医疗技术的高度专业性"。另一方面，间接地反映了医疗卫生体系的专业性、封闭性和行业性，系统外的人基本不了解本领域。第三，目前有关医患关系紧张原因的研究，绝大多数是就事论事，局限于医患关系紧张的某些表面现象，相关实证研究、经验研究和定量研究极度匮乏，许多文章常是"发议论，谈观点"，总体上感觉比较肤浅，不仅缺乏研究深度和洞察力，而且缺乏理性、客观态度和批判精神。第四，在目前有关医患关系紧张的多种原因中，既有内因，也有外因，既有体制机制原因，也有价值观念和文化问题，既有宏观社会环境原因，也有医疗机构内部管理问题，既有宏观和中观原因，也有微观原因，既有国家与法律政策的原因，也有医院、医护人员和患者的原因，而且多种原因和多种因素相互交织在一起，好像无法准确地区分出"最主要"的原因是什么，结果是导致医患关系紧张的各种原因之间难以清晰、明确地划分"因果关系和前因后果"，宏观因素、中观因素和微观因素之间内在的逻辑关系不清，政策、医院结构和医患行为之间的关系不清。第五，与此相关，目前关于医患关系结构性紧张状况的研究普遍缺乏理论视角，尤其是匮乏社会福利和公共财政理论。现有研究发现，政策建议和理论解释也普遍缺乏解释力和说服力。换言之，目前有关研究普遍缺乏系统、严谨和有说服力的理论解释，医改的理论基础薄弱。

更为显著的特征是，目前宏观的市场经济环境和医疗卫生系统主导价值观、思维模式和态度观点。这里基本上是经济学和卫生经济学专业学科视角。尤其是在长期市场化筹资处境下，本应体现人文关怀、生命相托、救死扶伤和"去商业化福利"性质的卫生服务变成了"谋利生意"，社会福利、福利财政、国家责任、现代医疗卫生服务使命宗旨和促进全民健康福祉目标淡化。从学术研究角度看，笔者根据CNKI"全文""主题""篇名""关键词"及"摘要"五类文献检索方式（表2），对中国卫生财政学与卫生经济学研究成果进行了比较，说明卫生经济学思维与视角"绝对优势"的状况凸显了强调国家责任、福利性质和公共财政制度框架重要组成部分的卫生财政学的边缘状况。简言之，中国医药卫生体制改革正确的理论基础不是"卫生经济学"，而应是"卫生财政学"。

表 2　中国"卫生财政学"与"卫生经济学"研究成果比较状况一览表（1978 年 1 月 1 日至 2015 年 9 月 7 日）

文献检索类型	卫生经济学（条文献）	卫生财政学（条文献）	卫财所占 %
全文	398 086	12 485	3.14%
主题	10 758	220	2.04%
篇名	800	7（自己）	0.87%
关键词	2966	8（自己）	0.26%
摘要	4279	53	1.24%
合计	416 889	12773	3.06%

三、医疗卫生的福利性质与国家健康照顾责任

现代医疗卫生服务本质属性或性质是一个基础和关键问题，牵涉卫生保健体系建设大政方针与医药卫生体制改革的发展方向，是构建和谐医患关系和实现"健康中国 2020"战略的基础。"性质"是哲学研究的基本范畴和主要议题，基本含义是指事物的"基本品性或本质属性"。如何科学、合理地确定事物和现象的性质，这是人类认知世界、改造世界和建构世界的前提条件。在现代社会生活与社会福利制度建设过程中，确定医疗卫生服务体系的性质是一个核心议题。因为医疗卫生服务性质反映了卫生服务的价值观、价值目标和政策目标，反映了"内在制度"[28]，决定了卫生服务体系背后的"理论基础"和基本原则，决定了医疗卫生服务的适用范围和服务对象，决定了医疗卫生服务范围内容与优先领域，决定了医疗卫生机构的结构功能的地位、作用和角色，决定了医务人员和其他人员的专业使命，决定了谁是健康照顾责任主体、筹资主体和服务提供主体，决定了卫生资源来自何处以及用于何方，决定了医疗卫生的服务效果和服务质量，决定了医疗卫生服务的社会影响、社会地位和功能作用。更为重要的是，医疗卫生服务性质决定了所有从业人员的专业价值观、态度、行为和理论视角，决定了卫生保健体系总体制度安排和卫生政策模式，决定了医疗卫生机构内所有从业人员的行为模式和行业文化，决定了医务人员与患者、家属的社会互动关系模式、社会互动关系的质量。简言之，医疗卫生服务的性质决定了医疗卫生服务的所有方面和整个制度安排，是重中之重。这意味着医疗卫生服务的性质是观察、理解和解释医患关系结构性紧张状态最主要和最关键的因素。

现代医疗卫生服务体系的本质属性是"去商品化"，这既是医疗卫生事业发展的客观规律之一，也是世界各国现代卫生保健体系制度安排的国际通则，也是世界各国现代医疗卫生服务体系建设的历史经验和教训，是人类现代文明和制度建设智慧的结晶。第一，医疗卫生事业的福利性质是社会主义的内在要求和固有属性，是社会主义制度优越性的具体体现，是世界社会主义国家医疗卫生服务制度安排"国际惯例"。其中俄罗斯是典型例证[29]。社会主义的本质是集体主义文化，精髓是为人民服务，关键是国家承担最主要的社会福利责任。第二，目前当代世界所有的资本主义国家都采取"福利国家"体制，医疗卫生服务是福利国家制度最基础和最重要的组成部分。世界上所有的发达国家，包

包括自由资本主义色彩最为浓厚的美国，医疗卫生服务都是"福利"性质，只不过美国在医疗保险服务提供方式上是利用市场化机制 [30]。第三，西方国家的哲学家及理论家、知识分子对医疗卫生服务的福利属性，对于身心健康需要是人类普世性与客观性需要的理论界定，对于健康是公民的基本权利和义务，对于国家在现代健康照顾责任划分中承担主体责任，对于疾病本质是现代社会独有的社会问题，而非个人麻烦和个人倒霉，对于疾病与贫困的关系，疾病对社会秩序、生活质量和健康福祉，尤其是对幸福美好生活和社会质量的广泛、深远影响等基础理论政策议题均有多种理论 [31]。第四，无论是西方还是东方，医疗卫生服务福利性质具有悠久的历史传统和历史经验。众所周知，西方的基督宗教中慈善、公益、社会救助、贫困救助和宗教服务的重要内容是免费和福利性质的医疗卫生服务，体现了基督教博爱、给予文化、利他、帮助、关爱及人道价值观 [32]。改革开放以前，中国的医疗卫生服务也是典型的"国家福利与社会福利"性质，医患关系较为和谐。从历史角度看，世界各国普遍将医疗卫生定性为福利性质，为国民提供免费或低偿服务 [33]。第五，鉴于疾病的本质是社会问题，需要运用现代医疗服务体系加以应对，以解决疾病及其带来的其他一系列社会问题，包括运用社会保险体系防范社会风险和疾病，化解社会危机，尤其是个性化和专业化的医疗卫生服务最需要高度的社会信任和利他的专业精神，容不得商业和谋利动机，现代社会根本不允许在经济市场中公开"出卖"医师以专业价值观为基础的专业服务。医师应为陌生患者提供专业化和个性化服务，改善患者的健康福祉和生活质量状况 [34]。简言之，需要高度信任、利他、帮助、关爱及去商品化的医疗卫生服务的根本属性是"福利"。最重要的是，《中华人民共和国宪法》规定，医疗卫生服务的性质是"事业"，而非"产业"。"事业"就是非营利和去商品化的福利性质，说明医疗卫生服务的福利性质是《中华人民共和国宪法》规定的。1954 年首部《中华人民共和国宪法》明确规定："中华人民共和国劳动者在年老、疾病或丧失劳动能力的时候，有获得物质帮助的权利。国家举办社会保险、社会救济和群众卫生事业，并且逐步扩大这些措施，以保证劳动者享有这些权利。"2004 年第四次部分修订的《中华人民共和国宪法》第二十一条再次明确规定："国家发展医疗卫生事业，发展现代医药和我国传统医药；鼓励和支持农村集体经济组织、国家企事业和街道组织举办各种医疗卫生设施，开展群众性的卫生活动，保护人民健康。" [35] 在依法治国、法治国家建设和全面推进依法治国的背景下，根据中共中央关于全面推进依法治国若干重大问题的决定，按照"坚决维护宪法法律权威，完善以宪法为核心的中国特色社会主义法律体系，加强宪法实施。宪法是党和人民意志的集中体现，是通过科学民主程序形成的根本法。坚持依法治国首先要坚持依宪法治国，坚持依法执政首先要坚持依宪法执政" [36]。这意味着有意、无意或实际上改变医疗卫生服务事业性质的行为将是"违反宪法"的严重问题。第七，1986 年国民经济与社会发展第七个五年计划首次明确规定，"社会保险"是"社会保障制度"的重要组成部分，全民性医疗保险是社会保险的重要组成部分，社会保障制度是现代"社会福利制度"的基础组成部分，因此，中国社会保险与社会保障制度规定了卫生服务福利性质。1949 年以来，我国政府逐步建立了工伤、失业、生育、养老和医疗五种社会保险和职工福利体系，对人民当家做主、经济发展、改善生活、社会稳定和社会主义制度发挥了重要作用 [37]。改革开放以来，中国政府一方面逐步完善传统工伤、失业、生育、养老和社会医疗保险体系，同时改革了公费医疗体系，并根据经济社会发展的紧迫需要和客观现实，先后建立了农村合作医疗体系、城镇居民基本医疗保险体系和城乡医疗救助体系，并基本建立了覆盖全民的医疗保险体系。换言之，中国医疗保险和医疗卫生服务始终是从社会保障与福利制度角度来定性的[38]。第八，按照中央两个百年目标，2021 年要全面建成小康社会。小康社会的实质就是中国版福利社会，身心健康既是小康的重要组成部分，也是小康的物质前提和社会条件。这意味着身心健康既是健康福祉的重要内容，也是幸福美好生活和中华民族伟大复兴的社会前提，福利性质清晰。第九，改革开放 30 年来，中国医药卫生体制改革尤其是市场化筹资带来了惨痛的历史教训，恰恰从反面再次验证了医疗卫生服务的本质是"利他和去商品化"的福利性质，而非营利商业服务。

改革开放以来，中国政府对医疗卫生服务性质认知出现了严重的偏差、政策和理论失误，医疗卫生服务性质由一元的福利事业转变为二元的福利与公益事业，医改陷入体制性困境。1954 年的《中华人民共和国宪法》首次确定了医疗卫生服务的"事业"性质和公民权利，为医疗卫生事业奠定了基础。1956 年财政部与原卫生部共同组织全国卫生系统财务检查工作，针对当时普遍突出的"医疗收费高"和"看病贵"问题，财政部门"认为医疗卫生事业是人民的福利事业，应当为社会主义建设服务，为人民的健康服务，医疗收费标准应当予以降低"，以确保卫生事业的健康发展[39]。改革开放以来，伴随经济体制改革不断深化和商品经济大潮的兴起，医院经济管理和承包改革、提高收费标准和卫生经济学思想应运而生，医疗卫生机构的营利动机和商业色彩日趋增强。在经济改革的宏观背景下，医疗卫生服务性质首当其冲地成为理论政策争论的热点和核心议题。当时出现了三种代表性观点，一是一元的福利性，二是二元的福利与公益性，三是多重属性[40]。1991 年，时任国务委员的李铁映为全国近乎白热化的卫生服务性质争论基本定调，并成为 1997 年中共中央、国务院关于卫生改革与发展决定的意见："我国卫生事业是政府实行一定福利政策的社会公益事业"，实际上采纳福利与公益的二元属性，淡化福利的性质[41]。众所周知，任何事物和社会现象的本质属性通常只有一个，如为二元性质，则说明尚未抓住事物的本质。更为重要的是，一方面，福利概念是一个大概念，公益是较低层次的福利，公益概念包括在福利概念之中；另一方面，公益事业与福利事业在价值理念、理论基础、责任主体和资金来源等诸多方面存在着本质差别，反映了不同的制度安排和政策模式，精髓是反映出政府不同的职责定位[42]。

四、卫生财政学视角与国家健康照顾责任承担

现代卫生保健体系与医药卫生体制改革正确的理论基础是卫生财政学与社会福利理论。卫生财政学是研究卫生筹资、预算、支付、监管、绩效评估和国家健康照顾责任财政学分支，其理论灵感直接来源于中国医药卫生体制改革结构困境，尤其是医患关系日趋紧张的客观现实。这是中国人民对人类文明现代健康福祉理论体系建设的又一重大贡献，是典型的中国智慧和智造，具有十分重要的理论、政策、专业学科建设、制度建设、医药卫生体制改革和全球性意义。2008 年，针对中国社会特有和愈演愈烈的暴力伤医、杀医现象，北京大学刘继同教授首次明确提出了中文的"卫生财政学"概念，全面界定了卫生财政学概念的内涵、外延及最主要的构成要素。将卫生财政学简要地

划分成卫生财政学的医疗财政学、公共卫生财政学和最为宏观的卫生保健财政学三大领域，详细阐述了卫生财政学在现代卫生保健体系建设，尤其是当代中国医药卫生体制改革实践中所处的基础性、战略性和决定性地位和深远的社会作用，简要概括和总结了卫生财政学的基本特征，指明卫生财政学学科建设与深化医药卫生体制改革，尤其是构建和谐医患关系的内在联系[43]。换言之，卫生财政学与卫生经济学的视角截然不同。卫生财政学主要关注的问题是：疾病的性质是什么？如何科学、合理地划分健康照顾社会责任？为什么现代国家需要承担健康照顾的主体责任？国家应该承担什么样、什么范围和什么程度的健康照顾责任？国家如何承担健康照顾的主体责任？这些学科专业和理论政策议题，为医药卫生体制改革和现代卫生保健体系建设奠定了理论基础。简言之，卫生财政学理论的提出具有历史性、革命性和全球性意义，社会影响广泛、深远而多样。

卫生财政学与卫生经济学理论具有本质的区别，这两种不同的理论将对卫生保健体系建设质量和医药卫生体制改革效果，尤其是构建和谐医患关系和增进全民健康福祉具有决定性的影响。众所周知，"卫生经济学"是20世纪80年代由美国引入的，并迅速成为卫生界关注的热门学科[44]。更为重要的是，长期以来，美国式思维的卫生经济学逐渐成为中国医改的指导思想和理论基础。疾病的分布性质蜕变为个人麻烦和个人倒霉，国家卫生财政预算资金急剧减少，医院筹资主要采取市场化筹资模式，医患之间应有的国家专业代理人社会关系迅速蜕变为一种民事"商业关系"，直接导致医患之间日趋严重的经济利益冲突，最后升级演变为日趋增多的暴力伤医及杀医事件，许多人甚至为暴力伤医及杀医事件拍手称快，医护人员成为错误政策的牺牲品和受害者。从理论角度看，卫生财政学与卫生经济学之间存在诸多截然不同的本质差别，反映了迥然不同和针锋相对的价值理念、价值目标、政策目标、理论基础、理论视角、基本原则、国家角色、卫生筹资渠道、资金性质、市场地位、个人责任、地位作用和影响，理论视角截然相反[45]。最为重要的是，以卫生经济学理论为基础和指导的医药卫生体制改革目标是市场和个人责任，追求的价值目标是经济效率，卫生服务对象是普通"消费者和顾客"。相反，卫生财政学视角的医药卫生体制改革目标是国家政府和国家责任，追求的价值目标是健康公平和社会公平。不难想象，以卫生经济学为基础和市场化筹资为主的医改结果必然导致日趋增多的暴力伤医及杀医事件。相反，只有以卫生财政学为基础和国家承担健康照顾筹资责任医改才能构建和谐的医患关系。

卫生财政学关注的主要议题是国家健康照顾责任的划分与承担，中国医药卫生体制改革实质上是建立健全中国特色卫生财政体制与筹资机制，关键是彻底扭转医院的市场化筹资模式，科学划分国家、社会、市场及个人健康照顾责任，构建和谐的医患关系，提高全民健康福祉[46]。鉴于卫生财政学的研究对象和分析主体是国家和政府，所以卫生财政制度成为整个中国特色公共财政制度框架重要的组成部分，充分体现了国家在健康照顾体系中的责任承担和责任主体地位。按照卫生财政学的基本理论，疾病是一种典型的社会问题，预防和治疗疾病单靠个人的力量是无法实现的，亟须现代国家和社会的全面介入，目的是通过国家化与社会化机制预防和治疗疾病。简言之，实质上卫生财政是国家承担健康照顾主体责任。财政，而非市场，才是卫生筹资的主渠道[47]。

卫生财政学的基本理论观点、主要理论假设和研究问题反映了卫生服务福利的本质属性，说明国家对健康照顾责任的主体承担，成为深化医药卫生体制改革，防范和化解医疗健康风险，构建和谐医患关系中最具说服力和解释力的理论，为中国现代卫生保健体系建设指明了方向。如前所述，文献综述表明，目前对医患关系紧张、暴力伤医及杀医事件主要原因解释的理论和假设多样。但这些理论假说最大的问题是没有抓住导致医患关系紧张最主要、最基础和最具决定性的影响因素。相反，假如从卫生服务本质属性出发，聚焦健康照顾责任的划分，以卫生财政理论为基础，而不是以市场化筹资为方向原则的卫生经济学视角，最后自然会得到和谐的医患关系的改革结局，理论视角与医改结果之间内在必然联系和逻辑关系清晰[48]。简言之，医疗卫生服务福利性质和卫生财政学理论视角是最具说服力与解释力的理论创新（图1）。

如前所述，对于改革开放以来暴力伤医及杀医问题，应聚焦于中国医疗卫生事业尽快回归一元化和去商品化"福利"属性，而不是目前"福利与公益事业"混合的二元属性，需要增强国家健康照顾责任主体的政治承担，彻底扭转当前健康照顾责任承担中的结构失衡状况，努力增加卫生财政性质资金投入力度，进而推动中国政府社会福利责任和健康照顾的理论范式由"卫生经济学、工业主义"范式，向"卫生财政学、公民权利"范式的战略转型，政府责任承担是现代社会福利制度创新和转型的核心议题[49]。世界各国现代医疗卫生服务体系的发展，尤其是反贫困、医疗救助和社会服务的历史经验证明，身心疾病、身心痛苦与健康风险是最危险的社会风险，最容易引发社会动荡和社会冲突矛盾。有鉴于此，投资健康既是现代社会福利制度发展的客观要求，又是最明智、最具有远见的战略投资[50]。简言之，卫生财政学和中国医患关系紧张的现实困境均要求我们重新回归一元化的福利性质（图1）。

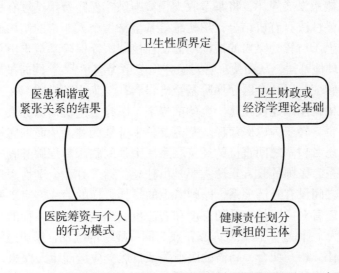

图1 医疗卫生服务性质、理论基础与医患关系质量因果关系示意图

五、现代卫生财政制度建设与医疗保险基金预算

中国特色现代卫生财政制度框架建设是健康福祉社会建设的制度前提，是政府职能

转变和现代公共财政制度框架建设的重中之重和优先领域。20 世纪 90 年代以来，财政系统明确提出了建立中国特色公共财政制度框架的战略目标和国家任务。按照公共经济学和现代财政学理论，公共产品可以划分为标准的公共产品和"准公共产品"，环境保护、国防、外交及国家行政管理等是典型的公共服务，医疗卫生、教育、住房、社会保险、社会救助和福利服务等则是"准公共产品"，获得这些服务需要一定的公民权利资格限制。与此相关，纯粹公共产品资金来源是纯粹的公共财政，准公共产品的资金来源是准公共财政，即社会公共福利财政。虽然国家是社会服务的责任主体，但社会、市场和个人承担筹资责任[51]。比较而言，改革开放以来，中国教育体系和教育财政体制的发展取得了世人瞩目的辉煌成就，教育财政观念深入人心，教育财政理论研究兴旺发达，现代教育财政制度建设有目共睹[52]。相反，卫生财政在准公共财政制度框架建设中处于最滞后的状态，卫生财政学理念无人问津。卫生财政学观念、理论主张、思维模式、经验研究和政策法规研究尚未成为卫生系统的主流，因此，中国特色的现代卫生财政制度框架建设是实现中国梦和"健康中国 2020"战略的制度前提。

现阶段中国卫生财政研究的战略重点不是单纯和一味地增加政府的卫生财政预算资金，而是完善全国医疗保险基金预算体制和编制方法，改革全国社会保障基金理事会治理结构，取消传统的社会保险费征缴，增设社会保障税收，将目前封闭独立运行的工伤、生育、失业、养老和医疗五种社会保险基金合并为养老保险和医疗保险，提高保险基金的抗风险能力，建立独立、第三方、全国性和所有医疗服务利益相关方组成的医疗保险基金管理监督委员会，充分利用中国人口众多和人口基数庞大的人口大国优势，充分发挥社会保险和社会医疗保险基金应有的职责功能，遵循现代医疗保险基金的性质和目标，尤其是医疗保险体系发展规律，将基金收支预算与医疗保险费用结算有机结合，将宏观刚性预算与微观弹性决算有机结合，扭转统筹基金挤占个人账户的结构性不平衡，以及基金双结余而医患矛盾较为突出的被动局面，在控制医疗保险基金支出总量的同时对医院医疗服务更合理地补偿，从而使患者对医疗保险更为满意[53]。同时推动医疗机构市场化筹资模式逐步转变为以社会医疗保险基金支付和补偿为主的模式，在国家财政预算资金保障医疗卫生机构基本建设预算资金的前提下，医疗卫生机构医务人员的工资由目前主要是市场化筹资，转变为以医疗保险基金支付和补偿为主，从而彻底切断医务人员的专业服务收入与患者付费之间直接的经济联系。医师的临床治疗服务收入与患者之间没有直接的经济联系，医师的收入来源主要是由独立、第三方和全国性医疗保险基金来支付。这样，医患之间没有经济关系，医师考虑的是什么样的治疗方案最能够使患者的健康福祉最大化，患者对待医护人员的态度和看法也会随之发生根本性的变化，医护人员看病治疗不是"为了挣钱"。医患双方真正成为同一战壕的战友，医患之间相互理解、共同合作、相互信任、相互配合，和谐的医患关系自然会应运而生，医患双方的身心健康状况、生活质量和健康福祉均会提高[54]。

中央两个百年发展目标和 2021 年全面建成小康社会战略目标，实际上描绘了中国特色卫生财政制度框架建设的路线图和时间表，指明了卫生财政学和医药卫生体制改革的发展方向。总体来说，2021 年初步建立中国特色现代卫生财政制度框架的基本轮廓，2021—2030 年建立单一支付体系的医疗保险基金预算体系，2030—2040 年建立和完善新型社会保障基金理事会，2040—2049 年建立健全中国特色现代卫生财政、公共福利财政和总体性公共财政制度框架，为 2049 年全面建成现代、文明、富裕、民主和福祉的中国奠定现代公共财政制度性基础。中外历史经验证明，现代公共财政制度建设是现代国家职能角色转变和政治文明建设的关键。简而言之，中国特色现代卫生财政制度建设的基本路径与战略重点是全国医疗保险基金预算体系。

六、简要讨论与基本结论

中国的医药卫生体制改革所处的环境是世界上最为错综复杂的环境，面临的挑战和问题也是最为严峻的，凸显了发展中国家的"后发效应"，反映了现代政治文明建设高期待与滞后现实之间的巨大差距。中国医改结构性困境和暴力伤医杀医现象是最典型的例证，凸显了中国社会发展模式的独特之处。总体来说，中国紧张的医患关系是一种历史现象，反映了现代卫生保健体系建设走过的曲折之路。更为重要的是，在中国，紧张的医患关系是全面性、结构性和系统性的，医患之间相互猜疑、互不信任和利益冲突表面上是个案性和局部性的，实际上却是系统性和深层次的，已形成了一套有害的社会心理模式。最为重要的是，医患关系紧张冲突已由一般的"社会问题"演变及蜕化为严峻的"政治性问题"，直接关系到国家责任承担和国家形象塑造，以及广大国民对国家的归属感、认同感和民族自豪感。表面上看，暴力伤医和杀医的受害者是医患双方，实际上最大的输家是国家和政府，因为医患冲突造成的社会危害是深远和致命性的。令人忧虑的是，尽管中国的医患关系紧张状况已创造了世界之最，但对其成因的研究却极为滞后，对卫生服务福利性质、健康照顾国家主体责任和社会福利制度等"现代制度常识"知之甚少，对卫生政策是社会政策与福利制度框架重要部分的"国际通则和国际惯例"视而不见 [55]，凸显了卫生系统亟须主体自觉、理论自觉和宏观战略思考，亟须福利理论研究和思想观念更新。

人类的哲学思考、思想理论实践研究和中国医药卫生体制改革的历史经验教训再次证明，社会事物和社会现象的本质属性和性质界定是最为重要的，反映了人类对事物和现象的本质、客观规律和特点的认识状况，反映了人类的价值理念、价值目标、主体自觉、理论自觉和思想认识高度。现代制度建设历史经验说明，性质决定价值观和政策目标，决定整个制度安排与政策导向，决定资源分配模式，决定人们的行为模式和社会互动关系，决定制度安排效果和社会后果。现代医疗卫生服务"去商品化和非营利"的福利性质根源于"国际惯例"，是社会主义制度的题中之意和固有属性，是"福利国家与福利社会"最重要的组成部分，是健康福利理论的核心，是世界各国与中国社会的历史传统，是现代社会解决疾病以及疾病带来的社会问题的最佳制度安排，是《中华人民共和国宪法》的规定，是社会保障与社会福利的制度基础和主要组成部分，是 2021 年全面建成小康社会，即中国版福利国家与福利社会的主体部分，是改革开放以来市场化筹资和医患关系紧张惨痛历史经验教训的最佳案例。这些经验教训从反面验证了为何卫生服务一定是福利性的。最为重要的是，暴力伤医及杀医现实说明，福利性与公益性并存的二元定性存在重大的理论缺陷。事物的本质属性只有一个，中国医改的当务之急和发展方向是理论革命，重新回归一元的福利性。中国医改最重要的历史经验教训是，制度建设的价值观、政策目标和理论基础是最重要的，正确的价值观、政策目标和理论基础是现代制度建设、制度建设质量和社会效果的制度前提。反之，不正确的价值观、政策目标和理论基础不仅不能解决问题，还会制造出更多的社会问题。

现代医疗卫生服务福利性质既是社会发展历史经验和人类理论的思想智慧，也是现代社会福利制度建设"常识"和全社会的"全球共识"，更是世界各国福利社会建设"国际惯例"，实质上是国家需要在现代高风险社会生活中承担健康照顾主体责任。身心健康是公民的社会权利，国家主体的责任主要体现为在卫生筹资中承担主体责任。中国医药卫生体制改革的实质是建立、健全中国特色卫生财政制度和更宏大的社会福利财政制度，将国家健康照顾主体责任转变落实为国家健康照顾筹资主体责任，用制度方法解决疾病问题。在中国健康福利一体化程度日益加深，尤其是在医患关系紧张状况亟待思想理论革命和制度革命的宏观背景下，现代卫生财政制度建设的战略重点是优化和完善全国医疗保险基金预算体系。只有以卫生财政学理论为基础的医改才能实现"健康中国2020"战略。健康理论塑造了健康制度。

[注：本文系作者主持北京大学医学人文研究院"医患和谐指数探索研究"课题的终期成果，以及国家社会科学基金重点项目（15ASH008）"中国特色现代社会福利体系建构研究"的阶段性成果，特此说明与致谢。笔者尤其感谢北京大学卫生政策与管理系李睿老师在本文写作过程中提供了宝贵资料，感谢北京大学医学人文研究院张大庆教授和王一方教授提供的宝贵学术机会，感谢南开大学经济学院财政学系马蔡琛教授的专业建议。]

参考文献

[1] 姜峰，王明峰，王君平. 暴力，让医师很受伤 [N]. 北京：人民日版，2015-07-17.

[2] 赵文松. 香港如何维持良好的医患关系 [N]. 北京：人民日报，2014-11-20：第5版.

[3] 健康中国2020战略研究报告编委会. 健康中国2020战略研究报告 [M]. 北京：人民卫生出版社，2012.

[4] 印石. 医患关系紧张程度及其原因——二论医患关系 [J]. 卫生经济研究，2003，2：14-16.

[5] 赵明杰. 医疗费用过高是医患关系紧张的重要原因 [J]. 医学与哲学，2005，2：1.

[6] 李博，牛坤，刘奇. 导致当前医患关系紧张的"五位一体"模式 [J]. 医学与社会，2006，9：27-29.

[7] 王娅妮. 一道题难倒众多医师，事不难心"难"：医患关系紧张，一个重要原因就是一些大夫没有发自内心关爱患者，缺乏与患者沟通的能力 [N]. 北京：新华每日电讯，2007-03-10.

[8] 何军，夏保京，李晓庆. 医患文化冲突分析——对医患关系紧张的新审视 [J]. 医学与哲学（人文社会医学版），2008，10：36-37.

[9] 柏宁，岳长红，李中华. 导致医患关系紧张的医方非技术因素分析 [J]. 中国医学伦理学，2009，1：47-48.

[10] 张华，肖思. 医患关系紧张的成因分析 [J]. 现代商贸工业，2009，1：329-330.

[11] 张建，王晓安，王晓燕，等. 北京市公立医院医患关系紧张的原因分析 [J]. 中国医院，2009，11：23-26.

[12] 杨红娟. 转型时期的医患关系：紧张与协调——兼论医疗社工的作用 [D] // 陕西省委宣传部、陕西省社会科学界联合会. 道路、创新、发展——陕西省社会科学界第三届（2009）学术年会暨陕西省社会学会2009年学术年会社会保障与就业论坛论文集. 陕西省委宣传部、陕西省社会科

学界联合会，2009：8.

[13] 林丽，赵江波. 医患关系紧张的原因分析与法律对策 [J]. 河南师范大学学报（哲学社会科学版），2010，5：138-140.

[14] 谢华. 两种行动逻辑的冲突：对医患关系紧张的一种社会学反思 [J]. 医学与哲学（人文社会医学版），2011，4：30-31.

[15] 林江. 医患关系紧张的财税因素分析——东莞完全有条件在全省乃至全国率先建立或引进类似美国的健康维护组织之类的第三方医疗保险机构，从制度、机制上重构良好、互信的医患关系 [N]. 东莞：东莞日报，2011-10-31.

[16] 刘雪莹. 提高医患双方的道德素养是改善医患关系紧张的治本良方 [J]. 大家，2012，1：20.

[17] 高建民，张文亚. 医患关系紧张的风险分析和对策 [J]. 中国医药指南，2012，30：12.

[18] 姚景贤. 论医患关系紧张之政府责任与解决对策 [J]. 赤峰学院学报（自然科学版），2012，24：97-99.

[19] 蒋广根. 医患双方对医患关系紧张因素的认知差异 [J]. 医学与哲学（A），2012，11：39-41.

[20] 赵丽，陈晓彤，刘爽，等. 我国医患关系紧张现状及深层原因剖析 [J]. 现代医院管理，2013，1：72-74.

[21] 王静，任佳康，张国文. 医患关系紧张的思考和对策 [J]. 中国医药导报，2013，36：162-165.

[22] 刘涵. 医患关系紧张的心理成因探究——以急诊患者家属为例 [J]. 医学与哲学（B），2013，1：65-66，72.

[23] 孙喜保. "医卫行业不能去争取利益最大化"——针对医患关系紧张的现状，代表委员纷纷疾呼，建议国家加大投入，推进医疗资源均衡配置 [N]. 北京：工人日报，2013-3-17.

[24] 王胜. 神医文化的影响不可低估——医患纠纷特别是"医闹"的出现，是社会多重因素作用的结果，不同程度存在于中国人思维中的神医文化因素，在一定意义上正是加剧医患关系紧张的文化基础 [N]. 东莞：东莞日报，2013-07-29.

[25] 张文娟，郝艳华，吴群红，等. 我国医患关系紧张的原因及对策 [J]. 医学与社会，2014，4：44-46.

[26] 陈竺. 医患双方是利益共同体 [N]. 北京：人民日报，2009-12-10.

[27] 陈竺. 怎样认识和有效构建和谐医患关系 [N]. 北京：人民日报，2014-7-14.

[28] 迈柯武刚. 制度经济学：社会秩序与公共政策 [M]. 史漫飞，韩朝华，译. 北京：商务印书馆，2002.

[29] 王星，葛梦磊. 在市场化与福利化之间——俄罗斯免费医疗体制反思及其启示 [J]. 学术研究，2014，6：48-54.

[30] Roemer MI.National health systems of the world.Volume one：The countries [M]. Oxford：Oxford University Press，1991.

[31] 莱恩·多亚尔，伊思·高夫. 人的需要理论 [M]. 汪淳波，张宝莹，译. 北京：商务印书馆，2008.

[32] Hanawalt，EA，Lindberg C. Through the eye of a needle Judeo-Christian roots of social welfare [M]. Kirksville：The Thomas Jefferson University Press，1994.

[33] 田多英范. 现代日本社会保障论 [M]. 吕雪静，郭晓宏，张京谭译. 2版. 北京：首都经济贸易大学出版社，2014.

[34] 亨利·M·罗伯特. 信任社会 [M]. 王宏昌，译. 北京：商务印书馆，2012.

[35] 法律出版社法规中心编. 中华人民共和国宪法注释本 [M]. 北京：法律出版社，2006.

[36] 中共中央. 中共中央关于全面推进依法治国若干重大问题的决定 [M]. 北京：人民出版社，2014.

[37] 严忠勤主编 . 当代中国的职工工资福利和社会保险 [M] . 北京：中国社会科学出版社，1987.

[38] 李睿，宋森 . 有关我国卫生事业性质的文献资料摘编 [J] . 中国卫生经济，1991，11：15-19.

[39] 胡立教 . 全国卫生系统财务检查工作总结 [J] . 财政，1956，1：25.

[40] 宋森 . 关于我国卫生事业性质问题研讨的综述 [J] . 中国卫生经济，1991，6：33-36.

[41] 卫生部政策法规司编 . 中华人民共和国卫生法规汇编（1995-1997）[M] . 北京：法律出版社，1998.

[42] 刘继同，郭岩 . 卫生事业公益性与福利性定性的本质区别是什么 [J] . 中国医院管理，2007，8：4-8.

[43] 刘继同 . 卫生财政学概念的涵义、范围领域、基本特征与地位作用 [J] . 中国卫生经济，2008，1：5-7.

[44] 魏颖，杜乐勋主编 . 卫生经济学与卫生经济管理 [M] . 北京：人民卫生出版社，1998.

[45] 刘继同 . "卫生财政学"与"卫生经济学"的本质区别 [J] . 卫生经济研究，2010，8：15-16.

[46] 刘继同 . "中国特色"卫生财政制度框架建设与医药卫生体制改革的本质 [J] . 卫生经济研究，2010，8：1.

[47] 刘继同 . 中国特色卫生财政制度框架与国家健康照顾责任主体 [J] . 医学与社会，2011，8：4-5.

[48] 刘继同 . "中国特色"卫生财政制度框架建设与医院筹资模式战略转型 [J] . 卫生经济研究，2010，8：17-18.

[49] 彭华民 . 中国政府社会福利责任：理论范式演变与制度转型创新 [J] . 天津社会科学，2012，6：77-83.

[50] Swaan A D . In care of the state：Health care，education and welfare in Europe and the USA in the modern era [M] . Oxford：Polity Press，1988.

[51] 中华人民共和国财政部 . 公共财政与百姓生活 [M] . 北京：中国财政经济出版社，2007.

[52] 杨会良 . 当代中国教育财政发展史 [M] . 北京：人民出版社，2006.

[53] 林枫，钱小山 . 医疗保险基金的预算管理 [J] . 中国卫生资源，2005，4：175-176.

[54] 刘继同 . 中国社会保险基金预算制度框架建设与构建和谐医患关系 [D] . 西安：社会科学评论，2010 合辑 .

[55] 刘继同 . 中国特色"社会政策框架"与"社会立法"时代的来临 [J] . 社会科学研究，2011，2：105-110.

本文系刘继同与韦丽明老师合著。本文原以"中国医改困境的理论反思与现代卫生财政制度建设的基本路径"为题，刊发于《学习与实践》2016 年 7 月。本书的版本原刊发于《中国医学人文评论 2016》（北京大学医学出版社），与《学习与实践》的版本有所不同，特此说明与致谢。

卫生事业公益性与福利性定性的本质区别是什么

摘要：卫生政策和医学基础理论研究、医疗卫生的现实发展困境、医药卫生体制改革、重构宏观卫生政策框架和构建和谐社会，"不约而同"地共同聚焦于医疗卫生服务的"公益"性质。社会问题的"定性"至关重要，性质将直接决定服务对象、服务范围、服务内容、资金来源和服务方式，决定国家、市场互动关系和社会边界，决定社会资源分配模式和国家社会责任。虽然公益性与福利性存在许多相同之处，但是公益性与福利性存在诸多本质性差别和不同，卫生服务正确性质应是"福利性"，而非"公益性"，更不是"一定福利政策的社会公益事业"。

一、卫生事业性质议题与性质的理论政策涵义

（一）医药卫生体制改革与卫生事业定性议题

进入 21 世纪以来，一系列重大公共卫生事件，医疗卫生发展的现实困境，医药卫生体制改革的实践困境和构建社会主义和谐社会的宏伟战略目标，"不约而同"共同聚焦卫生事业的性质议题，重新激发人们对卫生事业公益性、福利性关系政策探讨和理论反思的兴趣。2000 以来，联合国提出千年发展目标成为世界各国政府和人民追求提高所有人福利的目标，中国政府重新关注增强个人福利与全社会的福利，全面建设小康社会，构建中国式福利社会。2003 年爆发的 SARS 疫情用鲜血和生命的代价，重新唤起国人对公共卫生问题的高度重视，充分说明身心健康需要已经成为绝大多数国人最重要的需要，成为公共政策议程优先领域。国务院发展研究中心课题组关于医疗体制改革"基本失败"结论，引发全国体制改革模式和社会发展模式大辩论，医疗卫生问题"传染"渗透到教育、住房、公共服务和政府责任问题，引发人们对改革模式、社会发展模式选择和医疗卫生体制改革改革失败原因的深入探讨 [1]。

2006 年 10 月，十六届六中全会通过的《中共中央关于构建社会主义和谐社会若干重大问题的决定》，再次强调"坚持公共医疗卫生的公益性质"，加强医疗卫生服务，提高人民健康水平是构建和谐社会重要举措 [2]。在 2007 年全国卫生工作会议上，时任卫生部长高强首次明确提出，医疗卫生服务和医疗保障体系应以建设覆盖城乡居民的基本卫生保健制度，建立科学、规范的公立医院管理四项制度为战略目标，重新"回归"医疗卫生服务福利性质色彩浓厚，卫生事业的公益性质和社会福利作用议题应运而生，成为卫生政策议程核心议题。

（二）卫生事业定性的重要性与本质特征

卫生事业的性质界定具有重要的现实、理论、政策和国际意义。它不仅是医学理论与卫生政策研究的基础性议题，是深入探讨医疗卫生的现实发展困境和医疗卫生体制改革实践困境基本成因的最佳角度，是重构卫生政策框架与构建和谐社会的理论前提，还

是与医疗卫生事业领域中"国际惯例"接轨的具体体现，其基础性地位和核心作用怎么样强调都不会过分。社会现象或社会事物的性质界定至关重要，因为性质是社会事物内在属性和本质规律反映，性质界定的越科学、准确，就说明人们对社会事物本质特征、发展规律的认识越深刻、到位。

一般来说，人们对特定社会现象或社会事物宗旨、本质属性、发展规律的认识是不断深化的，性质界定过程出现反复、争论，甚至是倒退都是正常现象，不足为奇。关键是我们应有反思批判的能力，实事求是，尊重客观规律，积极探索研究，科学准确地界定社会现象的性质。卫生事业的性质界定至关重要，因为卫生事业性质直接决定谁是医疗服务对象，医疗卫生的服务范围有多大，医疗卫生服务内容是什么，医疗卫生服务主要筹资渠道和服务方式是什么。最重要的是，卫生事业的性质决定国家与市场的关系和社会边界，决定国家的社会责任范围。

二、公益性与福利性的本质区别、差异

（一）医疗卫生体制改革与卫生事业定性议题形成

中国卫生事业性质的争论是个历史性问题，目前有关卫生事业性质的争论主要集中在公益性与福利性的关系上。如何全面、科学、系统地区分公益性与福利性异同之处成为核心议题。1949 年新中国成立以来，医疗卫生事业性质是毫无争议和非常明确的，政府与社会各界都认为，医疗卫生事业性质是社会福利，政府应该在预防疾病、公共卫生和医疗服务中承担福利责任。改革开放特别是 20 世纪 80 年代以来，由于社会环境、经济体制改革和市场经济体制对卫生的影响，卫生事业性质成为争论的核心议题，当时争论主要是围绕福利性、公益性与商品性展开的，经过 10 多年激烈争论，并无结论和形成广泛的社会共识[3]。

1990 年，时任国务委员的李铁映同志提出，卫生事业应该是"有公益性的社会福利事业"的二元化定性，并逐渐成为主导性看法。1997 年 1 月 15 日公布的《中共中央、国务院关于卫生改革与发展的决定》规定，"我国卫生事业是政府实行一定福利政策的社会公益事业"，卫生事业性质成为"社会公益事业"[4]。从此以后，卫生事业以公益性为主，福利性为辅，公益性与福利性并存的二元定性格局形成，成为官方的权威的性质结论，从此有关卫生事业性质的争论尘埃落定、偃旗息鼓，告一段落。2000 年以来，有学者从探讨导致医疗卫生体制改革改革失败的深层次体制性与政策性原因角度，重新提出卫生事业的性质议题，认为医疗卫生体制改革失败根本原因是卫生事业"定性有问题"，卫生事业性质是典型的"社会福利"，而不是"政府实行一定福利政策的社会公益事业"[5]。这样，如何科学区分公益性与福利性的异同之处，特别是二者有何本质差别成为关键问题。

（二）公益事业与福利事业的相同之处

公益与福利之间存在许多相似、相同之处，这是人们常将公益等同福利和将二者混淆起来的基本原因。如何区分二者异同之处，这是正确理解公益与福利概念内涵外延的

理论前提。首先，公益与福利的首要相同之处是二者的性质都是好事、善事和利他主义的社会服务，都有益他人、有益社会的好事情，这是二者之间最重要相似、相同之处，性质属于一大类。

其次，公益与福利的服务目标群体都是人、家庭、社区、组织和社会，都以服务他人为目的，公益事业、福利事业与个人主义、自私自利，追求自我利益的最大区别是为了他人的利益。

最后，公益、福利事业的范围都属于公共服务、社会服务、社会福利服务和特定领域的服务，例如，按照《中华人民共和国公益事业捐赠法》的规定，公益事业是指非营利的下列事项：①救助灾害、救济贫困、扶助残疾人等困难的社会群体和个人的活动；②教育、科学、文化、卫生、体育事业；③环境保护、社会公共设施建设；④促进社会发展和进步的其他社会公共福利事业 [6]。因此，公益、福利事业范围基本可以等同所有非营利的社会服务。简言之，公益与福利在服务性质、目标、目标群体、服务范围等诸多领域有相似、相同之处。

（三）公益事业与福利事业的本质区别之处

公益与福利存在诸多本质性的差别和不同之处。这些本质性的差异之处决定二者分别属于不同的制度安排与政策选择范畴，决定二者属于两类不同社会服务体系。虽然公益与福利之间存在许多相似、相同之处，但是细究起来，二者差异和不同之处颇多，二者在词义含义与语义学的角度、法律框架与政策框架的归属范围、价值理念、服务性质、政策目标、服务对象、服务范围、行为主体和责任主体、资金来源、服务方式、行政管理模式和运行机制等诸多领域，都存在本质差别，完全属于两种不同性质的社会服务行业。其中，最重要的差别是国家、市场在公益、福利事业中扮演截然不同的角色，发挥截然不同作用。社会结构转型、社会现代化与社会福利制度现代化的基本衡量角度是，社会服务体系结构性现代化的程度，即社会服务体系之中社会慈善事业、社会公益事业、社会福利事业、公共服务体系等不同领域之间相互关系、相互之间关系结构性现代化的程度。这意味着慈善、公益、福利和公共服务之间既边界清晰，各司其职，又互为前提、相互依存和相互促进，形成整体，共同为改善全体国民的生活状况与提高社会整体福利水平贡献力量，营造适宜的社会环境。

1. 从词义本身含义的角度看，公益与福利概念的内涵外延非常不同。这充分显示二者截然不同的价值取向和目标追求，充分说明二者在服务性质、服务范围和服务方向上的差异。从英语角度看，公益概念是由 philanthropy 翻译过来的，或者译为博爱。从词的构成角度看，philanthropy 一词由两部分组成，phile 或 philo 都是语词的前缀部分，二者都表示"爱、爱好、喜欢、亲、亲近、倾向、支持"等基本涵义，anthrop（o）则是核心的词根部分，其原本的涵义是表示"人、人类"，例如人类学（anthropology），两部分组合起来的最初涵义就是爱，或喜欢人类的观念、事物、行为和服务的总称。从词义本意角度看，philanthropy 译为博爱或是博爱世人更为贴切、准确，更传神表达了philanthropy 概念原本丰富多彩的内涵外延 [7]。

福利是由 welfare 翻译过来，welfare 是个组合词，well 的原意是井、源泉、美好、美满、幸福、健康、令人满意的、妥善、贴切等涵义，fare 的本意是饮食、生活、状况、进展、行走、费用等，二者组合起来以后形成的基本涵义就是幸福美好的生活，快乐的人生和快乐的生活。1938 年，日本成立厚生省时，参照中国的厚生福利哲学，将福利和健康的涵义翻译为厚生。中国古代厚生的基本涵义就是关爱、照顾、保护普通百姓和人民，丰富人生和人民的生活。日本厚生（Kosei）省名称的英译是 Ministry of Health and Welfare，深刻地反映了福利的涵义 [8]。简言之，公益概念是个内涵外延非常广泛的概念，其内涵外延范围超越福利概念的内涵外延，福利概念内涵外延主要是指人类幸福、美好、快乐的生活状况，福利是公益的核心组成部分。

2．公益与福利的社会福利哲学基础、价值理念基础和所追求的价值目标明显不同。公益事业的社会福利哲学和价值理念基础主要是人道主义、人本主义，人文主义等社会思潮。社会福利事业的福利哲学和价值理念基础主要是国家的社会福利责任与公民权利义务学说。公益概念和公益事业萌芽孕育于欧洲文艺复兴时期，诞生于工业化、城市化与社会现代化初期，其核心福利哲学和价值理念基础是反对宗教至上、神权统治和宗教束缚的"人道主义思想"。人，而不是神，是世间万物之主，人才是人类社会、社会生活和社会发展过程的主体和主宰。人的本性、人的需要、人的地位、人的尊严、人的生活、人的权利、人的义务、人的发展，是人类社会经济活动的最高目标，是衡量社会发展、社会进步与社会福利状况的最佳角度。

相反，自古以来，追求福利和幸福美好的生活就是人类社会的伴生物，源远流长，历史悠久，从某种意义上说，人类社会历史就是人类社会不断改善生活状况，提高社会福利水平的历史。但是，严格说来，在现代民族主权国家制度诞生以前，在工业化、城市化与社会现代化之前，人类生活状况基本上无福利可言，人类普遍生活在物质匮乏、绝对贫困和悲惨的生活处境中。现代意义福利是现代民族主权国家伴生物，是政府管理社会与服务社会职能不断扩大产物。这意味社会福利制度、社会政策是现代政府公共服务职能定位与社会福利责任的集中体现。简言之，公益事业的福利哲学基础比较宽泛，但是，福利事业的福利哲学基础集中在国家职能。

3．公益与福利事业追求的价值目标、政策目标截然不同，反映二者本质属性的差异。公益事业追求的目标主要是不同社会群体之间互助友爱、团结合作、无私奉献、利他主义和关爱他人，通过积极参与社会公益事业来提高精神文明程度，谋求社会和谐与社会均衡状态。显而易见，公益事业追求的价值目标是社会关怀、无私奉献、利他主义和帮助需要的人群，公益事业追求的政策目标是社会互助、社会团结、社会合作、和睦相处与社会和谐的状况。

与此同时，社会福利事业追求的政策目标是社会公平、社会平等和个人生活质量、社会质量，政府主要通过社会资源和国民收入再分配的方式实现追求社会公平、社会平等的政策目标。社会福利事业追求的潜在价值目标是社会公平、社会平等、社会发展、社会进步和社会整合，是社会生活状况与人类福祉状况的不断改善，是个人福利与社会整体福利水平的不断提高。简言之，公益事业的政策目标主要是以社会关怀、团结互助、无私奉献与社会和谐为宗旨。社会福利事业主要以更加宏观、更加社会整体取向的社会公平、社会平等为最高政策目标。

4．公益与福利事业的服务性质截然不同。公益事业性质是社会利他主义的无私奉献，基本属于社会伦理道德规范调整范畴，福利事业主要属于国家社会福利政策规范调整范畴。众所周知，公益事业泛指利他主义服务活动的总称，主要是公民个人、法人团体无偿、低偿、自愿和不以营利为目的的助人行为和各种善举，公益事业不属于公民和法人团体"应尽义务"，而是他们职责本分之外的事情。这意味着，那些从事公益事业的人或群体属于道德品质高尚的，无私奉献、无偿并自愿服务、有钱、有闲、充满爱心、拥有社会关怀和强烈的社会责任感等。这些是公益事业的基本构成要素，是公益事业基本特征，是公益事业的精神和独特的属性。

与此同时，社会福利服务的性质毫不含糊、旗帜鲜明，是现代国家和政府职责范围内的核心，是政府在公民因贫困、疾病、失业、生育、年老、天灾人祸、丧失劳动能力和生活困难时，有责任、有义务必须为公民提供的社会保护服务，其性质是典型的公共服务、社会福利服务。简言之，公益事业性质主要是精神文明建设的重要组成部分，属于社会伦理道德的调整范畴。社会福利事业精髓是国家的社会福利责任，性质属于典型的政府行为、公共福利与社会福利。

5. 公益与福利事业的服务主体、行动主体和责任主体截然不同，反映国家、市场、个人在公益与福利事业中承担不同的责任，拥有不同的权利、义务，扮演不同的社会角色。

一般来说，慈善、公益事业的责任主体是社会所有部门、组织和机构，这包括公民个责任。这意味着国家、市场、社区、群体、家庭、个人都是公益事业的责任主体，所有人都有社会责任和道德义务去从事有益于他人，而不是损害、伤害、侵犯、破坏和降低他人利益的事情，这意味着，公益事业的责任主体是社会化、全民性和平等性，所有行为主体并无主次要角色之分。

与此相关，社会福利事业的责任主体、行动主体和服务主体都"毫不含糊"和"明确无疑"是国家，政府是公共与社会福利服务的主要决策者、规划者、服务提供者和服务管理者，虽然社会、企业、社区、家庭、个人都有各自福利义务，但是，它们都是次要、辅助角色。这是公益与福利事业最本质的区别之一，目前，公益与福利事业界限不清，尤其是将二者混淆起来的最大危害就是模糊、淡化国家的社会福利责任主体，行动主体和服务主体的责任义务，为政府推卸、削减、降低和退出公共服务、福利服务提供中的责任，特别是资金削减方面，提供了借口和奠定了理论基础。因此，公益、福利事业本质不同是责任主体和资金来源的不同。

6. 公益与福利事业的资金来源截然不同。公益事业资金来源主要是政府、企业、NGO、社区、家庭、公民个人和社会各界人士捐赠、无私奉献；社会福利事业资金主要来源是政府公共财政和社会资源再分配，企业、NGO 和个人志愿捐赠处于次要辅助补充地位。这是公益与福利事业在资金来源方面最大和最本质的区别，也是最关键和最实质性的差异。责任社会划分的目的是确定事务的责任主体、行为主体和服务主体，确定服务的范围与内容。这些问题最集中体现在谁为服务付费，如何筹集资金，如何科学合理花费筹资资金等问题上。

众所周知，公益事业是全民性、全社会的责任，资金来源渠道是广泛多样和高度社会化的，自然人、法人和其他社会组织自愿无偿捐赠财产，包括知识、信息、智力和服务是公益事业。政府通过财政预算和发展规划等方式为公共服务的、福利事业提供资金保障是社会福利事业。这意味着，凡是被正式确定为社会福利性质服务，政府就应当为其提供公共财政资金来源。这是福利国家政府为什么向所有公民提供"从摇篮到墓地"福利服务提供财政资金保障的理由。需要强调的是，政府公共财政为公共服务、社会福利事业提供资金保障的性质是"强制性的"，也是最能体现政府福利责任的"义务性"特征，政府为义务教育提供财政资金保障是典型。

7．公益与福利事业发展的动力源泉和基本原因截然不同。发展公益事业的主要动因是个人和组织为了获得更高的社会声誉，更高的社会地位，更好的口碑和社会荣誉性收益。社会福利事业的发展动因错综复杂、多种多样，但其基本特征有二：一是发展动因的多样性，即政治权力和政治地位、经济发展和经济保障、社会秩序和社会控制、文化灌输和观念更新；二是福利事业发展动因的国家主体性和相应的层次性，政府既是社会福利事业最大推动者，又是社会福利事业的最大获益者，还是社会福利事业最主要的责任义务承担者和履行实践者，尽管有时候政府是不自觉、不情愿、不主动、不积极，甚至是不得已、不称职地发展福利。一般来说，公益事业的行为主体和服务主体都是微观层次的公民个人、家庭、企业和社区，它们发展公益事业的主要目的是通过自己的无私奉献行为参与社会生活，博得更高的荣誉，公益事业服务者收获主要是社会性收益，这种社会性收益主要由社会荣誉和社会地位组成。

与此相反，因为社会福利事业责任主体主要是政府，是现代政府职责、工作主要范围和内容，所以，发展社会福利事业的主要目的要从现代政府职能作用定位角度和宏观层次的高度思考，社会福利事业并不是"财政负担"和"经济发展的障碍物"。恰恰相反。社会福利事业具有诸多重要、积极的社会功能，如扩大政治统治的社会基础，通过降低社会不稳定因素实行社会控制，通过社会福利事业促进社会投资和拉动经济发展，政府发展福利目的是多样性的。简言之，公益发展动因主要是微观层次和社会收益，福利发展动因是宏观层次和综合性收益。

8．大力发展社会公益事业与社会福利事业的社会后果与社会影响截然不同。繁荣昌盛的社会公益事业说明宏观的社会环境优美，人际关系与社会关系和谐融洽，社会风气良好。社会福利事业发达国家的社会公平、社会平等、社会团结、社会整合与社会和谐程度较高，在程序性公正和实质性公正程度普遍趋高的社会环境中，公民物质生活与精神生活质量均高。社会公益事业和社会福利事业都是现代社会文明的象征与标志，都是社会发展迫切需要的。但比较而言，两种社会事业的发展后果和社会影响却迥然不同、存在重大的制度化差别，一般来说，公益事业可能在经济欠发达和社会现代化两个截然不同性质历史发展阶段出现，在传统农业社会和经济发展水平相对较低的计划经济时代，博爱之心和公益事业异常发达。但是，人们物质生活质量、精神生活质量和社会整体的结构质量可能无法协调一致和高水平。

然而，公共服务和社会福利事业只能出现在社会现代化和经济社会协调发展社会制度背景中。换言之，社会福利事业发达的国家，其社会公益事业必然兴旺发达，但是相反情况未必如此。更为重要的是，由于社会福利事业的责任主体是政府，社会福利事业的范围广泛，内容多样，覆盖社会生活的所有领域，特别是社会福利事业主要针对自由经济市场优胜劣汰竞争机制，政策目标主要是社会公平与社会平等，所以，政府发展社会福利事业的社会后果是社会公平，政府和公民都将是发展社会福利事业的最大赢家，因为，繁荣发达的社会福利事业体现社会公平，体现程序性公平与实质性社会公平，体现全民性与综合性社会服务，体现国家社会福利责任。世界各国社会发展历史经验和现实状况都证明：在一个社会公平、机会均等的现代社会中，公民个人物质生活与精神生活质量是最高的，政府政治权威与社会治理基础是最宽广雄厚的。简言之，发展公益事业的社会后果是表面和形式上的和谐，而社会福利事业是程序和实质性公平。

三、医疗卫生体制改革与"回归"社会福利性质

（一）医疗卫生体制改革困境主要成因与卫生事业福利定性议题

中国医药卫生体制改革失败和现存结构性困境的最主要深层次成因是医疗卫生事业公益性与福利性的二元化定性，是医疗卫生事业的定性错误和偏离健康服务的社会福利性质。综前所述，我们可以清晰看到公益性与福利性的众多相同之处，更可以清晰看到公益性与福利性的诸多本质性和细微化的差别，为我们科学分析医疗卫生体制改革提供理论分析工具。毫无疑问，无论从什么角度看，卫生保健事业性质都是社会福利事业，而不是公益性事业。

改革开放以来，在卫生事业性质大辩论的过程中，政府最终选择公益性与福利性的混合物，"有意识"将原本十分清晰明确的社会福利性质，改变为含糊不清、模棱两可和二元化性质，目的是推卸本应该由政府承担的社会责任和义务，将疾病风险和疾病负担转嫁给普通民众。

公益性与福利性混合的实质是二元化定性，为政府财政减少、削减对公立医院投资寻找借口。在某种意义上说，社会福利制度的本质与精髓就是预防、控制、缓解和消除各种社会风险，就是人类社会有意识、有目的、有计划、有组织、有能力预防控制和缓解各种各样社会问题。这是现代工业社会区别于传统农业社会的根本之处，社会福利制度是现代化社会必由之路。

纵观世界各国医疗保障和医疗卫生事业发展过程，我们可以清晰发现某种普遍性发展规律：几乎所有国家都经历从社会医疗救助到建立专门的医疗保障制度，从覆盖部分就业人群逐步发展到覆盖大多数或全民性的医疗保障体系，从最初的疾病津贴发展到不仅提供医疗津贴和健康服务，而且将公共卫生、心理健康、健康促进与教育、康复护理等都纳入医保体系过程[9]。中国医药卫生体制改革逻辑和方向恰恰与医疗卫生事业发展的"国际惯例"相反，背道而驰，原来医疗卫生事业正确无疑的福利性质，"倒退"为政府实行一定福利政策的社会公益事业，大大模糊了政府的社会责任，实际上否认了公民有从政府那里获得必要健康保障的社会权利，这是医药卫生体制改革失败的根本原因，是公立医院不公益和日益趋利的主要制度化成因，是"看病难、看病贵"问题愈演愈烈，是医疗卫生成为群众最不满意问题的深层次制度化根源。

（二）卫生事业"回归"福利性质与实现健康公平政策目标

令人高兴的是，医疗卫生和医疗卫生体制改革事业的性质正在"回归"福利性质，卫生政策性质正在"回归"社会政策，医疗卫生制度框架设计正在"回归"社会福利制度的运行逻辑，"政府主导"已成为医药卫生体制改革主旋律，健康公平和健康平等成最

高目标[10]。经过 20 多年医药卫生体制改革与发展实践，特别是经历 SARS 疫情的疾病风险，人们越来越清醒、深刻、自觉地认识到医疗卫生事业社会福利定性的重要性与基础性地位。只有首先明确社会问题和社会事务的性质，才能决定总体制度框架与政策模式选择等议题。只有首先明确医疗卫生事业的性质，才能决定医疗卫生事业发展目标和总体制度框架设计。只有首先明确医疗卫生事业的性质，才能清晰界定划分国家与市场在医疗保障中社会边界。只有首先明确医疗卫生事业的性质，才能明确医疗机构和公立医院的健康使命与社会责任。只有首先明确医疗卫生事业的性质，才能从根本上解决医药卫生体制改革面临的诸多结构性、体制性和系统性问题，才能建立现代和谐的医疗卫生制度，才能构建和谐的医患关系。因为，性质决定制度安排与政策目标，性质决定未来发展方向，事物性质决定命运与发展前途。众所周知，经济发展与社会现代化的最高目标就是改善人民生活，改善人民的身心健康状况，提高生活质量和全社会的社会福利水平，缔造幸福美好的新生活，这是中国发展的理想目标，也是整个人类社会发展的最终目的。

需要强调的是，金钱和物质财富不是发展追求的目的，它们只是社会交换的物质媒介，是社会关系与社会结构的外在表现形式，是发展的物质基础。这对正处在资本原始积累和自由经济市场发展初期阶段的中国具有特别重要的意义，中国已到了由经济市场升级为社会市场体系，由单独、孤立的卫生政策升级为社会政策框架，由单纯追求经济发展升级为追求经济社会协调发展，由谋求生存升级为追求生活质量阶段。简言之，中国目前医疗卫生制度在更高社会发展水平上回归社会福利性质的主、客观社会条件已成熟。

参考文献

[1] 吴敬琏. 如何看待关于改革的两大争论 [N]. 社会科学报，2006-03-02.

[2] 中共中央. 中共中央关于构建社会主义和谐社会若干重大问题的决定 [M]. 北京：人民出版社，2006：13.

[3] 宋森. 关于我国卫生事业性质问题研讨的综述 [J]. 中国卫生经济，1991，10（6）：33-36.

[4] 卫生部政策法规司. 中华人民共和国卫生法规汇编（1995-1997）[M]. 北京：法律出版社，1998：5.

[5] 刘继同. 卫生改革困境成因的系统结构分析与宏观战略思考 [J]. 中国卫生经济，2005，24（11）：19-22.

[6] 全国人民代表大会常务委员会. 中华人民共和国公益事业捐赠法 [M]. 北京：中国法制出版社，1999：3.

[7] Bremner RH. Giving：Charity and Philanthropy in History [M]. New Brunswick：Transaction Publishers，1994.

[8] 一番濑康子. 社会福利基础理论 [M]. 沈洁，赵军，译. 武汉：华中师范大学出版社，1998：2.

[9] 乌日图. 医疗保障制度国际比较 [M]. 北京：化学工业出版社，2003：2.

[10] 王世玲，陈默. 高强首次明确医改"政府主导"四大内容 [J]. 医院领导决策与参考，2007（7）：34-35.

本文系刘继同与郭岩合著文章，原载于《中国医院管理》（哈尔滨）2007 年 8 期。此次为全文发表，特此说明与致谢。

"卫生财政学"与"卫生经济学"的本质区别

摘要： 医药卫生体制改革困境与"看病贵"的主要原因是政府在医疗卫生服务中承担责任十分有限，卫生经济学思维、视角与逻辑盛行一时是深层次价值观念与思想认识的根源。笔者根据中国医药卫生体制改革实践困境，首创卫生财政学学科体系，并从多个层面深度分析卫生财政学与卫生经济学的本质区别，为深化医药卫生体制改革奠定卫生财政制度框架与卫生财政学的学科基础。

一、医药卫生体制改革困境与困境成因分析

中国改革开放 30 年来，社会面貌、社会结构、社会需要与社会生活发生革命与结构性变化，公民衣食住行用等基本生活需要已基本满足，身心健康需要成为所有公民最重要的基本需要。社会发展需要与公民个人需要结构的战略升级加剧了人门对"看病难、看病贵"问题的感受，医药卫生体制改革实践陷入制度化与结构性困境之中，"中国医改基本不成功"成为社会共识。然而，人们对医药卫生体制改革结构性困境主要成因的认识并不深刻和一致。经济学家认为，医药卫生体制改革结构性困境的主要成因是政府高度垄断医疗服务市场；卫生行业人员认为，合理划分政府与市场的责任，明确政府的卫生职责是亟待解决的重要宏观政策问题。

刘继同博士提出医疗卫生事业性质与筹资补偿机制改变，是医药卫生体制改革结构性困境的深层次和制度化原因。"性质决定论"的主要观点认为，性质是事物的本质特征与内在属性，性质决定目标、服务对象、服务范围、服务方式和筹资渠道、补偿机制。社会活动可以划分为商业与福利两类性质。医疗卫生服务性质是社会福利，而不是商业服务，更不是"一定福利政策的社会公益事业"。简言之，医疗服务性质和筹资补偿机制改变，是医药卫生体制改革结构性困境的制度化主因，医疗机构资金性质、筹资渠道、补偿机制与卫生财政制度建设才是"医改"的"真"问题。

二、卫生财政学学科视角与医疗卫生筹资补偿机制

卫生财政学是有关卫生保健服务收入、预算、支出、监管、评估、审计的财政学分支学科，是跨越财政学与医学两大领域的新型交叉科学，是社会公共福利财政制度框架的主体部分。其基本学科视角是公共财政、社会公共福利财政和政府社会福利责任承担，集中体现为科学确定政府在卫生保健服务中承担责任和义务的社会边界、范围内容、程度水平，集中体现为科学设计医疗卫生机构的筹资渠道、补偿机制和资金保障机制，确保健康公平。卫生财政学的主要内容是探讨政府在医疗卫生服务中承担责任、扮演角色与发挥作用等问题，关键是如何科学合理划分政府与市场在卫生保健服务中的社会责任边界、明确责任范围。明确责任范围的前提是明确界定目标社会问题的性质。问题的性

质决定资金的性质。

众所周知，公共政策与社会政策解决的是具有群体聚合特征的社会问题，而非"个人麻烦"。而我国医药卫生体制改革始终把疾病和医疗服务性质定位在"个人麻烦"，而非社会问题，更遑论健康是全体公民应有社会权利，因此疾病负担主要由个人承担。[2] 政府对医疗卫生事业的财政预算拨款越来越少，病人个人现金结算负担越来越重，公立医院市场化运行机制兴旺，公益性质色彩日趋淡薄是典型例证。

医药卫生体制改革结构性困境和"医改"不成功的惨痛教训说明，卫生经济学学科视角并不适合于医药卫生体制改革。卫生经济学与卫生财政学存在诸多本质的区别，深化医药卫生体制改革，实现建立覆盖城乡居民的基本医疗卫生制度，为群众提供安全、有效、方便、价廉的医疗卫生服务的宏伟战略目标，迫切需要解放思想，更新观念，从卫生财政学视角思考"医改"问题[3]。

三、卫生财政学与卫生经济学的本质区别

改革开放30多年来，中国学术界对医药卫生服务机构的筹资渠道、补偿机制和医疗卫生服务财政预算经费保障机制的研究经历了重大结构性变迁，逐渐由卫生经济学转为卫生财政学。虽然卫生经济学与卫生财政学存在相同之处，但是两种学科视角间存在诸多本质差别，在历史渊源、学科性质、政策性质、理论基础、研究视角、学科目标、研究主题、研究对象、分析单元、研究范围、国家角色、市场功能、研究方法、研究队伍等方面都截然不同（见附表）。最重要的是，卫生财政学关注政府在医疗卫生中承担的责任，卫生经济学关注的是个人责任。

四、简要讨论与基本结论

中国医药卫生体制改革实践的结构性困境和"医改"不成功的惨痛经验教训说明，经济学视角和卫生经济学根本不适用于医药卫生体制改革。医药卫生体制改革绝不能模仿和照搬国有企业改革模式，因为医疗卫生机构与国有企业是两类性质截然不同的社会组织，目标和组织结构功能迥然不同。国有企业是经济性质与经济实体，医疗卫生机构是福利性质与社会服务机构。

医药卫生体制改革实践结构性困境的制度化成因是医疗卫生服务性质的变化，集中体现在政府对医疗卫生机构筹资、补偿机制上的变化；政府对医疗卫生事业财政预算拨款的锐减，说明政府在医疗卫生服务中承担责任减少，与此同时，市场发挥更大甚至是主导作用。

改革开放30多年来，卫生经济学的学科视角占主导地位，经济效率和市场机制盛行。令人鼓舞的是，《中共中央、国务院关于深化医药卫生体制改革的意见》殷切呼唤卫生财政学。可以肯定，中国在财政体制改革、公共财政与公共福利财政制度框架建设的过程中，卫生财政学将成为战略重点，因为构建"中国特色"公共财政制度框架是构建和谐医患关系与和谐社会的财政制度基础。

附表　卫生财政学与卫生经济学差异性比较分析一览表

比较层面	卫生经济学	卫生财政学	主要议题或典型案例
历史起源	现代社会的历史产物	历史悠久财政伴生物	市政财政与供水系统
学科归属	经济学分支学科之一	公共政策与公共经济	宏观与教育财政学等
政策性质	经济政策与私人政策	公共政策与社会政策	谁应承担疾病负担
学科层次	微观和中观取向为主	宏观和战略取向为主	社会发展目的是什么
理论基础	供需关系与市场竞争	政府责任与公共选择	个人麻烦与社会问题
研究视角	资源配置与市场分配	资源配置与国家分配	为谁提供医疗服务
问题性质	经济问题与经济性质	政治问题与权力结构	谁决定谁获得健康
研究主题	市场机制与经济效率	政府职能与社会公平	为何某些人更健康
行为主体	个人、公司、企业等	政府、非营利组织、群体等	个人选择与集体选择
研究对象	市场经济与供需关系	政府决策与公共政策	为何建全民医保制度
分析单元	个人行为与个人偏好	集体行为与公共决策	私营与公立医院定位
研究范围	生产流通消费全过程	收入预算执行监督等	政府预算框架是什么
国家角色	无足轻重与次要地位	主导地位与关键角色	政府的职能是什么
市场地位	核心作用与举足轻重	无足轻重与次要地位	如何规范医疗市场
第三部门	重要因素与行为主体	重要因素与补充角色	医疗慈善能干什么
研究方法	模型与计量经济学	公共政策分析与比较	政治与公共经济学
研究队伍	主要以经济学家为主	政治学与公共管理等	政治学与行政管理
功能作用	经济分析与模型建构	公共财政与预算管理	如何缓解"看病贵"
结果影响	经济效率与经济福利	社会公平与健康公平	如何建和谐医患关系

参考文献

[1] 刘继同. 卫生改革困境成因的系统结构分析与宏观战略思考 [J]. 中国卫生经济, 2005, 24 (11): 68-69.

[2] 刘继同. 个人疾病痛苦与公共政策议题：重塑公共卫生政策角色 [J]. 卫生经济研究, 2005, (10): 5-7.

[3] 刘继同. 卫生财政学概念的含义、范围领域、基本特征与地位作用 [J]. 中国卫生经济, 2008, 27 (2): 9-11.

本文发表于《卫生经济研究》(杭州) 2010 年 8 期，特此说明与致谢。

第三部分　中国卫生财政体制的历史、现状与制度目标

中国卫生保健财政体制60年发展过程与结构性特征

摘要： 2009是中国和世界历史上划时代的年份，是第二波医改元年。卫生政策中最重要和最具革命性意义事件是"卫生经济学"制度典范向"卫生财政学"制度典范结构转型，中国特色医疗卫生财政制度建设成为公共财政制度框架建设与深化医药卫生体制改革的优先领域和战略重点。本文首次全面回顾建国60年来医疗卫生财政体制变迁轨迹，概括卫生保健财政体制结构性特征，为构建中国特色医疗卫生财政制度框架奠定历史基础，构建健康福祉和谐社会。

一、医药卫生体制改革核心与医疗卫生财政体制建设议题

2009年3月，《中共中央国务院关于深化医药卫生体制改革的意见》的出台标志着新一轮医药卫生体制改革的启动。经费保障机制问题是医药卫生体制改革方案需要回答和解决的核心问题。它可以细分为四个最基本问题：①医疗卫生经费性质问题。它主要回答谁应为医疗卫生服务付费和买单。②国家、企业、个人应承担的健康照顾责任问题。主要回答国家、企业、个人应负担多少费用为宜。③国家、企业、个人支付和使用经费问题。主要回答资源配置、预算管理和优化支出结构问题。④监管和评价经费使用效果问题。主要回答卫生资源使用效果问题。鉴于以上问题，卫生财政学学科与医疗卫生财政体制建设议题应运而生，成为最优先政策议题 [1-3]。简言之，中国医改中最具革命性意义的发展趋势是由"卫生经济学"向"卫生财政学"制度典范转型。中国特色医疗卫生财政制度建设成为深化医改的优先领域和战略重点，理论政策意义重大。

二、医疗卫生财政体制发展主要阶段与结构性特征

中华人民共和国成立60年来，医疗卫生财政体制改革发展历程可以划分为1949—1978年、1979—1984年、1985—1999年和2000—2009年四大发展阶段，每个发展阶段特征明显，结构突出（见表1）。卫生部将卫生财政补助政策划分为三个发展阶段：1978—1991年为"恢复探索阶段"，1992—1996年为"开放搞活阶段"，1997年以来为"规范完善阶段"的。本文从财政管理体制、卫生保健财政主要法规等政策层面，首次描绘不同发展阶段卫生保健财政的政策目标，目的是勾勒出卫生保健财政体制历史变迁轨迹，探索卫生保健财政制度发展规律。

首先，新中国成立60年来，国家宏观财政体制发生重大的变迁，深刻影响卫生财政体制建设。

1949—1978年计划经济体制下，财政体制高度中央集中和统收统支，生产性财政体制明显。1979—1984年财税体制全面恢复重建，分灶吃饭和财政体制改革成为经济体制改革突破口。1985—1999年，尤其是1994年实施分税制财政体制改革，逐步形成适应

市场经济的财政体制。2000 年以后，财政体制改革以预算管理体制改革、构建公共财政制度框架与服务型政府为主 [5]。

其次，新中国成立 60 年来，医疗卫生筹资和卫生财政制度运行的理论基础发生重大结构变化。1949—1978 年医疗卫生事业是"福利"性质，政府责任与福利理论成为福利财政理论基础。1979—1984 年医疗卫生体制恢复重建，卫生事业福利性质与政府责任理论成为争论的焦点。1985—1999 年，卫生经济学、卫生经济政策与经济管理理论成为卫生筹资模式理论基础。2000 年以来，公共财政、社会公共福利财政和医疗卫生财政理论成为卫生筹资理论基础 [6]。

第三，新中国成立 60 年来，财政与卫生部门颁布多项有关卫生筹资和医疗机构补偿法规政策。1949—1978 年有关卫生筹资、公费医疗、劳保医疗费用和农村合作医疗制度的政策政策不多。1979—1984 年医疗卫生体制恢复重建，最重要的政策有两个：① 1979 年 4 月，卫生部、财政部、国家劳动总局《关于加强医院经济管理试点工作的意见》。② 1982 年 11 月，卫生部、财政部《关于医院实行按成本收费试点情况和今后意见的请示报告》，政策主题集中、明确。1985—1999 年间，国家有关医疗卫生财政体制的政策急剧增多，最主要政策有五个：① 1985 年 4 月，国务院批转卫生部《关于卫生工作改革若干政策问题的报告》。② 1986 年 9 月，卫生部、财政部、劳动人事部《关于业余医疗卫生服务收入提成的暂行规定》。③ 1988 年 11 月，卫生部、财政部、人事部、国家物价局、国家税务局《关于扩大医疗卫生服务有关问题的意见》。④ 1997 年 1 月，中共中央、国务院《关于卫生改革与发展的决定》。⑤ 1998 年 11 月，财政部、卫生部颁布实施现行的《医院财务制度》和《医院会计制度》等。

2000 年以来，国家医疗卫生财政体制和医疗机构补偿政策发生重大调整，制度性变迁明显，① 2000 年 7 月，财政部、国家计委、卫生部《关于卫生事业补助政策的意见》，国家计委、卫生部《关于改革医疗服务价格管理的意见》。② 2000 年 7 月，卫生部、财政部《医院药品收支两条线管理暂行规定》。③ 2000 年 7 月，卫生部、国家计委、国家经贸委、国家药品监管局、国家中医药局《医疗机构药品集中招标采购试点工作若干规定》，④新医改。

第四，新中国成立 60 年来，卫生筹资渠道性质、类型和各种渠道之间比例关系发生重大转变。1949—1978 年，医疗卫生资金来源渠道只有财政预算补助资金和计划拨款，渠道单一且集中。1979—1984 年，医疗卫生资金来源渠道增多，除原有财政预算卫生支出外，医院经济管理，定额管理和经济核算，增收节支，按成本收费与医疗卫生服务价格调整等是最主要的渠道。1985—1999 年间医疗机构筹资渠道显著变化，政府预算卫生支出锐减和个人现金支出激增，新增筹资渠道有部门与企业投资、单位自筹、个人集资、银行贷款、社团捐赠和建立基金。除政府开支、社会开支、私人开支之外，业务收费、外部援助和利用外资渠道日益重要。2000 年以来，政府主导的多元卫生投入机制和多元化、多层次、多渠道筹资格局基本形成，市场融资投资、医疗慈善捐赠、国际贷款赠款渠道日益完善，非政府投入成主要筹资渠道 [7]。

第五，新中国成立 60 年来，药品价格政策调整、规范与药品费用管理体制改革取得重大进展。1949—1978 年，药品价格由政府控制，而且 1958 年以来，政府曾三次大幅度降低医疗药价，药品管理体制主要实行"以存定销"方法，药品浪费、闲置和管理混乱，药品管理亟待加强。1979—1984 年政府调整药品和医疗卫生服务价格，施行按照成本收费，形成双重价格政策，加强了医院经济管理和成本核算，药品管理体制转变为"金额管理、数量统计、实耗实销"。1985—1999 年药品价格上涨、药品价格虚高和医疗机构滥涨价问题严重，医院药品采购和管理模式采取各医院自行组织的"分散采购"，药品回扣和药价虚高问题严重。2000 年以来，政府改革药品和医疗卫生服务价格管理政策，实施药品招标集中采购制度，对基本药物实行政府定价，开展价格监测，医院药品收支两条线管理，国家基本药物制度，逐步调整医疗技术服务价格，药品和医疗服务价格管理体制是"总量控制、结构调整"[8]。

第六，新中国成立 60 年来，医疗卫生机构的卫生财政的总体性管理体制发生重大的结构变化。1949—1978 年医疗机构筹资渠道和补偿机制是"全额管理、差额补助"，是简单收付型管理。1979—1984 年医院筹资渠道和补偿机制转变实行"全额管理、定额补助、结余留用"模式。1985—1999 年，卫生经济政策、医院经济管理，尤其是医院和科室两级经济承包责任制，医院经济管理模式和成本核算盛行，"以收减支、结余分成"，医院财务管理体系形成[9-10]。2000 年以来政府改革完善医疗卫生机构财政补助政策，以病人为中心，加强医院质量管理，卫生经济政策、管理模式向卫生财政政策、管理模式转型，医疗卫生财政管理体制呼之欲出。医药卫生体制改革 30 年经验说明，市场化的卫生经济政策与医院经济管理模式效果不佳。

表 1　中国医疗卫生财政体制 60 年发展阶段与结构性特征状况一览表

主要分析层面	1949—1978 年	1979—1984 年	1985—1999 年	2000—2009 年
宏观制度背景	计划经济体制	开放恢复重建	市场经济体制	构建和谐社会
主流价值观念	社会主义思想	改革开放思想	个人主义观念	社会公平理念
主要健康问题	急性传染病防控	恢复重建和改革	慢病防治干预	医药卫生体制
宏观财政体制	中央集中统收支	分灶吃饭和改革	分税制财政体制	公共财政体制
重要政策法规	公费劳保农合费用	经管和按成本收费	收费经管财务管理	补助价格集中采购
资源分配模式	统收统支模式	按劳与按能力分配	市场化分配模式	政府主导分配模式
医疗服务价格	严格的政府定价	指令价格成本收费	指导价市场调节	政府定价为主导
药品价格政策 药品费用体制	指令价格 以存定销	双重价格金额管理 数量统计实耗实销	市场调节为主 分散采购管理	政府定价收支分离 总量控制结构调整
医疗卫生机构卫生财政管理体制	全额管理差额补助和简单收付型管理	全额管理、定额补助、结余留用	经济承包责任制 医院财务管理制	医疗服务质量管理 卫生财政管理体制
卫生财政的影响	极大改善健康状况	激发医疗服务活力	看病难、看病贵	构建和谐医患关系

三、卫生保健财政体制改革发展的经验

新中国成立 60 年来，中国医疗卫生财政体制改革、调整、发展、完善的曲折过程中积累了许多宝贵经验。

首先，改革开放前29年"福利"性质和改革开放30年来"公益"性质的医疗卫生财政制度建设经验从正反两方面说明，医疗卫生事业的本质属性是"福利"性质，精髓是疾病不是"个人倒霉麻烦"问题，而是典型"公共政策"问题，关键是政府应承担全民健康照顾的基本责任[11-12]。

其次，决不能将市场经济机制和体制运用到医疗卫生服务体系之中。医疗的市场思维和卫生经济政策瓦解了医患间的相互信任。

第三，卫生保健是社会服务体系重要组成部分，卫生政策是社会政策框架重要部分，卫生保健与福利制度一体化是发展趋势，二者在性质、价值观念、政策目标和资金来源是同根同源[13]。

第四，卫生保健财政体制建设的核心是卫生保健筹资渠道结构和政府预算卫生支出在国家卫生总费用构成中所占比例。政府财政预算卫生支出比例高低说明，政府对全体公民健康照顾责任承担意愿和智慧[14]。

第五，只有卫生保健财政体制才能真正促进生物医学模式向生理 - 心理 - 社会医学模式的全面转型，实现预防为主方针。

第六，政府预算卫生支出比例和政府财政、社会医疗保险资金在卫生总费用构成中所占比例关系，应至少维持在总费用的50%以上，只有这样才能有效抵御疾病风险，减轻个人疾病负担，发挥卫生体系应有作用。

最后，价值观念和思想认识水平至关重要，因为价值观念和思想认识决定人们行为模式、社会选择、制度安排与政策。

四、讨论

中国健康照顾责任的社会划分与国家责任承担的主要方式是依靠财政体制。卫生保健财政体制建设实质是健康照顾服务的"福利"性质，关键是国家对改善全民健康状况的政治意愿和资金保证，精髓是健康属于"社会问题"范畴，医疗卫生服务是典型的准公共产品。这意味医疗卫生筹资的关键是资金的性质问题。政府主导的多元化卫生投入机制意味着政府预算卫生支出和医疗保险类社会支出至少占卫生总费用构成比例的50%以上，否则难以保障医疗卫生机构按社会政策目标运行。

中国医疗卫生财政体制60年改革发展经验教训从正反两方面说明，资金的性质、筹资渠道、国家责任承担方式、程度和医疗卫生财政体制是卫生政策研究的基础与核心性议题。更为重要的是医改30年经验证明，计划经济时期医疗卫生财政体制与政策模式并非不好，但以卫生经济学模式为主体的市场化筹资政策模式肯定不好。实践证明，福利性质的医疗卫生财政体制转为市场性质的卫生经济学筹资模式是全中国人民的灾难。我们付出的不仅仅是沉重的全民性疾病负担，最重要的是我们需承受无法估量的社会成本、长期深远的负面影响和诸多本应避免的意想不到的社会后果。

参考文献

[1] 刘继同 . 卫生财政学概念的含义、范围领域、基本特征与地位作用 [J] . 中国卫生经济，2008，

27（1）：5-7.

[2] 刘继同 . 卫生财政学概念的含义、范围领域、基本特征与地位作用 [J] . 中国卫生经济，2008，
   27（2）：10-13.

[3] 刘继同 . 卫生财政学概念的含义、范围领域、基本特征与地位作用 [J] . 中国卫生经济，2008，
   27（3）：9-11.

[4] 高强 . 中国卫生改革开放 30 年 [M] . 北京：人民卫生出版社，2008.

[5] 谢旭人 . 中国财政 60 年 [M] . 北京：经济科学出版社，2009.

[6] 刘继同 . 中国公共财政的范围类型与健康照顾服务均等化的挑战 [J] . 学习与实践，2008（5）：
   115-126.

[7] 杜乐勋，赵郁馨，刘国祥，等 . 建国 60 年政府卫生投入和卫生总费用核算的回顾与展望 [J] . 中
   国卫生政策研究，2009（10）：15-20.

[8] 常峰，张子蔚 . 我国药品价格管理发展进程研究 [J] . 中国药物经济学，2009（5）：51-55.

[9] 林国红，张晓玉 . 我国医院两级核算二十年回顾及利弊分析 [J] . 中国卫生经济，1999（10）：
   14-16.

[10] 吴婷，陈迎春 . 湖北省乡镇卫季院基本建设债务与财政投入体制探讨 [J] . 医学与社会，2011，
    24（1）：21-23.

[11] 刘继同 . 卫生事业公益性与福利性定性的本质区别是什么？ [J] . 中国医院管理，2007（8）：4-8.

[12] 马玉琴，陈千，卢杨，等 . 我国基本卫生保健制度内涵及策略解析 [J] . 医学与社会，2009，22
    （10）：1-2.

[13] 刘继同 . 社会政策概念框架与卫生政策战略地位 [J] . 中国卫生，2004（10）：35-37.

[14] Preker AS，Langenbrunner JG . 明智的支出 [M] . 郑联盛，王小芽，译 . 北京：中国财政经济出
    版社，2006.

本文原载于《医学与社会》（武汉）2011 年 8 期，特此说明与致谢。

中国卫生总费用研究 30 年：历程与特点

摘要： 中国医药卫生体制改革 30 年来，卫生总费用研究从无到有，由易到难，由边缘到主流，成为医药卫生体制改革、宏观卫生政策研究和卫生财政学的核心议题。笔者分四个阶段全面系统回顾了卫生总费用研究的发展历史与基本特征，客观描述了卫生总费用的研究现状、研究范围与主要成果，明确提出了卫生总费用研究的战略议题和优先领域，以期为医药卫生体制改革总体方案设计、公共财政体制与卫生财政体制建设，构建公共服务型政府提供超前理论指导和理论基础。

卫生总费用（National Health Account，NHC 或 Total Expenditure on Health，TEH）是国家宏观卫生政策研究的核心议题，是观察理解经济体制改革背景下国家宏观卫生政策与宏观经济发展关系的最佳角度之一，是研究分析社会发展与经济发展的关系模式，社会发展战略与提高综合国力的基础性议题，是国家发展、社会发展、经济社会环境资源可持续利用和人的全面发展的制度化保障机制。其实质是如何科学合理划分国家、市场、社区、个人的责任边界，明确健康权利义务的性质，关键是确定疾病性质是纯粹的"个人麻烦""个人不幸"和"个人倒霉"，还是典型公共政策议题[1]；精髓是确定医疗卫生服务筹措资金的性质，以及各种筹资渠道的优劣；核心是谁应该为医疗卫生服务付费、付多少和如何付费。这些问题关系着"看病难、看病贵"问题的解决，是医药卫生体制改革的核心。简言之，卫生总费用研究是观察公共财政和卫生财政体制建设，以及医改总体方案的最佳视角。

中国医药卫生体制改革 30 年来，卫生总费用研究可以区分为四个不同的历史发展阶段。每个历史发展阶段的宏观环境与制度背景，财政体制改革与公共财政体制建设状况，医药卫生体制改革重点和优先领域，卫生政策与卫生经济学研究重点，医疗机构的筹资模式与筹资渠道，卫生总费用议题及其研究状况，政府扮演角色，市场发挥作用和个人责任承担状况等有所不同（见附表），深刻反映社会结构转型、公共财政体制建设和医药卫生体制改革发展的历史轨迹，反映了国家、社会与企业、个人三方医疗费用负担、支付模式的发展规律和所处地位、扮演角色、发挥作用强弱的变化状况，反映了社会总体医疗费用的数量规模和构成、支出结构和效果的发展趋势，反映了医患关系和谐与矛盾程度变化趋势，反映了卫生总费用研究理论、视角和学科的变化。简言之，历史发展过程视角将为更好地理解卫生总费用研究提供宏观制度和社会历史背景。

一、卫生总费用研究萌芽孕育和研究初期（1978—1989 年）

这个时期的基本特征是在微观的医疗体制和医院收费标准改革背景下，宏观取向的卫生总费用议题浮出水面，成为宏观卫生政策研究议题。

改革开放以来，医疗卫生体制改革的宏观背景是解放思想，实事求是，拨乱反正，正本清源，恢复正常医疗秩序，重建医疗组织体系和工作规范，医院普遍推行经济管理和承包责任制。总体来说，1990 年以前卫生政策研究主题是卫生经济和医院经济管理，如卫生经济学基本理论，卫生事业宏观经济管理与医院微观经济管理关系，多种形式办医与扩大服务问题，医院收费标准与财务制度改革，卫生事业经济效益与社会效益关系，卫生发展战略等[2]。

中国卫生总费用研究始于 20 世纪 80 年代初期。1981 年世界银行对中国卫生事业进行首次考察，英国卫生经济学家 Nichlas Prescott 与卫生部计财司对中国卫生总费用进行首次估计和测算，探讨卫生总费用水平、资金来源、构成与医疗改革关系等议题，卫生总费用议题应运而生[3]。由于医院收费标准改革和经济管理改革实践，1986 年中国学者从"社会卫生费用及其宏观匡算方法"角度研究卫生总费用[4]。这意味卫生总费用的研究主体是国际组织、中国政府卫生部门和专家学者，呈现多元化趋势。1989 年 11 月 2日，中国卫生经济研究所在京成立，这标志着卫生经济逐渐成为主要研究视角[5]。

1990 年以前，中国卫生总费用研究主要目标和基本目的是摸清全社会卫生总费用的状况，改变对医疗开支，尤其是卫生部门开支和筹资总体状况"一无所知和底数不清"的尴尬局面。例如 1949—1988 年全国卫生统计资料只有卫生机构、床位、人员情况、医院工作、居民病伤死亡原因、传染病发病及死亡情况、医学教育统计资料，缺乏医疗成本和费用信息[6]。由于严重缺乏全社会卫生总费用基础性、历史性和总体性数据，卫生总费用研究范围基本局限于卫生部门"卫生事业费开支和卫生基建投资状况"。例如1978—1990 年卫生统计资料中新列"卫生经费及卫生部门房屋建筑情况"一栏，计算卫生事业费的分类构成以及占国家财政支出的比例、占科教文卫事业费的比例，卫生基建占全国基建、科教文卫基建投资的比例[7]。与此相关，卫生总费用研究重点是全社会卫生总费用的水平、资金来源和构成比例关系。这一阶段，卫生总费用研究虽然刚刚起步，但因 1987 年世界银行对中国卫生部门的第二次考察、区域卫生规划和医院收费标准改革三种力量的推动，卫生总费用成为研究议题，初见成果[8]。总体来说，1978—1989 年既是医疗卫生体制改革早期阶段，又是卫生总费用研究早期阶段。卫生总费用与医疗卫生体制改革发展密切相关，为 20 世纪 90 年代的卫生总费用研究奠定了基础。

二、卫生总费用研究全面起步和迅猛发展时期（1990—2002 年）

这个时期的基本特征是卫生总费用成为独立和重要的研究议题，卫生总费用研究成为医药卫生体制改革重要内容，确立基础性地位。

1992 年初邓小平南行讲话发表，中共第十四次代表大会将建立"市场经济"作为改革目标，1997 年《中共中央、国务院关于卫生改革与发展的决定》发布，1998 年国务院《关于建立城镇职工基本医疗保险制度的决定》发布，2000 年国务院转发《关于城镇医药卫生体制改革指导意见》，宏观环境发生重大变化，由单纯的"医疗卫生体制改革"转为综合性"医药卫生体制改革"[9]。按照《中共中央、国务院关于卫生改革与发展的决定》，卫生政策研究和医疗体制改革主题是，初步建立以医疗保障、公共卫生、医疗服务、药品服务、卫生监督执法等为主的新型医疗卫生保健体系。

1991 年卫生部与世界银行学院合作建立"中国卫生经济培训与研究网络"。研究与培训的重点是卫生经济理论与政策，医院经济研究与医院成本核算，区域卫生规划与社区卫生服务，医疗保障制度改革、公立医院产权制度改革、药品经济政策研究、农村卫生经济、卫生筹资和卫生事业费分配，卫生总费用与卫生投入成为独立和重要的基础研究议题，战略性地位不容置疑[10]。

1992"中国卫生总费用课题组"成立，专门研究中国卫生总费用和投入问题，1995年杜乐勋、赵郁馨、孟建国重新组建"中国卫生总费用研究"课题组，中国官员学者成研究主体[11]。

1990年以来，卫生总费用研究动因发生重大结构变化，市场经济与卫生改革、卫生筹资与资源分配、区域卫生规划与发展战略、医疗保障制度改革与费用控制、疾病负担与责任划分等成为卫生总费用研究直接动因，研究动力由外转内，由表及里，上下结合，动因复杂多元[12]。更重要的是，1990年以来，由于卫生经济、卫生事业管理等学科的繁荣与发展，医药卫生体制改革的日趋深化，医院发展和医药费用控制问题的日趋严峻，卫生总费用研究学科视角越来越多以卫生经济为取向，20世纪90年代以前的开放多学科视角转变为行业单学视科角。

卫生总费用研究目标发生重大结构变化，由侧重理念方法引入转为实证研究、宏观政策研究，由卫生总费用测算转为制订发展规划、从事宏观决策，由理论研究转变为卫生政策应用[13]。卫生总费用研究范围迅猛扩大，研究内容几乎涉及卫生总费用议题所有领域；既有全国卫生总费用的研究，又有地方卫生总费用的研究；既有回溯性历史研究，又有前瞻性预测；既有基础理论研究，又有宏观政策分析；既有卫生总费用水平研究，又有比例关系、流向研究[14]。卫生总费用研究重点发生明显变化，由卫生事业费来源与支出转为政府预算卫生支出、社会卫生支出、居民个人卫生支出组成的真正的"全社会卫生总费用研究"[15]。

1990—2002年卫生总费用研究成果多种多样，集中体现在多个方面，首先是卫生总费用研究成为卫生发展规划战略目标，成为政府制定宏观卫生政策重要依据，这标志着卫生总费用研究由介绍引进、理论研究、估算测算转为实证调查、发展规划、政策制定。例如1991年卫生部公布的《卫生事业第八个五年计划及2000年规划设想》，首次明确规定"八五"期间"力争实现全国卫生总费用占国民生产总值（GNP）比重上升至3.5%～4%，2000年上升至4.5%～5%；力争实现卫生事业费以高于国家财政支出递增速度增长；力争实现防治防疫和妇幼保健支出以高于卫生事业费递增速度增长；力争实现用于初级医疗卫生的支出以高于卫生总费用递增速度增长"[16]。其次，中国卫生总费用优秀研究成果大量涌现，例如2000年卫生部卫生经济研究所赵郁馨主持的"中国卫生总费用研究"获中国卫生经济学会一等奖，研究成果呈"量多质优"特征[20]。简言之，1990—2002年是中国卫生总费用研究繁荣昌盛期，全面性、体系化和中国化特色鲜明。

三、卫生总费用研究深入发展和结构调整时期（2003—2007年）

这个时期的基本特征是公共卫生财政体制议题突出，公共财政、公共卫生财政与卫生总费用核算研究的关系密切。

　　2003 年 SARS 疫情的爆发流行，卫生改革与发展的宏观环境发生重大变化，"看病难、看病贵"和健康公平问题突出。如何建立公共财政体制和服务型政府，深化医药卫生体制改革，缓解"看病难、看病贵"，转变政府职能与社会管理方式，构建和谐社会与和谐医患关系，成为卫生政策研究主题[18]。

　　2000 年以来，卫生总费用成为国家医药卫生体制改革基础和核心研究领域。2003 年 SARS 疫情爆发流行，说明长期以来政府财政预算资金投入减少，直接导致公共卫生与疾病预防控制体系建设成为薄弱环节，政府责任和卫生筹资公平性成为卫生总费用研究的主要动因[19]。与此同时，很多非医学训练背景的学者关注财政与医疗卫生问题，有关卫生总费用和公共卫生财政的研究成果出现在财政研究和一般性社会科学杂志上[20]，这意味着卫生总费用和公共卫生财政研究主体人员构成重新出现多元化和"社会科学化"的趋势。另外，随着科学发展观和构建和谐社会理念的提出，政府职能转变与建立服务型政府、公共政策与公共财政体制建设成为主流的学科、视角[21]。

　　更重要的是，2003 年 SARS 疫情的爆发流行，尤其是"看病难、看病贵"问题日益严峻。在加强医院管理和构建和谐医患关系的宏观背景下，卫生总费用研究一是与区域卫生规划、卫生资源配置、公共卫生体系建设等议题关系密切，二是与弱势群体贫困医疗救助、社区卫生服务发展等议题关系密切，三是与医疗费用控制，尤其是与政府职能转变，公共财政体制建设、卫生投资与宏观经济等问题关系密切[23]。这意味卫生总费用研究范围首次超越卫生总费用议题之外更为广泛的政治、经济、社会议题。不言而喻，2003 年 SARS 疫情爆发流行之后，政府职能转变，社会责任承担和公共卫生财政，尤其是卫生总费用来源渠道、总体水平、结构变化、比例关系和功能作用成为研究重点[24]。

　　总体来说，2003—2007 年卫生总费用研究呈现出一些值得注意的发展趋势和基本特征。一是从表面上看，卫生总费用研究不像 1990—2002 年热闹，成果数量减少，日趋理性冷静，说明 20 世纪 90 年代在现场调查和实际测算基础上，形成中国特色卫生总费用核算指标体系和方法，卫生总费用研究方法和研究思路日趋深化、细化，由数量描述转为结构功能分析。二是 2000 年以来，卫生总费用研究由全国逐步向省级和不同地区之间卫生总费用研究扩展，卫生总费用地区差距和城乡差距分析，卫生筹资公平性和可持续筹资问题成关注焦点[25]。三是卫生总费用研究重点由总费用水平、结构转变为卫生总费用与医药卫生体制改革的关系，尤其是从卫生总费用水平、结构、来源、比例关系和快速增长影响因素的角度探讨费用控制，如医疗费用上涨幅度远超过居民收入增长和承受能力，政府财政卫生投入显著不足等[26]。四是卫生总费用，尤其是政府财政预算卫生经费支出结构缺陷和现存体制问题成关注焦点，全社会卫生总费用增速迅猛，政府卫生财政投入比例呈现持续下降趋势，社会卫生支出减少，居民个人现金卫生支出在卫生总费用中占比重不断攀升，关系公共财政体制建设议题[27]。五是从比较政策研究角度研究卫生总费用构成，如卫生财政与教育财政状况的比较研究，中国与欧美国家卫生总费用的比较研究，横向不同领域之间、不同国家之间比较成果不断增多[28]。六是卫生总费用研究性质由单纯现场调查、实际测算、总体状况描述转为国家宏观政策决策，制订战略规划和服务体制改革[29]。简言之，2003—2007 年是卫生总费用研究的发展提高期，理性化、国际化和政策化特征明显。

四、卫生总费用研究公共财政和卫生财政时期（2008 年以后）

这个时期的基本特征是卫生总费用研究视角由"卫生经济学"转为"卫生财政学"。

2008 年 3 月十一届全国人大第一次会议首次明确提出，更加注重社会建设，着力保障和改善民生，推进卫生事业改革和发展，制订医药卫生体制改革总体方案，加快建设覆盖城乡居民的医疗保障制度，完善公共卫生服务体系，推进城乡医疗服务体系建设，建立国家基本药物制度和药品供应保障体系，医改的宏观制度背景发生重大历史转变，首次形成总体方案。医药卫生体制改革和政策研究目标是坚持公共医疗卫生公益性质，建立基本医疗卫生制度，为群众提供安全、有效、方便、价廉的基本医疗卫生服务，提高全民健康水平，构建和谐社会[30]。

卫生总费用研究议题成为医药卫生体制改革构建新型全民医疗卫生服务体系的核心和关键问题，卫生总费用的研究动因发生重大变化，公共财政建设成主要动因[31]（见附表）。卫生总费用研究主体发生某些微妙变化。2008 年以来，南方雪灾，尤其是四川汶川特大地震等重大灾害事故导致财政部成为研究主体。更重要的是，2008 年，北京大学刘继同博士首次系统提出"卫生保健财政学"理论体系，公共经济和公共财政，尤其是"卫生财政学"理论成为卫生总费用研究崭新的理论视角[32]。卫生总费用研究的目标由缓解"看病难、看病贵"问题转变为中国卫生财政体制建设议题。卫生总费用研究范围扩大，由政府预算资金支出环节前移到政府财政卫生收入来源，增加政府预算编制、执行和监督环节，将卫生总费用研究放在"公共财政过程中"观察分析。卫生总费用研究重点是政府财政预算编制过程中卫生总费用的政治、公共财政决定机制。卫生总费用研究成果范围扩大，类型增多，公共财政与卫生财政理论成为理论创新亮点[33]。简言之，2008 年以来是卫生总费用研究的历史转折时期，公共财政和卫生财政是突出特征。

附表　1978—2008 年卫生总费用研究历史发展阶段与基本特征

分析层面	1978—1989 年	1990—2002 年	2003—2007 年	2008 年以后
医改的宏观背景	恢复重建体制改革	医药卫生体制改革	SARS 和公共卫生	医改的总体方案
卫生政策研究主题	医疗成本，收费标准	新型医疗卫生体制	缓解"看病难、看病贵"	提高全民健康水平
总费用议题状况	萌芽早期，但未独立	独立与核心议题	基础与核心议题	核心与关键问题
总费用研究动因	外部兴趣，内部需要	直接多元内源化	卫生筹资公平性	公共财政体制建设
总费用研究主体	国际组织、卫生部	中国官员与学者	多元化与社科化	中国学者与官员
研究学科与视角	多元和卫生经济	单一和卫生经济	公共财政兴起	公共财政、卫生财政
总费用研究目标	摸清总体性情况	为规划、改革决策服务	缓解"看病贵"问题	卫生财政体制建设
总费用研究范围	卫生总费用状况	所有的重要议题	更宽广研究视野	公共财政的过程
总费用研究重点	卫生事业基建费	全社会卫生总费用	公共卫生财政结构、功能	卫生财政决定因素
总费用研究成果	数量不多，初见成果	量多质优成果转化	成果转化为政策	卫生财政研究成果

参考文献

[1] 刘继同. 个人疾病痛苦与公共政策议题：重塑公共卫生政策角色 [J]. 卫生经济研究，2005，（10）：5-7

[2] 郭子恒. 中国卫生经济学会第一届理事会工作报告 [J]. 中国卫生经济，1987，（6）：6-10.

[3] 杜乐勋，赵郁馨. 中国卫生总费用研究概论 [J] 中国卫生经济，1993，增刊：1-3.

[4] 李光宇，等. 社会卫生费用及其宏观匡算方法的探讨 [J]. 中国卫生经济，1986，（9）：18-26.

[5] 钟伟京. 中国卫生经济研究所在京成立 [J]. 中国卫生经济，1990，（2）：66.

[6] 卫生部. 建国 40 年全国卫生统计资料（1949—1988）. 1989.

[7] 卫生部. 中国卫生统计资料 1978—1990 [Z]. 1991.

[8] 杜乐勋. 卫生发展研究 [M]. 北京：北京科学技术出版社，1990.

[9] 国家发展计划委员会. 医药价格政策指南 [M]. 北京：中国物价出版社，2001.

[10] 万泉. 卫生总费用研究是制订卫生经济政策的基础性工作 [J]. 中国卫生经济，2001，（10）.

[11] 中国卫生总费用课题组. 中国卫生总费用数据测算工作的进展 [J]. 中国卫生经济，1997（12）：38-39.

[12] 魏颖. 中国卫生经济培训与研究网络论文集 [C]. 石家庄：河北科学技术出版社，1998.

[13] 赵郁馨. 深入研究卫生总费用 为卫生改革发展服务 [J]. 卫生经济研究，2001，（8）：48.

[14] 魏颖. 中国卫生经济培训与研究网络论文集 1997—1998 [C]. 北京：北京医科大学出版社，1999.

[15] 杜乐勋，赵郁馨. 卫生总费用的调查与分析 [N]. 健康报，1996-02-16.

[16] 卫生部. 卫生事业第八个五年计划及 2000 年规划设想 [J]. 中国卫生经济，1991，（3）：6-16.

[17] 本刊编辑部. 繁荣卫生经济研究 服务卫生改革与发展 [J]. 卫生经济研究，2003，（11）：3-15.

[18] 卫生部政策法规司. 中华人民共和国卫生法规汇编 2004-2005 [M]. 北京：法律出版社，2006.

[19] 李斌. 卫生筹资公平性研究进展 [J]. 中国卫生经济，2004，23（2）：15-18.

[20] 代英姿. 公共卫生支出：规模与配置 [J]. 财政研究，2004，（6）：30-32.

[21] 贾莉英. 我国公共卫生财政的主要职能及其实现手段 [J]. 卫生经济研究，2004（9）：12-13.

[22] 于德志. 我国卫生费用增长分析 [J]. 中国卫生经济，2005，24（3）：5-7.

[23] WHO. 艰难的抉择：投资卫生领域 促进经济发展 [Z]，2006.

[24] 王颖. 卫生总费用快速增长：政府职能缺失与百姓疾病负担增加 [J]. 中国卫生资源，2007，10（3）：102-103.

[25] 刘宝. 中国卫生总费用的地区差距和城乡差距分析 [J]. 中华医院管理杂志，2005，21（6）：369-371.

[26] 刘运国. 二十一世纪中国的主要健康问题浅析 [J]. 中国卫生经济，2007，26（3）：11-14.

[27] 谭永生，等. 中国卫生总费用存在的结构问题及其对经济增长的影响 [J]. 卫生经济研究，2005（6）：9-11.

[28] 周君梅，程晓明. 我国及 OECD 国家卫生费用增长及经济发展规律探讨 [J]. 中国医院管理，2006，26（9）：14-17.

[29] 任苒. 国家卫生账户研究新方向——从研究到政策制定 [J]. 卫生经济研究，2004（3）：34-35.

[30] 温家宝. 政府工作报告 [M]. 北京：人民出版社，2008.

[31] 冯一飞. 公共财政改革与构建和谐社会 [J]. 理论学习，2008（3）：40.

[32] 刘继同. 卫生财政学概念的涵义、范围领域、基本特征与地位作用 [J]. 中国卫生经济，2008，27（2）：9-11.

[33] 刘继同. 中国公共财政的范围类型与健康照顾服务均等化的挑战 [J]. 学习与实践，2008（5）：115-126.

本文原载《卫生经济研究》（杭州）2009 年第 3 期，特此说明与致谢。

"中国医疗卫生财政体制现状与对策研究"摘要

摘要：本文是"中国医疗卫生财政体制现状与对策研究"终期报告的摘要。本研究从中国财政制度的宏观背景、历史发展阶段与卫生财政制度的现实状况入手，全面、系统地描述中国财政制度目前和未来的改革发展、职能结构、地位、作用和角色，分析了国家财政制度面临的诸多结构性与体系性挑战。本研究立足中国财政制度改革发展现状，在比较财政学研究的视角下，为中国特色现代财政制度与卫生财政制度建设提供政策建议。

"中国医疗卫生财政体制现状与对策研究"终期报告主体结构由研究设计与研究议题、现实状况与研究发现、政策建议与基本结论三大部分，共计15章组成，总字数约15万。本研究报告是世界范围内首个有关中国医疗卫生财政体制状况、现存问题和应对策略的国家级专题性政策研究成果，基线调查、奠基性和原创性研究的特征突出，开创世界和中国卫生财政学实证研究与政策研究新局面，具有重要的现实意义，是国家发展议程中基础性、关键性、全局性、长期性、战略性和前瞻性的重大政策议题。

"中国医疗卫生财政体制现状与对策研究"的宏观制度背景是"看病难、看病贵"的问题，尤其是医患关系结构性紧张状况日益加剧，如何深化医药卫生体制改革成为公共政策与社会政策议程的优先领域和战略重点。因此，本研究主要目的是从公共财政和卫生财政学的视角，首次全面、系统描述卫生财政体制的现状，探索、发现公共财政与卫生体制现存主要问题，简要分析现存问题的结构性成因，并在此基础上提出若干具有针对性与操作性的政策建议。最终目标是探索建立中国特色的卫生财政体制，为医药卫生体制改革和构建和谐医患关系，尤其是切实缓解"看病难、看病贵"问题，建立医疗卫生服务的卫生财政预算经费保障机制，减轻全体公民的疾病负担，为全民性健康福利制度建设与构建和谐社会奠定卫生财政制度基础。

"中国医疗卫生财政体制现状与对策研究"是一个探索性、分析性和解释性相结合的研究。研究设计是公共财政与卫生财政基础理论相结合，应用性和政策性研究相结合，定量调查与定性分析相结合，纵向历史比较与横向国际比较相结合，基线调查、政策研究与政策倡导相结合。本研究的主要研究方法是行动研究，将基线调查、理论研究、政策研究和政策倡导结合起来。研究思路主要是从公共财政与卫生财政体制角度，全面、系统地描述中国卫生财政体制与问题。研究范围局限于中央政府与地方省级政府卫生财政体制现状、现存问题和可供选择的政策建议。创新之处是从公共政策与公共财政过程，即从财政收入、预算、支出和结果角度研究问题。核心研究假设是宪法、宪政制度和国家政治体制决定财政制度和政府预算体制的基本结构，国家宏观的财政税收体制与公共财政的政策框架决定卫生财政体制与卫生财政的政策框架，卫生财政体制的现状与现存问题是观察分析公共财政制度建设与财政体制改革的最佳领域。

中国财政系统与财政体制正在经历史无前例的全面、系统、深刻、结构性与革命性转型，"转型财政学"应运而生。总体来说，财政部门所处宏观经济环境、财税法制框架与体系、财政政策目标体系、财政部门的机构设置与职能范围、财政部门在国家发展中的地位与作用、财政收入、财政预算、财政支出和财政审计制度、财政管理体制与运行机制都在发生结构性与革命性变化，结构转型、改革调整、变革创新、宏观调控、制度建设、战略规划成为主题。这意味中国财政体制与财政政策框架的稳定性、连续性、协调一致与成熟性有待提高。财政制度稳定性与成熟度偏低的现实状况既预示制度建设的风险，又预示制度建设的机遇。

财政部门是国务院中重要的宏观经济调控和综合协调部门，是中央、省（自治区、直辖市）、市（地区）、县（区）、乡镇五级政府组织架构的重要组成部分。财政部与财政厅局机构设置基本上对应一致，主要分为四大类：一是综合调控司，如综合司、国际司；二是部门预算主管司，如国防、行政政法、教科文司；三是经济建设司，如企业司；四是金融会计和其他基础服务司，如金融司、会计司。省级政府财政厅业务处室设置大体相似。本次调研对象主要局限于财政部预算司和社会保障司，北京市财政局，河北省、宁夏回族自治区财政厅预算处与社会保障处。预算司（处）是财政部门核心部门，社会保障司（处）主管卫生部门预算。

政府预算管理体系是财政管理的主体和主题，是财政政策的核心和灵魂，是财政部门的基本职能和主要任务。预算司和各部门预算主管司局共同负责政府预算的编制、执行和决算。各级政府预算主要分为综合预算和部门预算两类，卫生部门预算是各级政府预算的组成部分。卫生部门预算规模在政府总体预算中所占比重偏低，不是公共支出的优先领域和战略重点。政府预算管理体制与流程主要由财政收入、预算编制、支出管理和绩效审计四大部分组成。各级政府预算编制过程基本上是遵循"两上两下"程序，预算程序是"标准统一和内部透明"。全国人大批准预算草案后，政府各职能部门具体执行预算和支出管理，以及财政审计工作。财政年度是公历制，即从每年1月1日到12月31日。预算编制的时间通常从7月份开始。中央政府年度决算报告通常是次年的6月底公布。中国政府预算基本是"财政预算"模式。

影响政府预算和部门预算的因素多种多样，其中主要因素是全球与中国宏观经济环境，党和国家的大政方针，政治体制与权力结构，政府发展战略与发展模式，各职能部门的预算基数，各职能部门在国家发展政策框架中所处地位与作用，各职能部门预算战略、预算策略与预算能力，财政部与各职能部门的互动关系模式，财政政策追求的主要目标和优先领域，政府收支分类科目体系，财政预算文化传统和预算逻辑等。总体来说，政治、经济、社会和文化因素对预算影响较大，经济预测和财政收入预测，预算编制技术和方法因素的影响较小。卫生部门预算规模较小的主要责任在卫生部门自身。卫生部门与财政部门相互理解程度偏低、卫生部门项目预算的复杂性和技术性，尤其是政府与市场间的边界划分不清等是主要成因。

现代公共政策与公共服务的政治经济基础是公共财政。公共财政制度的实质是政府责任承担和责任边界的社会划分，精髓是现代政府在社会生活中扮演角色、所处地位与发挥作用。实际上，公共财政制度建设过程是政府不断调整职责范围和完善职责定位的公共政策过程。中国公共财政制度框架主要由国家财政、政府财政和社会公共福利财政三大部分组成，卫生财政是社会公共福利财政的重要组成部分。目前现实问题最多、最紧迫、最需要解决的问题是社会公共福利财政与社会公共福利制度，其中在社会公共福利财政与社会公共福利制度框架中，现实问题最多、最紧迫、最需要解决的问题是卫生财政制度建设，因为卫生财政制度建设是社会公共福利财政制度中最薄弱的环节，是公共财政制度框架建设中的"制度短板"领域。卫生财政制度的建设状况与政策质量是卫生政策成为"国策"的社会基础与公共财政基础。

医疗卫生财政体制是个重大的理论创新，内涵外延主要分为宏观、中观与微观三个层次。宏观医疗卫生财政体制泛指政府有关改善公民健康照顾与健康状况的所有财政制度与政策。中观医疗卫生财政体制泛指政府有关发展公共卫生和改善公众健康的所有财政制度与政策。微观医疗卫生财政体制泛指政府有关医疗服务和医疗机构收支经费的财政保障机制与政策。宏观医疗卫生财政体制对应的是"医疗卫生财政学"，中观医疗卫生财政体制对应的是"公共卫生财政学"，微观医疗卫生财政体制对应的是"医疗财政学"。其中医疗财政是最基本和最主要的部分，也是争议最多、最大和财政制度建设困难最多的领域，是中国卫生财政制度建设的战略重点。

在财政系统决策者心目中，卫生部门预算和医疗服务项目预算是政府预算和部门预算体系中最棘手、最困难、最复杂、最头疼、最要求预测技术和预算编制技术、各类问题最多、最需要全面改革和最需要深入研究的领域。在政府预算管理和部门预算编制过程中，财政部门普遍感觉卫生部门项目预算是最困难的领域。医疗项目特殊性、复杂性和专业技术性较强，财政部门对医疗卫生行业的特殊性认识不足，对医疗卫生事业发展的认识与卫生部门不一致，卫生部门不了解和不理解财政部门思维模式及财政体制改革基本逻辑，医疗卫生产业链长，医疗卫生中国家与市场的边界模糊不清等原因，导致卫生部门在支出结构中优先次序下降。

总体来说，中国医疗卫生财政体制正处于发展初期和萌芽状态，总体制度框架尚不清晰。无论是从财政收入和社会保险缴费，政府预算和卫生部门预算规模，公共支出优先领域和战略重点，支出效果和卫生项目审计角度看，还是从卫生部门预算在政府总体预算中所处地位，政府财政决策者对卫生财政体制的认知程度，医疗机构补偿机制和财政预算经费保障机制，财政预算经费的保障程度与医药卫生体制改革需要之间的差距，医疗卫生政策在国家公共政策与社会政策框架中的社会影响、地位作用等角度来看，中国的卫生财政体制非常微弱和模糊。由于卫生财政制度建设是公共财政制度建设过程中问题最多、争议最多和困难最大的领域，卫生财政制度是中国公共财政制度建设的优先领域和战略重点，是公共财政制度的薄弱环节。

总体来说，目前中国公共服务、社会服务财政预算资金保障机制和基本类型多种多样。从财政预算资金保障机制的"性质"和制度化"约束力"强弱的角度看，大体可以划分为以专门法律为基础的"法定支出"保障机制，以党和国家专门法规和政策规定为基础的"特定政策"保障机制，以及既无法律又无特定政策，而是以一般年度预算的目标、原则和基数为基础的"一般年度预算"保障机制，说明预算资金保障机制的层次分明。三种财政预算资金保障机制的价值理念、法理基础、政策目标、覆盖范围、保障机制约束力程度和财政资金投入水平明显不同，反映国家意志、财政支出结构的优先次序和战略重点。

改革开放30年，中国政府对医疗卫生和医疗服务的财政资金投入水平呈明显逐步下降的趋势。2000年以来，政府对医疗卫生和医疗保障的财政投入有所增加，个人现金付费比重有所下降，从而形成不太明显的"U字形"财政投资结构和发展趋势。政府财政资金投入急剧减少和显著下降是导致"看病贵"问题愈演愈烈的深层次财政制度成因。医药卫生体制改革总体方案强调医疗卫生事业回归"公益"性质的基本原则，反映公共财政制度的改革发展方向。

中国财政管理、体制改革和公共财政制度框架建设的核心与关键问题是政府间财政关系，政府间财政关系问题的关键和核心议题是中央政府与地方政府间财政支出的责任、范围和内容。政府间财政关系实质是国家权力结构与社会分配的制度结构，精髓是财政集权与分权问题。中央与地方政府支出责任划分存在总体性、基础性、结构性与体制性诸多问题，亟待改变。

中国公共支出比重越来越大，验证了现代政府公共支出比重越来越大的"瓦格纳法则"，但公共支出结构尚不理想，处于由经济建设和行政管理型财政向公共服务型财政转型的过程。更为重要的是，按照"国际惯例"和公共支出结构性与普遍性发展规律，健康、医疗服务和社会保险预算通常都是中央政府的支出责任。中央政府承担健康福利制度资金筹资的主要责任是国际惯例，既反映公共支出结构变迁的普遍性规律，又反映现代政府间财政关系的基本模式。

根据发达国家公共支出结构的发展规律和公共支出结果历史统计资料，我们发现世界各国公共支出结构变迁具有一定的普遍规律。公共支出最早的优先领域和战略重点通常是国防费用和行政管理费用，然后是教育科技费用，再次是以社会救助与社会保险为主的社会保障费用，最后也是最重要和最高比例的支出领域是包括环境保护在内的大健康照顾和医疗服务。这种公共支出结构性发展规律尚待深入细致的跨国比较。目前，从国家财政、政府财政和社会公共福利财政制度框架角度看，社会公共福利财政开支数额超过国家财政和政府财政，成为公共财政和公共支出的优先领域与战略重点是普遍规律。在社会公共福利财政制度框架和社会公共开支领域中，医疗卫生又是所占比重最大的领域。从国际比较角度看，中国公共财政支出优先领域是教育，其他国家财政支出优先领域是健康，说明中国公共财政制度框架，尤其是公共支出结构尚处于公共支出结构转型的早期发展阶段。

总体来说，从纵向历史比较与横向国际比较角度看，中国财政体制、政府预算体系和卫生财政管理体制具有若干鲜明的中国特色和独特的制度特征，反映了公共财政制度建设状况。首先，整个财政制度和卫生财政体制都处于全面性、系统性、结构性的快速社会转型过程之中，制度建设处于早期，公共财政制度框架设计和制度建设尚未最后定型，处于结构优化时期。其次，整个财政体制处于结构性困境与体制性紧张状况，政治制度与财经制度协调一致性较低。第三，中国财政体制、组织结构与政策框架等所有领域，存在广泛与巨大的多样性和差异性。第四，中国政府采取中央与地方分税制的财政管理体制，基本确立政府间财政收入关系框架。第五，中国政府预算管理模式的基本特征是以行政预算为主，预算法制化和约束力程度偏低。第六、中国财政支出的优先领域和战略重点是经济建设、行政管理、教育科技财政三大领域，社会服务和社会福利财政尚未成为财政支出优先领域和战略重点，公共支出结构正在变化。第六，中国财政监督、财政纪律和财政审计工作是行政管理取向的，法制化制度亟待提高。第七，中国卫生财政体制刚刚萌芽，卫生财政体制在公共财政制度框架中处次要和边缘地位。第八，总体来说，从比较财政政策研究和财政制度现代化的角度看，中国财政与卫生财政体制尚处于现代化和发展初期，公共财政制度稳定性、成熟度和总体制度框架设计任重道远。

中国公共财政制度建设、体制改革发展、结构转型与卫生财政制度建设正处于关键时刻，财政制度建设面临诸多深层次问题、结构性矛盾、体制性冲突，反映了政府职能的转变过程。首先，财政制度、财政政策、财政管理与预算编制过程缺乏财政哲学、财政价值观念与目标。其次，中国财税体制和政府预算体系频繁变动，不断改革调整，缺乏制度稳定性与连续性。第三，中国财税法律框架尚不完备，政府预算法律体系模糊、笼统，多为原则和理论，缺乏操作性。第四，财政部门目标体系、职能定位、角色地位和影响作用模糊，缺乏宏观财政政策研究。第五，财政收入和税收制度设计尚存问题，迫切需要规范政府收费行为与预算外资金管理。第六，中国预算革命序幕初启，预算法制化、规范化、程序化、科学化和透明度亟待提高。例如预算编者中制定定员定额标准与实际情况有较大差距，专项支出预算编制尚未建立完整的科学评审机制，政府性基金和预算外资金管理仍需要加强，预算编制过程中的中间磋商少，缺乏广泛的社会参与和科学论证，对预算执行效果缺乏有效的绩效评估，人民代表大会审批预算在预算年度开始后，造成每年短时无预算状态，部门预算编制方法与现行会计制度和财务管理制度有项目矛盾之处，基本支出与项目支出缺乏具体、科学合理、准确的界限标准等。第七，预算执行状况和如何进一步优化公共财政支出结构尚存诸多问题，支出管理任重道远。第八，财政监督、财政纪律、预算与决算一致性、公共开支结果与绩效评估基本尚未触及。第九，卫生财政体制模糊和弱小，财政性卫生支出规模、水平和结构不理想，卫生财政体制建设状况与医药卫生体制改革，与科学发展、构建和谐社会及和谐医患关系的要求尚存差距。第十，财政透明度不高，公众参与和监督公共财政决策的有效途径相对较少，民主政治发展、政府职能转变与公共财政制度建设三者之间缺乏应有联系，缺乏财政预算监督与财政透明度。总体来说，宏观财政体制透明度偏低，公共财政制度框架设计不合理，支出管理任重道远。

本次实证调查和政策分析研究从公共财政与公共财政过程的视角，简要阐述若干有针对性和可操作性的政策建议，以建立中国公共财政与卫生财政制度框架。总体来说，本课题组政策建议分为四大类型，涉及中国公共财政和卫生财政体制建设的所有领域。第一类是国家政治体制改革，主要是明确划分中央政府与地方政府的关系、权利、责任和义务。第二类是公共财政制度框架和预算管理体制改革，主要是完善现代预算管理和部门预算体制。第三类是完善中国卫生财政和卫生部门预算，为医疗卫生事业的健康发展提供财政资金保障。第四类是为建立中国卫生财政和卫生部门预算，提高卫生部门预算编制能力的配套改革政策建议。

具体来说，本课题政策建议分为 25 种具体化和操作化的政策选择，以期改善制度质量。

首先，进一步修改宪法和完善国家宪法制度，为公共财政制度奠定宪政与法律制度基础。

其次，继续推进"大部制"改革，组建"健康与福利部"，推进政府职能转变，优化预算科目。

第三，发展和完善"政府内部的战略伙伴关系"，发展和完善政府职能部门间的沟通协调机制。

第四，加强税制改革，优化税制结构，规范政府收费，防范、化解财政风险与地方政府债务。

第五，遵循"国际惯例"，将"社会保险缴费"转为开征"社会保障税"，奠定稳定的资金来源。

第六，加快政府机构改革和职能转变，组建"国家预算管理局"，为预算改革奠定组织基础。

第七，优化复式预算制度框架范围，建立经常性预算、公共预算、基础设施建设预算、国有资本经营预算、政府基金预算、社会保险基金预算、税式支出预算等现代预算制度框架。

第八，调整财政年度时间，由目前的年历制转为跨年度制，即由每年 1 月 1 日至 12 月 30 日，转变为 4 月 1 日到次年的 3 月 30 日，以便更好地适应财政体制改革要求和理顺各种预算关系。

第九，改变年度预算编制模式，尝试制定 5 年战略预算和编制 3 年期中期预算，普及 2 ~ 3 年的多年滚动预算，由年度预算转变为 3 ~ 5 年跨年度、滚动、中期预算，克服年度预算的弊端。

第十，深化政府收支分类预算科目体系改革，科学合理地划分政府职能分类体系，优化预算分类体系结构和类型，改善优化政府收支分类中部门、支出功能分类和经济分类的相互关系。

第十一，进一步深化行政区划体制改革，缩小省级政府行政管辖范围，增加省级政府的数量，同时减少政府的层级结构，建立新型的中央、省（自治区、直辖市）、区（市、县）三级政府预算管理体制。

第十二，重新客观地准确理解并科学合理地界定"部门"概念和"部门预算"概念的内涵外延，妥善处理中国社会条块、部门预算与功能预算的关系，建立广义、科学的部门预算制度。

第十三，尽快编制社会保险基金预算，明确社会医疗保险基金的"现收现付"性质，改变政府、医疗保险基金监管方、医疗机构和病人行为模式间的互动关系，切实解决"看病贵"的问题。

第十四，适应医药卫生体制改革和落实"健康中国 2020"战略规划，从财政经费保障机制角度解决"看病难"和"看病贵"的问题，在中央设立政府性"医药卫生和全民健康保障基金"。

第十五，尽快起草制订、颁布实施《中华人民共和国健康法》，明确健康是公民的基本权利和义务，明确划分中央与地方政府在健康照顾领域中的责任和义务，为医疗卫生奠定法律基础。

第十六，遵循世界各国公共支出、医疗卫生和社会保险基金预算编制的国际惯例与普世经验，明确规定医疗卫生服务、医疗服务与社会保险基金预算是中央政府的支出责任和主要支出领域。

第十七，深化医药卫生体制改革，构建和谐社会与和谐医患关系，从制度角度解决"看病难、看病贵"问题，卫生部门应制订卫生部门预算发展战略与应对策略，改变

"基数偏低"状况。

第十八，优化卫生部财务规划司的组织结构，增设"预算处"和"卫生部预算编审中心"，加强卫生部本部预算能力，在卫生部门建立"内部参与式"和"内部民主式"预算管理体制。

第十九，加强对医疗卫生财政、卫生部门预算和卫生项目预算特殊性与普遍性规律的研究，加强对公共卫生和医疗服务规律性研究，探索卫生部门预算和卫生项目预算的结构性特征，加强卫生部门项目库建设，尤其是加强卫生服务项目预算研究（Program Budget）和细化科目。

第二十，加强对卫生部门项目的成本核算、成本测算和绩效评估，对卫生项目实行分类管理和类型学研究，以提高卫生项目的横向比较，科学合理地确定不同项目的优先次序和战略重点。

第二十一，适应财政体制改革与预算体制结构转型需要，建立预算师专业技术职称评定系列。

第二十二，在财政部与卫生部支持下，在中国财政研究会中建立卫生财政分会或专业委员会。

第二十三，在财政部、卫生部、教育部协商一致和达成共识的前提下，尽快在北京大学医学部设立"中国卫生财政研究院"，并建议由现任全国人大常务委员会副委员长担任荣誉院长。

第二十四，进一步加强卫生财政领域的国际交流与技术合作，参考借鉴欧美公共财政和卫生财政体制的成功经验与政策模式，建立中国特色公共财政和卫生财政框架，改善全民健康状况。

第二十五，广泛深入地开展公共经济学、公共财政学、社会福利财政学和卫生财政学基础理论研究工作，完善和发展中国特色的财政学学科体系、公共财政理论体系和卫生财政理论体系。

最后，由于本课题是"中国卫生财政体制现状与对策研究"总体研究计划的第一部分，本报告在实证研究基础上，明确提出下一阶段研究的9个主要议题，确定未来研究基本领域。

首先，卫生部门筹资渠道和医疗卫生服务财政预算经费保障机制国家战略研究和策略研究。

其次，中国特色卫生财政制度框架、目标体系、基本原则、范围内容、组织机构、职能部门定位、不同筹资模式的优劣之处、制度运行机制、现存问题、基本特点和发展趋势综合研究。

第三，深入研究将五大社会保险基金"缴费"转为"社会保障税"的前提条件、范围内容等。

第四，深入研究卫生部门预算体系和卫生部门项目预算编制目标、原则、范围、方法和特点。

第五，深入开展医疗卫生服务成本预算与成本核算、财务分析和财务测算，摸清成本构成。

第六，利用卫计委制定"健康中国2020"的战略机遇和战略规划，重建全国医疗服务网络，增大卫计委部门预算范围和二级预算单位的数量规模，适应政府增加预算资金投入的需要。

第七，在北京市各类性质的医院中选择一些大型三甲医院，深入开展医院收支来源渠道与领域，尤其是财政预算经费收支状况的实证研究，摸清大型医院中卫生事业财政预算数和拨款数。

第八，深入研究省级以下各级政府间财政关系，重点是卫生财政体制、卫生部门预算和社会保险预算状况，主题是省、市、县区三级和基层医疗机构财政预算经费保障机制和保障状况。

第九，改变《中华人民共和国预算法》（简称《预算法》）的修订方式，将《预算法》修订方式由内部行业修订转变为面向社会公开修订，让所有公民通过听证等多种不同方式参与《预算法》修订工作。

本文是笔者 2009 年主持联合国儿童基金会（UNICEF）与世界卫生组织（WHO）联合委托政策咨询项目"中国医疗卫生财政体制现状与对策研究"的摘要。此文属首次公开发表，为尊重历史原貌，此次发表时保留摘要原貌，只是调整个别概念，特此说明与致谢。

中国医疗卫生财政制度政策法规框架的范围、层次、类型与特征

摘要： 中国医疗卫生财政体制基础组成部分是政策法规框架，反映为制度框架与结构特征。简要描绘中国医疗卫生财政体制政策法规框架的范围、层次、类型与特征，勾勒医疗卫生财政体制的总体图画与体制框架，列举最重要的政策法规，可以发现医疗卫生财政体制的结构性与体制性特征，为深化医药卫生体制改革和构建和谐医患关系奠定政策法规性基础。基本结论是，中国医疗卫生财政政策法规框架典型反映我国财政体制政策法规"断裂式"特征；中国法律与政策高度分离，"政策第一，法律第二"状况说明中国法制化建设之路任重道远；医疗卫生财政体制的"财政"色彩淡薄，医疗卫生财政体制框架福利性与特殊性亟待加强。

一、医疗卫生财政体制法规框架与国家立法权限、层次、结构议题

中国医疗卫生财政体制框架的基本与核心组成部分是政策法规。政策法规框架的范围、根据《中华人民共和国宪法》（简称《宪法》），2000 年 3 月九届人大三次会议通过《中华人民共和国立法法》，2001 年 11 月国务院颁布实施《行政法规制定程序条例》和《规章制定程序条例》，2001 年 12 月国务院颁布实施《法规规章备案条例》和其他法律法规，国家的立法权限、法规类型、立法主体、立法程序、法规层次、适用范围、法规结构和政策法规框架体系可以列表如下，清晰反映中国现实生活中政策法规框架与制度安排的范围、内容、结构、类型、层次和特征（详见表 1）。

表 1 中国法规立法权限、立法主体、适用范围、层次结构状况一览表

法规类型	立法主体	立法程序	适用范围	层次结构
法律与法律解释	全国人大及常委会	审议批准签署公布	最高法律效力	最高层次
行政法规	国务院	立项审议批准	适用特定领域	第二层次
地方性法规	省人大及常委会	审议批准签署公布	地方社会	第三层次
自治条例单行条例	自治区、市、县	审议批准签署公布	民族区域自治地	视情况而定
部门地方政府规章	部委与地方政府	审议批准签署公布	部门与地方社会	第四层次
中央地方政策	政府部门社会组织	立项审议批准	政府部门社会组织	无明确规定

总体来说，中国政策法规体系框架存在若干明显不同于西方国家法律制度的体制特征。第一，中国法规体系类型繁多，框架范围广泛，内容繁多，立法主体多元，适用范围大小不一，层次结构分明，如全国人大的法律、国务院的行政法规、地方性法规、自

治条例与单行条例、部门规章和地方政府规章，以及多种多样政策规定，反映法制化程度和依法治国现状。第二，中国法律法规、规章制度与各式各样政策规定是两类最主要的政策类型，法律与政策谁大谁小，法律与政策的本质区别联系，法律与政策的相互关系，都是中国社会特有的议题。第三，中国法律政策法规框架的战略重点是立法主体、立法程序、立法原则和审议批准阶段，政策法规的实施办法与实施细则，政策法规的可行性、操作化与执行性通常面临诸多问题。第四，中国政策法规的适用对象、适用范围、法律效力、强制约束力和实施的实际效果、影响的实际状况通常与理论设计相距较大，形成明文法律政策规定与实际状况是"两码事"状态。

二、医疗卫生财政政策法规框架的范围、层次、类型与结构性特征

中国医疗卫生财政体制的政策法规框架范围广泛，内容繁多，类型多样，主要有联合国、WHO与世界银行等国际公约准则，中共中央决议，中共中央与国务院决定，国家法律，国务院行政法规，地方性法规，自治条例与单行条例，财政部的部门规章，地方政府各类规章，财政部门与卫生部门联合发布的部门规章，卫生部门独立制定的部门规章，各式各样的政策和医疗卫生机构自身制定的财务管理规定，共计十三大类政策法规（详见表2）。

这些政策法规的目标意义、制定主体、适用范围、遵循的基本原则、国家承担责任状况和财政资金保障机制都有所不同，既典型反映中国公共财政制度框架建设与政府职能角色转变现实状况，又典型反映医疗卫生财政政策法规框架范围、层次、类型、特征与总体图画，还反映医疗卫生财政政策法规特征，成为了解观察、描述分析医疗卫生财政体制的最佳视角和最佳切入点，基础与战略地位明显。

表 2　中国医疗卫生财政政策法规框架范围、类型、层次与特征状况一览表

政策法规类型	政策法规主体	适用实施范围	社会责任划分	财资保障机制
国际公约准则	中国与中央政府	主权国家地区	中国政府权利义务	国际财经合作
中共中央决议	中共与中央全会	党和国家建设	党决定国家使命	财经制度设计
中共中央国务院	中共中央国务院	党和国家政策	中央与地方责任	医疗卫生财政
人大的国家法律	全国人大及常委会	最高法律效力	政府、社会、个人责任	医疗卫生财政
国务院行政法规	国务院	国务院职能范围	政府责任主体	公共财政制度
地方性法规	地方人大及常委会	地方性事务	地方政府责任	地方财政制度
自治与单行条例	自治区、县人大	民族自治地区	自治地区政府责任	自治区财政制度
地方政府规章	地方省、市政府	地方性事务	地方政府责任	地方财政制度
财政部部门规章	国务院财政部	国家财政政策	政府责任划分	国家财政制度
财政卫生部门规章	财政部与卫生部	医疗卫生领域	职能部门责任	医疗卫生财政
卫生部门规章	卫生部中医局等	医疗卫生行业	卫生系统责任	医疗卫生财政
医疗机构规定	各医疗卫生机构	医疗卫生机构内	机构内权责利	医疗卫生财政
各式各样政策	政府、企业、NGO	视决策主体而定	视决策主体而定	公共与卫生财政

　　首先，联合国、世界卫生组织（WHO）、联合国儿童基金会与世界银行等国际机构有关医疗卫生财政体制的公约准则标准决议，是全球和中国医疗卫生财政体制框架重要组成部分。1972 年中国恢复在世界卫生组织的合法地位，1978 年中国与 WHO 签署卫生技术合作备忘录，中国利用世界卫生组织所具有技术优势和资源，引进国际上先进的科技、信息、人才和资金，参与 WHO 正规预算编制和预算外项目管理，充分利用 WHO 奖学金，加强国际医药科技研究 [1]。1983 年卫生部成立世界银行贷款办公室，中央层面先后实施 15 个卫生贷款项目，使用世界银行贷款 12.6 亿美元，赠款 1.12 亿美元，提供项目管理、设备采购、资金管理等服务 [2]。

　　更为重要的是，中国政府与 WHO 在区域卫生规划、实施《国际卫生条例》、双年度规划预算、医疗卫生预算和财务管理、设置全球基金、增强会员国财政资助力度等方面做大量工作 [3]。简言之，改革开放 30 年来，尤其是在健康全球化与全球健康化处境下，全球性和国际性医药卫生财经交流合作实践对中国医疗卫生财政体制建设影响日益增大，全球性与国际性医疗卫生财政体制框架初见端倪，为中国现代医疗卫生财政体制建设指明方向，积累宝贵经验。

　　其次，中共中央有关公共财政制度框架建设、经济体制改革与财税体制改革、医疗卫生财政体制建设的决定决议。这是中国医疗卫生财政体制框架重要组成部分，战略性地位突出。最为重要的是，中共中央决议决定政府工作的政策目标、基本原则、战略重点与政策框架。如 2006 年 10 月，中共十六届六次中央全会通过《中共中央关于构建社会主义和谐社会若干重大问题的决定》明确指出，完善公共财政体制，逐步实现基本公共服务均等化，把更多资金投向公共服务领域，加大财政在教育、卫生、文化、就业再就业服务、社会保障、生态环境、公共基础设施、社会治安等方面的投入，为中国特色公共财政制度框架建设指明方向 [4]。简言之，中共中央会议率先确定国家发展目标、基调、重点、方向、政策框架与大政方针，这是中国公共政策议程与社会政策框架的显著特点，充分体现党领导一切的政治体制特征。

　　第三，中共中央、国务院联合发文出台政策。这是中国法规制度建设与公共政策模式的重要类型，说明发文主题在国家发展议程中战略地位，表明党中央和国务院高度重视此议题。中华人民共和国国成立 60 年来，中共中央、国务院有关医药卫生政策文件共有两件：一是 1997 年 1 月 15 日，《中共中央、国务院关于卫生改革与发展的决定》（简称《决定》）。二是 2009 年 4 月 7 日，《中共中央、国务院关于深化医药卫生体制改革的意见》（简称《意见》），这既充分体现党中央和国务院对医药卫生体制改革的高度重视程度，又充分反映健康需要已成为全民最重要需要和卫生政策"国策"地位 [5]。比较而言，2009 年医改方案定性更准确，目标更明确，范围更广泛，内容更丰富，措施更有效，初步形成以卫生法律制度、财政管理、运行机制、投入机制、医药价格形成机制、监管体制、医药卫生科技创新、人才保障、卫生信息为主体中国特色医疗卫生财政制度框架 [6]（详见表 3）。

表 3　1997 年、2009 年医药卫生体制改革和医疗卫生财政制度建设状况比较一览表

分析层面	1997 年《决定》	2009 年《意见》
改革政策目标	基本实现人人享有初级医疗卫生	覆盖城乡居民的基本医疗卫生制度
改革基本原则	政府对发展卫生事业负有重要责任	强化政府责任和投入，完善国民健康政策
界定医疗卫生财政主要问题	卫生投入不足，资源配置不够合理，存在医药费用过快上涨的现象	资源配置不合理，政府卫生投入不足，医药费用上涨过快，个人负担过重
改革基本思路	完善卫生经济政策，增加卫生投入	建立政府主导的多元卫生投入机制
文件中提出加强医疗卫生财政制度建设的部分政策措施	中央、地方政府对卫生事业投入要随经济发展逐年增加，增加幅度不低于财政支出的增长幅度；到本世纪末，争取全社会卫生总费用占国内生产总值的5%左右；各级政府要努力增加卫生投入，广泛动员社会各方面筹集发展卫生事业的资金；政府要切实解决好医疗机构的补偿问题；规范财政对卫生机构的投入，改善、完善卫生服务价格体系；对重大疾病预防控制工作要保证必需的资金；卫生机构要加强经济管理	加快推进基本医疗卫生立法，明确政府、社会和居民健康权利义务；明确政府、社会与个人的卫生投入责任；地方政府承担卫生投入主要责任；完善医药卫生管理、运行、投入、价格、监管体制；完善政府对公共卫生、基层医疗机构和基本医疗保障的投入机制，落实公立医院政府补助政策；公共卫生机构收支全部纳入预算管理，鼓励、引导社会资本发展医疗卫生事业；大力发展医疗慈善救助事业；建立科学合理医药价格形成机制
主要政策特征	卫生经济政策与医院经济管理模式	政府承担主要责任与医疗卫生财政

第四，全国人大及其常委会审议批准的国家法律。这是公共财政和医疗卫生财政制度框架的重要组成部分，直接关系公共财政、医疗卫生财政制度法律框架设计和法制化服务体系。目前，全国人大及其常委会有关财税、公共财政和医疗卫生财政制度法律可以划分为三类：一是《宪法》有关全国人大及其常委会审查、调整、批准国家预算和预算执行情况职责规定，如 1999 年 12 月 25 日《全国人民代表大会常务委员会关于加强中央预算审查监督的决定》。二是 1994 年八届人大二次会议通过《中华人民共和国预算法》，1994 年八届人大九次会议通过《中华人民共和国审计法》，1995 年 3 月八届人大三次会议通过《中华人民共和国中国人民银行法》，2001 年 4 月九届人大常委会二十一次会议通过《中华人民共和国税收征管法》。这些法律涉及宏观财政管理、税收征管、预算、金融银行、审计、财政监督等基础性制度[7]。三是全国人大及其常委会通过有关医疗卫生法律中涉及医疗卫生财政体制与机制的规定，例如，1986 年 12 月六届人大常委会十八次会议通过《中华人民共和国国境卫生检疫法》规定，"国境卫生检疫机构实施卫生检疫，按照国家规定收取费用""罚款全部上缴国库"等[8]。

第五，国务院行政法规是公共财政与医疗卫生财政体制重要部分，法律效力仅次于法律。行政法规的名称一般称"条例"，也可称"规定""办法"等。国务院根据全国人大代表大会及其常委会的授权决定制定的行政法规，称"暂行条例"或"暂行规定"。行政法规由国务院组织起草，主要分为两类：一是为执行法律规定需要制定行政法规。例如，1995 年 11 月 22 日国务院令第 186 号公布的《中华人民共和国预算法实施条例》，

1987 年 4 月 1 日国务院发布的《公共场所卫生管理条例》。二是《宪法》第八十九条规定的国务院行政管理职权范围的事项。例如，1993 年 12 月 25 日发布的《国务院关于实行分税制财政管理体制的决定》（国发 [1993] 85 号），1994 年 2 月 26 日国务院令第149 号发布的《医疗机构管理条例》等。由于应当制定法律的事项，国务院根据全国人大授权决定先制定行政法规，国务院行政法规成为介于全国人大法律与部门规章制度间政策法规层次，战略地位重要，过渡色彩浓厚 [9]。

第六，地方性法规是公共财政与医疗卫生财政重要部分，是地方政策法规体系重要部分。按照 2001 年 12 月 14 日国务院第 337 令《法规规章备案条例》规定，法规是指省、自治区、直辖市和较大的市的人民代表大会及其常务委员会依照法定职权和程序制定的地方性法规，经济特区所在地的省、市的人民代表大会及其常务委员会依照法定职权和程序制定的经济特区法规，以及自治区、自治县的人民代表大会依照法定职权和程序制定的自治条例和单行条例。这意味地方法规体系由地方性法规、经济特区法规、自治条例和单行条例四类组成。

地方性法规主要内容有二：一是为执行法律、行政法规的规定，需要根据本行政区域的实际情况作具体规定的事项，如 2005 年 2 月 26 日，河北省人民政府令第三号《河北省省级预算管理规定》。二是属于地方性事务需要制定地方法规的事项，如 2003 年 9月 29 日发布的《河北省省级财政专项资金预算分类分口切块管理办法》，体现地方需要与地方性特色 [10]。

需说明的是，自治条例是关于本地方实行民族区域自治的基本制度，单行条例规定某一具体事项的具体制度，性质是单项自治法规，两者是总体与部分的关系，如我国第一个民族自治地方自治条例是《延边朝鲜族自治州自治条例》《内蒙古自治区计划生育条例》（1995）[11]。

第七，地方政府规章是地方财政与地方医疗卫生财政体制重要组成部分，发挥重要作用。规章的名称一般称"规定""办法"，但不得称"条例"。按照国务院《法规规章备案条例》规定，地方政府规章是指省、自治区、直辖市和较大的市的人民政府根据法律、行政法规和本省、自治区、直辖市的地方性法规，依照《规章制定程序条例》制定的规章。地方政府规章应当经政府常务会议或者全体会议决定。地方政府规章由省长或自治区主席或市长签署命令予以公布。例如，1995 年山西省制定政府规章《山西省行政事业性收费票据管理规定》[12]。总体来说，在中央政府高度集权和单一政治体制背景下，尤其是中央政府与地方政府互动关系模式尚处于结构性转型时期，加之地方性立法权限尚存诸多限制，地方政府规章举足轻重。

第八，财政部部门规章。这是国家公共财政和医疗卫生财政制度框架的重要组成部分，作为国务院宏观管理的重要职能部门和国家财政管理的业务主管部门，财政部的部门规章是最基础、最重要和最核心的部分，因为国家的宏观财政制度框架决定医疗卫生财政制度框架。目前，中国财政政策法规框架范围主要包括综合类、法制类、税收类、预算类、国库类、行政政法类、教科文卫类、经济建设类、农业及农业综合开发类、社会保障类、企业类、金融类、会计及注册会计师管理类、监督检查类、国有资产监督管理类，共计 15 个宽泛的领域。

狭义医疗卫生财政政策法规主要涵盖在"社会保障类"中，凸显中国社会福利财政制度特征。财政部单独制定的部门规章主要集中在国家财税法制、财税管理、预算管理、国库管理、会计及注册会计师管理、财政监督等纯粹财政管理制度范围之中，其他领域需与其他部门配合，如2004年5月13日财政部发布《中央本级项目支出预算管理办法（试行）》，2005年5月25日财政部颁布《中央部门预算支出绩效考评管理办法》，2006年2月10日财政部公布《政府收支分类改革方案》，典型反映财政部对国家预算管理制度的框架设计与改革发展基本思路[13]。

第九，财政部与卫生部及多个政府职能部门联合制定的部门规章。这是医疗卫生财政政策法规框架中最重要的组成部分，最能反映医疗卫生财政制度框架与政策模式制度化特征，是国家宏观财政制度与广义医疗卫生制度结合的最主要形式，也是医疗卫生财政制度主体。

财政部与卫生部等职能部门通常针对医疗卫生服务筹资渠道、预算编制、财务管理制定政策。例如，2005年8月10日《卫生部与财政部关于做好新型农村合作医疗试点有关工作的通知》，2007年10月10日劳动与社会保障部、国家发展与改革委员会、财政部、卫生部、食品药品监督管理局、国家中医药局联合颁布的《关于城镇居民基本医疗保险医疗服务管理的意见》等[14]。简言之，财政部与卫生部等职能部门联合制定部门规章是观察医疗卫生财政制度的最佳视角。

第十，卫生部单独制定的部门规章是医疗卫生财政体制的重要补充部分，主要反映国家层面医疗卫生财政制度框架设计与内部建设的状况，是观察医疗卫生财政制度建设独立性、自主性、专门化和成熟度的最佳视角，是公共财政与社会公共福利财政制度框架建设突破口。顾名思义，部门规章是指国务院各部、各委员会、中国人民银行、审计署和具有行政管理职能的直属机构，根据法律和国务院的行政法规、决定、命令，在本部门的职权范围内依照《规章制定程序条例》制定的规章。部门规章由部门首长签署命令予以公布。

目前，国家卫生部门规章的制定主体主要由卫生部、国家食品药品监督管理局、国家中医药管理局三部门组成。按照卫生部钱信忠老部长的理解，医疗卫生财政制度范围主要是"卫生计划财务工作"，卫生计划财务工作包括卫生计划、财务管理、卫生统计、基本建设和物资管理等五个方面[15]。这意味医药卫生发展规划与区域卫生规划、医药卫生财务管理、医药卫生统计、医药卫生基本建设与基建预算，以及医药卫生物资、医疗器械、国家基本药物，都属医疗卫生财政制度范围。凡是有关这些领域的卫生部门规章，性质都是医疗卫生财政政策法规体系的重要组成部分。例如，1999年2月10日卫生部颁布《卫生部预算外资金管理暂行办法》，2000年11月14日卫生部、国家中医药管理局关于印发《城镇医疗机构分类登记暂行规定》通知，地位重要[16]。简言之，卫生部部门规章的数量、规模、结构、质量状况，是观察卫生部职能角色定位与医疗卫生财政观念意识、政策法规框架、体制机制建设和卫生财政制度成熟度最佳视角[17]。

第十一，全国各地各种类型医疗卫生机构自我制定的财务管理政策规定、规章制度、分配政策和内部监督管理规范。这是微观层面上医疗卫生机构医疗卫生财政制度的最基础部分。医疗卫生机构既是医疗卫生财政制度的最基本单位，又是财政预算、结算和审计的最基本主体。医疗卫生财政的范围覆盖卫生事业计划、收支预算、经费预算改革、医院预算编制、医疗卫生服务成本核算、医药卫生服务价格管理、医务人员工资收入、奖金与分配制度、财务管理、医院基本建设投资、财政补助经费与医院补偿机制、财务监督、医院财务会计核算等 [18]。

目前，各种类型医疗卫生机构政策规定中最主要、最重要、最核心和最关键是医院医疗财政，也是医疗卫生财政制度框架最困难和制度基础最薄弱环节，是医疗卫生财政的突破口 [19]。比较而言，各种不同类型医疗卫生机构的内部政策规定是适用范围最小和层次最低的政策，同时又是最直接具体、最操作实际、最复杂多样、最错综复杂、最基本的政策法规实施单位。换言之，各级医疗卫生机构是全国人大法律、国务院行政法规、部门规章贯彻实施的终端，是国家宏观政策法规转为医疗卫生机构微观医疗卫生服务实践的关键环节，地位举足轻重。

第十二，中央政府与地方政府，财政部门与卫生部门，政府、企业和 NGO，各式各样医疗卫生机构制定的多种多样政策，这是公共财政与医疗卫生财政制度框架的重要组成部分。由于中国社会界定"政策"概念的内涵外延要远远大于西方国家，政策和决策主体多样化，尤其是各部门、各行业、各系统、各单位都具有诸多各式各样的政策规定，包括"内部政策"。因此，政策的性质最复杂，政策的目标最多样，政策的适用范围最广泛，政策的类型最多样。

更为重要的是，一方面中国"政策"实践权威性、约束力常常超过"法律"权威性和约束力，另一方面政策内涵可塑性、主观建构性、随意性和弹性远远大于法律，每个人理解千差万别，导致政策规定、政策界限、政策理解、政策学习、政策宣讲和政策水平高低不一问题突出。上有政策、下有对策、政策路线决定一切、内部政策规定、行业部门政策等现象屡见不鲜。令人深思的是，官员与公众普遍认为，政策权威性、约束力高于法律，甚至地方政策和机构内部规定效力都高于法律，政策第一，法律第二的思维典型体现在"政策法规司"名称上 [20]。更有甚者，许多领域和许多问题甚至没有"明文规定"和公开政策，政策规定成为某些人随意解释的"理由、借口和挡箭牌"，无形中增加政策规定"含金量"，扰乱法律与政策的关系。简言之，"政策"在中国政治生活中处于十分独特而重要地位，凸显中国政策法规制度特征。

三、医疗卫生财政政策法规框架结构性缺陷与国家应对的行动战略

中国医疗卫生财政政策法规框架存在诸多明显结构性缺陷，反映公共财政制度框架建设与医疗卫生财政制度框架建设的发展阶段、现实状况、结构转型与制度成熟度，亟待改善。首先，公众对公共财政、社会公共福利财政与医疗卫生财政的价值观念、认识态度模糊薄弱，财政本质、疾病性质、国家责任、公共财政制度框架、公益事业与福利事业本质区别联系，谁应为个人生理疾病和公共卫生负责、付费等基础问题，存在普遍社会误解和错误倾向 [21]。价值观念、认识态度与社会理解是财政制度框架建设的最重要因素，是只真正看不见的手。卫生财政学、国家健康照顾责任、医院是福利机构观念，而非卫生经济学、患病者个人倒霉、医院是经济企业认识，这对医药卫生部门决策者、管理者和医务人员具有重要的现实意义。简言之，公共财政与医疗卫生财政价值观念、价值目标和政策目标的严重落后、匮乏、误解，医院盛行的"市场化"筹资体制与国家"病有所医"、构建和谐社会发展目标之间差距明显，这是公共财政与医疗卫生财政政策

法规框架最致命的结构缺陷，培育卫生财政观念刻不容缓。

其次，中国医疗卫生财政政策法规总体框架图画不清。政策法规决策主体与类型过多，政策法规框架层次结构和层次差异过多，政策第一，法律第二，法律与政策关系扭曲畸形，政策法规框架缺乏社会关注、咨询、研究、决策、实施、监管、评估等完整的公共政策过程，医疗卫生财政政策法规框架模糊、松散与薄弱，医疗卫生财政政策法规框架设计刻不容缓。法规、政策、制度框架是国家与政府有关公共服务、社会服务体系的总体方案、规划、布局，总体框架的质量决定制度安排的总体质量，决定政策法规的质量，决定政府结构职能与角色。目前，中国公共财政制度框架尚不清晰明确，医疗卫生财政政策法规总体框架更加模糊 [22]。

更为重要的是，政策法规主体异常多样，中共中央、全国人大及其常委会、国务院、国务院各职能部委局办公室、省（直辖市、自治区）级政府、市（区、乡镇）级地方人大及其常委会，法律、国务院法规、地方性法规、部门规章、地方政府规章和各式各样政策，类型复杂多样，极易导致政出多门、条块分割、政策法规冲突、政策法规实施执行和行政协调统一等问题，难以确立法律至高无上的地位，严重冲击、削弱"依法治国"理念，增大法律政策实施成本，尤其是政策高于法律，法律授权过多、法律制定、政策决策与法律政策实施执行相互分离，成为中国法治国家建设、依法治国方略和民主政治制度建设的致命弱点，亟待改变和创新。

第三，中国医疗卫生财政政策法规框架主导的理论基础是经济学与个人责任，卫生经济学与医院经济政策管理思想盛行，国家责任、公共财政、社会福利、公民权利、健康权利与卫生财政学等现代观念、理论视角薄弱，而且医疗卫生财政政策法规主要局限于"筹资环节"，例如，医疗卫生机构"财政补助经费"、收支两条线、医疗机构补偿机制，预算管理似无人问津，"市场化"筹资思维模式盛行，医疗卫生的"性质"模糊不清，公益、福利二元属性并存 [23]，导致缺乏清晰的公共财政与医疗卫生财政过程，尤其是系统、完整的医疗卫生财政政策体系，例如财政收入、财政预算、财政支出、财政监督、财政管理、财政审计和财政资金绩效评估。中国公共财政、社会福利理论基础薄弱和卫生经济学盛行的状况，充分说明责任的社会划分，尤其是全体公民健康照顾责任划分与权利、义务尚存结构问题，严重匮乏超前理论指导 [24]。

第四，中国医疗卫生财政政策法规框架系统性、完整性，尤其是"一体化"程度较低 [25]，法律与政策分离现象严重，形成"单元型"政策法规体系和"断裂式"财政体制，严重危害和削弱国家政策法规的权威性与约束力，极大降低、弱化国家财政政策宏观调控职能与能力。总体来说，"单元式"或"条块分割式"政策法规体系突出表现在法律与政策分离、分割上。

具体来说，"单元式"或"条块分割式"财政、公共财政与医疗卫生财政体制体现如下领域：一是国家责任、社会福利、公民权利、公共财政、公共预算理念与现实财政体制分离分割 [26]，二是财政、公共财政、医疗卫生财政制度的社会公平、健康公平目标与制度安排分离分割，三是国家发展规划与财政预算的分离分割，四是国家财经法律法规与财政政策的分离分割，五是国家财政、公共财政、社会公共福利财政体制与医疗卫生财政、教育财政体制分离分割，六是中央政府的财政政策目标与地方政府职能定位、承担责任、财政收入状况之间分离分割，七是中央政府预算、国务院职能部门预算、地方政府预算和收支状况、责任划分的分离分割，八是财政收入、财政预算、财政支出、财政监督、财政审计和财政绩效评估环节的分离分割。这种分离分割的状况典型体现在医疗卫生财政体制之中，例如，卫生发展规划与基建预算分离，卫生部门预算与国家预算分离，政府机构、非营利机构财会体系与医院财会体系分离分割，医疗卫生机构预算与医疗卫生服务成本核算分离，药品集中招标采购与政府购买服务分离，导致"名义或形式"医疗卫生财政体制形成，医疗卫生财政在公共财政体制中处于边缘地位。

第五，中国医疗卫生财政政策法规框架范围不明、内容不清，战略优先领域不太明确突出，医疗卫生财政制度框架建设现状与国家医药卫生体制改革战略目标之间差距巨大、明显，医疗卫生财政政策法规框架设计与制度建设成为中国公共财政制度框架建设"瓶颈与短板"，医疗卫生财政体制建设状况成为观察中国特色公共财政制度建设和服务型政府的最佳视角。总体来说，在国家财政、政府财政、社会公共福利财政与医疗卫生财政制度框架体系之中，在外交财政、国防财政、立法财政、司法财政、行政管理财政、科技财政、社会公共安全财政、教育财政、社会福利财政与社会保障财政等分支财政中，医疗卫生财政是弱小落后的，公共化、福利化、社会化色彩最淡，国家承担责任主体与公共服务职能方面表现最差 [27]。不言而喻，医疗卫生财政制度框架范围不明、内容不清源于国家公共财政制度框架不清 [28]。

最为重要的是，科学准确诊断问题和探寻病因是回应社会需要和解决社会问题的起点，如何采取积极有效，适用性、针对性、可行性与综合性应对措施和国家行动战略，这是关键。总体来说，国家应对公共财政、医疗卫生财政政策法规框架结构性缺陷基本思路与途径有四：一是尽快修改《宪法》，完善国家体制，减少政府层级，合理划分中央与地方政府支出责任；二是加快政治体制改革，推进政府职能转变，划分责任，明确规定政府组织结构与职能角色；三是加快建设中国特色公共财政制度框架建设步伐，明确规定公共财政制度框架范围内容；四是加快社会公共福利尤其是医疗卫生财政制度建设，将医疗卫生财政作为战略重点 [29]。

四、简要讨论与基本结论

改革开放 40 年来，中国的宏观社会环境、政治体制、经济体制、社会结构、文化观念处于全面性、系统性、结构性转型过程之中，国家财政、公共财政、医疗卫生财政既是社会结构转型过程重要组成部分，又是观察理解社会结构转型与政治经济体制改革的最佳领域。

总体来说，中国财政体制正处于由公共财政和国有资产财政为主组成的"双元结构财政"向新型单一的"公共财政制度框架"转型过程之中，财政体制处于全面、综合结构转型之中 [30]。令人欣喜的是，在新型国家财政、政府财政与社会公共福利财政制度框架中，医疗卫生财政应运而生，并且成为公共财政制度框架建设的战略重点与优先领域，成为医药卫生体制改革成败关键和制度前提，标志"卫生经济学制度模式"向"卫生财政学制度模式"战略转型 [31]。

在此宏观制度背景下，本文首次全面、系统、客观描绘中国医疗卫生政策法规框架的范围、层次、类型、特征与总体性现实状况，并且简要分析中国医疗卫生财政政策法规框架的结构性缺陷与国家应对的行动战略，实质是在对中国医疗卫生政策法规框架现实状况客观描述的基础上，是在现实、客观框架（应然）问题分析基础上，间接提出"理想框架"是什么的问题。

研究发现，中国医疗卫生保健政策法规框架现实状况清晰说明，现代国家法制化建设与法制化进程具有历史阶段性和时代特征，长官意志、政策决定、政策法规和依法治国是四个阶段。中国"政策高于法律"的客观现实状况亟待改变，依法治国的宏观社会环境与条件已经具备。因为法律的适用范围最广，最能反映真实社会需要和国家利益，而不是各部门、各群体利益。

更为重要的是，在中国特色公共财政制度框架与医疗卫生财政制度框架建设漫长过程之中，比较而言，正规的制度安排与国家财政资源分配的游戏规则远没有非正式的财政文化重要。目前，在政策法规并存的阶段，财政文化、传统价值观念与传统习惯是非正式体系重要部分，虽然非正式财政文化不属明文政策法规框架范围，但是却发挥重要甚至是决定性作用[32]。

参考文献

[1] 陈敏章. 世界卫生组织合作指南 [M]. 北京：人民卫生出版社，1994.

[2] 王陇德. 中国与世界银行卫生合作 20 年 [M]. 北京：中国财政经济出版社，2004.

[3] 世界卫生组织. 2006—2007 年规划预算执行情况评估报告 [M]. 日内瓦：WHO，2008.

[4] 中共中央. 关于构建社会主义和谐社会若干重大问题的决定 [M]. 北京：人民出版社，2006.

[5] 刘继同. 为什么卫生政策还不能成为"国策"？ [J]. 中国卫生，2004（7）：51-53.

[6] 中共中央、国务院. 关于深化医药卫生体制改革的意见 [N]. 人民日报，2009-04-07.

[7] 全国人大预算工委预决算审查室. 中国政府预算法律法规文件汇编 [M]. 北京：中国财政经济出版社，2005.

[8] 卫生部政策法规司. 新编常用卫生法规汇编 [M]. 北京：法律出版社，2006.

[9] 项怀诚. 中国财政管理 [M]. 北京：中国财政经济出版社，2001.

[10] 河北省财政厅预算处. 河北省预算决算辑要（1998—2007）[M]. 北京：中国财政经济出版社，2008.

[11] 康耀坤，马洪雨，梁亚民. 中国民族自治地方立法研究 [M]. 北京：民族出版社，2007.

[12] 郑建国. 山西财政与改革开放 30 年 [M]. 太原：山西经济出版社，2009.

[13] 编委会. 财经法规汇编（上、下卷）[M]. 北京：经济科学出版社，2007.

[14] 卫生部政策法规司. 中华人民共和国卫生法规汇编（2006—2007）[M]. 北京：法律出版社，2008.

[15] 钱信忠. 中国卫生事业发展与决策 [M]. 北京：中国医药科技出版社，1992.

[16] 卫生部卫生法制与监督司. 中华人民共和国卫生法规汇编（1998—2000）[M]. 北京：法律出版社，2001.

[17] 中编办综合司. 中央政府组织机构 2008 [M]. 北京：党建读物出版社，2009.

[18] 卫生经济编辑部. 卫生计划预算与财务管理 [M]. 哈尔滨：卫生经济杂志社，1984。

[19] 刘继同. 中国医药卫生体制改革困境与"医疗财政学"问题 [J]. 中共宁波市委党校学报，2008（4）：49-55.

[20] 刘继同. 中国社会政策框架特征与社会工作发展战略 [J]. 南开大学学报，2006（6）：30-39.

[21] 刘继同. 个人疾病痛苦与公共政策议题：重塑公共卫生政策角色 [J]. 卫生经济研究，2005（10）：

5-7.

[22] 刘继同. 中国特色公共财政制度框架建设与构建福利化和谐社会 [J]. 学习与实践，2010（1）：
99-108.

[23] 刘继同. 卫生事业公益性与福利性定性的本质区别是什么？[J]. 中国医院管理，2007，27（8）：
4-8.

[24] 刘继同. 卫生财政学概念的含义、范围领域、基本特征与地位作用 [J]. 中国卫生经济，2008，
27（2）：9-11.

[25] 马骏，岳经纶. 整合政策与预算：我国公共治理面临的一个挑战 [J]. 中国公共政策评论，2009
（3）：1-16.

[26] 马骏. 中国公共预算改革：理性化与民主化 [M]. 北京：中央编译出版社，2005.

[27] 刘继同. 中国公共财政的范围类型与健康照顾服务均等化的挑战 [J]. 学习与实践，2008（5）：
115-126.

[28] 张馨. 构建公共财政框架问题研究 [M]. 北京：经济科学出版社，2004.

[29] 刘继同. 中国医疗卫生财政体制现状与对策研究（内部政策咨询报告）[R]. 北京：2009，3.

[30] 叶振鹏. 中国财经理论与政策研究：叶振鹏文选（上、下卷）[M]. 北京：经济科学出版社，
2004.

[31] 刘继同. "卫生财政学"与"卫生经济学"的本质区别是什么？[J]. 卫生经济研究，2010（8）：
15-16.

[32] Wildavsky A. Budgeting and Governing [M]. New Brunswick：Transaction Publishers，2001.

本文原载于《学习与实践》2017 年第 6 期，特此说明与致谢。

"中国特色"卫生财政制度框架建设
与医药卫生体制改革的本质

摘要： 2009 年《中共中央、国务院关于深化医药卫生体制改革的意见》（中发[2009]6 号）颁布实施，标志着中国特色医药卫生体制改革进入崭新的历史发展阶段，具有历史性和里程碑式重要意义。中国医药卫生体制改革的核心问题是科学地划分国家、社会与个人在医疗、健康照顾中的权利、义务、责任，关键问题是如何有效解决医疗卫生服务的筹资问题，本质问题是建立中国特色现代卫生财政制度框架与完善的筹资机制，为深化医药卫生体制改革，构建和谐医患关系和"推进健康中国建设"奠定财政制度基础。

众所周知，现代社会制度如政治、经济、教育、医疗卫生制度，都是针对某类社会问题的，通过建立健全具体的政策框架与服务体系，解决社会问题，促进社会福利，改善生活质量。从这个角度看，我国医药卫生体制改革的目标是进一步完善医疗卫生服务体系，为全民提供安全、有效、方便、廉价的医疗卫生服务，改善全民的健康状况。

然而，目前我国医药卫生体制改革实践陷入了结构性困境，笔者认为主要原因是医疗卫生服务的本质属性发生了偏离，医疗卫生服务由"社会福利"性质转为"政府实行一定福利政策的社会公益事业"，福利性与公益性并存的二元定性为医疗卫生机构市场化运行提供了理论基础。

人类社会发展历史告诉我们，事物的本质属性只能是一元的；这种一元性质决定了服务的性质、钱和资源的性质、谁是责任主体、谁付费、如何付费等所有问题，"性质决定论"的实质是社会权力、权利、责任、义务的社会划分。我国改革开放 30 多年来，医疗卫生服务的"定性错误"，导致在与此密切相关的一些问题上，如身心健康是个人责任还是社会责任，是公民权利还是政府健康照顾责任，政府在全民健康照顾中扮演什么角色、发挥什么作用等，发生了思想认识错误。

笔者认为，如果我国医疗卫生服务的本质属性是"社会福利"，那么政府自然成为全民健康照顾的责任主体；如果政府是全民健康照顾的责任主体，那么财政预算经费自然成为医疗机构的主要经费来源。财政制度职能是政府职能的集中体现，是国家实现政治意志、政治意愿和社会目标的物质手段。

综观世界各国现代财政制度结构功能的变迁，发现可以将财政制度划分为三大类：一是固有和本质属性的"公共财政"，如国家财政、政府财政、国防财政、外交财政；二是以社会救助和减贫为主的"社会福利财政"；三是最后出现和发展起来的，但也是最为重要的公共福利财政，如教育财政、医疗卫生财政、公共住房财政、就业服务与社会保险财政，医疗卫生财政是其中最重要和最复杂的一个部分。

　　我国医药卫生体制改革的本质是重新界定医疗卫生服务本质属性，在国家、市场、家庭与个人之间科学地划分公民健康照顾的权利、义务、责任；关键是建立健全"中国特色"卫生财政制度框架，从卫生财政制度框架设计与学科建设角度，解释医疗卫生服务钱的性质，解决"看病难、看病贵"问题。无论是全面加强公共卫生服务体系建设，进一步完善医疗服务体系、加快建设医疗保障体系、建立健全药品供应保障制度，还是着力抓好医疗保障制度、国家基本药物制度、基层医疗卫生服务体系、公共卫生服务均等化和公立医院改革试点五项重点改革，关键问题都是"钱"。毫无疑问，我国只有建立健全卫生财政制度，医药卫生体制改革才能取得实效和成功。这意味卫生财政制度框架建设状况成为观察、衡量我国医药卫生体制改革的最佳视角。

　　"中国特色"卫生财政制度框架建设的主题与关键有三：指明医药卫生体制改革方向，界定卫生财政制度框架范围内容，确定最佳的制度创新路径。首先，"中国特色"卫生财政制度框架设计和卫生财政学学科建设的动因都来源于中国"医改"实践，"中国特色"既是制度建设的基本特征，也是学科建设的客观要求，还是改革实践的必然结果。

　　其次，"中国特色"卫生财政制度框架范围主要包括全球卫生（含国际旅游卫生）、气候变化与环境保护（含清洁能源）、边境卫生检疫、人口政策与计划生育、健康促进与公共卫生、市政工程、妇幼保健、医疗服务与社会医疗保险、国家基本药物制度、精神健康与康复服务、社区卫生服务与家庭福利、医疗救助、生物医药科技与基础研究、医学教育与卫生人力资源、基本建设投资与卫生信息系统建设、卫生应急与公共安全、卫生监督与卫生行政管理财政，共计17个领域，范围覆盖广义的卫生保健体系，涉及多个政府职能部门，制度建设任重道远。

　　最后，"卫生财政学"是我国医药卫生体制改革实践的独特创造，具有特别重要的现实意义。卫生财政学学科建设的核心是建立公共福利财政理论、卫生财政学学科、教育和人才培养，以及医疗卫生财会体系，为"中国特色医疗"卫生财政制度建设与"医改"奠定理论、学科和政策基础。

本文原载于《卫生经济研究》（杭州）2010年第8期，特此说明与致谢。

中国特色卫生财政制度框架与国家健康照顾责任主体

摘要： 改革开放 30 年来，中国特色公共财政制度框架建设取得显著成绩，卫生财政制度框架是公共财政制度框架建设与深化医药卫生体制改革的重要组成部分。本文首次简要描述中国特色卫生财政制度框架范围内容，勾勒卫生财政制度框架总体图画与基本特征。基本结论是，国家承担全体公民健康照顾的主体责任，基本医疗卫生服务是"准公共产品"。卫生财政制度框架范围广泛，内容多样，最基础、最关键和最困难的是医疗财政制度建设。

医改 30 年来，中国卫生财政制度建设严重滞后，"看病难、看病贵"和医患关系紧张说明医改结构性与体制性困境。如何改变医疗机构资金性质、筹资渠道模式，提高政府预算卫生支出在卫生总费用构成中比例，降低个人现金支出比例，切断医务人员收入状况与医疗服务数量间的直接联系，改变医院和医务人员行为模式，建立科学机制和非市场化补偿机制，用卫生财政制度建设方法解决看病贵和医患关系结构紧张状况等问题，是深化医改的制度前提和关键所在。

一、中国特色卫生财政制度框架范围内容与基本特征

中国特色卫生财政制度框架范围广泛，内容繁多，涉及公共财政制度的所有领域。广义的卫生财政制度框架由卫生保健财政、公共卫生财政和医疗财政组成，泛指一切与健康、医疗服务直接相关的财政制度政策，如气候变化和清洁能源。中观的卫生财政制度是指与健康医疗服务有关的财政制度，如卫生外交与公共卫生财政等[1]。狭义的卫生财政是指基本医疗卫生服务的财政政策，问题实质是确定国家健康照顾的责任范围[2]。

中国特色卫生财政框架由全球卫生、卫生外交、国际旅游卫生、气候变化、国境卫生检疫、环境保护、清洁能源、计划生育与生殖健康、健康促进传播、公共卫生、市政工程、家庭福利、妇幼保健、医疗服务、国家基本药物制度、医疗保险、精神心理健康、康复服务、社区卫生服务、医疗救助、医药科技研究、医学教育、基本建设投资、卫生信息系统、卫生监督监察、卫生人力资源管理、卫生应急、卫生行政管理，共计 28 个领域组成[4]（见表 1）。它们的共同特征是服务目标、范围内容直接与改善健康状况密切相关，服务性质属公共财政制度范畴。

总体来说，中国卫生保健财政制度框架呈现若干结构性与制度化特征，值得高度注意。①中国卫生保健财政制度框架范围广泛，内容繁多，纵向层次由全球卫生到社区卫生，横向内容由气候变化、环境保护、清洁能源到医疗服务、医学教育、医药科技财政，均有所涉及。②中国卫生保健财政制度框架使用广义"卫生保健"，而不是中观和"小卫生"的概念。尽管卫生部是狭义卫生财政的主体，卫生保健行业和领域涉及众多部门，绝不仅限于卫生部门。③卫生财政学、医疗卫生财政意识、思想理论和中国卫生保健财政制度框架尚不清晰。目前中国盛行卫生经济学思维观念，如何解放思想，更新观念，

建立卫生财政制度任重道远。④中国特色公共财政制度框架主要由公共财政、公共福利财政和社会福利财政组成，卫生保健财政跨越公共财政、公共福利财政和社会福利财政三大领域，核心是财政职能角色。⑤中国卫生财政制度的主管部门众多，条块分隔和部门分隔现象严重，必然会影响总体卫生保健财政制度框架设计和卫生保健财政整体意识观念形成，机构改革任重道远[5]。

表1　中国特色卫生财政制度框架范围与内容构成状况一览表

范围领域	财政类型	涵盖的主要内容	职能作用	主管部门	
全球卫生	国际财政	WHO 全球疾控国际卫生法	促进全球健康	外交部	卫生部
卫生外交	外交财政	单双边、多边医药卫生合作	国家利益安全	外交部	卫生部
国际旅游卫生	外交财政	领事保护、旅游健康、国际法	社会文化交流	外交部	旅游局
气候变化	外交财政	宜居环境、环境健康、清洁水	可持续发展	外交部	环保部
国境卫生检疫	公共财政	疾病防控、检验检疫、标准化	生物安全健康	外交部	质检总局
环境保护	环保财政	环境保护、环境健康、生态化	可持续发展	环保部	卫生部
清洁能源	能源财政	清洁能源、环境保护、可再生	可持续发展	环保部	发展改革委
计划生育	卫生财政	计划生育、生殖健康、人质量	人口安全健康	计生委	卫生部
健康促进	卫生财政	健康促进、健康沟通、转观念	健康生活方式	卫生部	中宣部
公共卫生	卫生财政	职业健康、食药安全、学校健康	公共公众健康	卫生部	人保部
市政工程	公共财政	道路桥梁、下排水道、路灯等	公共健康安全	城建部	卫生部
家庭福利	福利财政	住房福利、家庭津贴、健康化	家庭健康幸福	民政部	城建部
妇幼保健	卫生财政	妇女健康、儿童健康、营养性	妇女儿童福利	卫生部	民政部
医疗服务	医疗财政	临床诊疗、医院管理、医疗化	疾病诊断治疗	卫生部	中医局
基本药物制度	卫生财政	药物研发、药物使用、基本性	药物可负担性	卫生部	药监局
医疗保险	社保财政	政府担保、财政补贴、社会性	预防疾病风险	人保部	卫生部
精神健康	卫生财政	精神病院诊疗、精神心理健康	精神人格健康	卫生 民政 公安	
康复服务	卫生财政	疾病功能、社会、职业康复	恢复社会功能	卫生部	中残联
社区卫生服务	卫生财政	社区预防、医疗、康复、计生	社区健康福利	卫生部	人保部
医疗救助	福利财政	贫困人群家庭医疗救助服务	健康公平福利	民政部	卫生部
医药科技研究	科技财政	基础、医药科技研究资助	科技服务健康	科技部	卫生部
医学教育	教育财政	医生培养、继续教育、能力化	卫生人力资源	卫生部	教育部
基本建设投资	公共财政	基础设施建设、医院设备投资	基础设施建设	卫生部	城建部
卫生信息系统	卫生财政	医疗、医院、健康类信息系统	公共基础设施	卫生部	工信部
卫生监督	卫生财政	公共卫生监督、卫生行政监督	公共卫生安全	卫生部	工商局
卫生人力	卫生财政	卫生人力配置、使用和奖励等	卫生人力资源	卫生部	教育部
卫生应急	卫生财政	灾害事件和应急医疗救援等	社会公共安全	卫生部	应急办
卫生行政管理	卫生财政	规划、决策、执行、管理评估	卫生治理秩序	卫生部	中医局

二、国家健康照顾责任主体与卫生财政制度建设的优先领域

财政本质是国家承担社会责任的再分配途径与保障机制，精髓是政府解决社会问题，满足不断变迁的社会需要，改善国民生活质量，提高全社会总体福利水平[5]。政府的主要职能是通过满足"社会需要"实现发展。社会需要主要是普世性与客观性的衣食住行和健康需要。欧美国家普遍将健康视为公民社会权利，为公民提供卫生保健服务，并通过公共财政制度承担维护全体公民身心健康的责任，政府是公民健康照顾的责任主体，实质是承认疾病性质由"个人麻烦"转为"社会问题"[7]。

改革开放后，尤其是 SARS 爆发以来，国人普遍认同公共卫生是政府的社会责任，公共卫生财政制度建设议题出现。目前唯有医疗服务性质模糊不清，争议最大，医疗财政色彩淡薄。2009 年 12 月 9 日，国务院常务会议通过《关于试行社会保险基金预算的意见》，为基本医疗卫生服务纳入公共福利财政奠定基础，医疗财政制度初见端倪[8]。简言之，医疗财政是卫生财政制度建设中最难的部分，是中国卫生财政制度建设的优先领域。

三、结论

人类发展的普遍规律和中国医改 30 年的经验教训说明，各个国家普遍经历由军事国家、政治国家、宗教国家、经济国家转变为福利国家的过程；国家责任范围普遍经历由政治统治、国家安全、促进经济发展责任为主，扩大为改善生活质量与总体社会福利的发展过程，政府社会责任范围不断扩大，政府责任承担方式日趋多样，如公共福利与财政。不言而喻，国家承担公民健康照顾的主体责任，基本医疗卫生服务是典型的"准公共产品"，卫生保健财政是公共福利财政重要部分。中国卫生保健财政制度建设经验的全球影响和战略意义深远。

参考文献

[1] 刘继同. 卫生财政学概念的含义、范围领域、基本特征与地位作用 [J]. 中国卫生经济, 2008, 27（2）：10-13.

[2] 刘继同. 中国特色公共财政制度框架建设与构建福利化和谐社会 [J]. 学习与实践, 2010（1）：99-108.

[3] 刘继同, 孔灵芝, 严俊. 中国特色医务社会工作实务模式建构的战略重点与发展策略 [J]. 医学与社会, 2010, 23（6）：8-10.

[4] 刘继同. 关于组建"卫生福利部"的建议 [J]. 中国行政管理, 2006（8）：10-12.

[5] 舒展, 姚岚, 罗五金. 我国初级卫生保健政府购买模式适用性分析 [J]. 医学与社会, 2008, 1(1)：47-49.

[6] 刘继同. 个人疾病痛苦与公共政策议题：重塑公共卫生政策角色 [J]. 卫生经济研究, 2005（10）：5-7.

本文原载于《医学与社会》（武汉）2011 年第 8 期，特此说明与致谢。

"中国特色"卫生财政制度框架建设与
医院筹资模式战略转型

摘要： 如何建立"中国特色"卫生财政制度框架是"医改"的制度前提与核心目标。"中国特色"卫生财政制度框架建设的工作目标是彻底改变医疗机构筹资结构与模式。在全民医疗保险制度背景下，医疗机构如何积极适应卫生筹资结构与模式的战略转型，彻底改变医疗机构补偿机制、运行机制和医务人员思维观念、行为模式，构建和谐医患关系，是检验和衡量中国医药卫生体制改革成败最基础、最关键、最灵敏和最具代表性的指标。

一、医药卫生体制改革宏伟战略目标与卫生财政制度框架建设议题

《中共中央国务院关于深化医药卫生体制改革的意见》提出的总体目标是建立覆盖城乡居民的基本医疗卫生制度。为实现新"医改"宏伟目标，最基本和最核心的改革前提与制度基础是完善体制机制，保障医药卫生体系有效规范运转。不言而喻，在完善体制机制，保障医药卫生体系有效规范运转，最基本和最核心的体制改革与制度前提是"建立政府主导的多元卫生投入机制"。不难想象，如果医疗机构现有筹资渠道、筹资结构和筹资模式缺乏革命性和彻底性战略转变，医疗保障制度、公共卫生服务、医疗卫生服务、卫生人才保障机制和公立医院改革试点都难美梦成真，新"医改"最终可能将再次难逃"基本不成功"的悲惨厄运。简言之，中国医药卫生体制改革最基本和最核心的制度前提与核心工作目标是如何设计、完善卫生财政制度框架，摆脱医药卫生体制改革结构性与体制性困境，卫生财政学应运而生。

二、卫生财政制度框架建设目标与医疗机构筹资结构模式战略转型

卫生财政制度框架建设是中国特色公共财政与社会公共福利财政制度框架建设的重要组成部分。卫生财政制度框架建设的战略目标是设计和建立中国特色的卫生财政制度框架，总体目标和工作目标是彻底改变医疗机构的资金性质、筹资渠道、筹资结构和筹资补偿机制，进而彻底改变医疗机构的性质、宗旨、目标、组织结构与功能作用、社会使命与运行机制，逐步切断医务人员提供临床医疗服务与获取经济利益之间的直接联系，恢复医疗卫生机构"福利"性质和"专业代理人"角色，改善全体国民健康福利，实现健康公平。卫生财政制度框架建设精髓是从医院筹资模式战略转变角度深化公立医院改革，恢复卫生保健服务"福利"性质，实质是国家承担健康责任[1]。

中国改革开放和医药卫生体制改革30年来，医疗机构资金性质、筹资渠道、筹资结构、补偿机制和筹资模式发生翻天覆地的重大变化，政府预算卫生支出急剧锐减和大幅

度下降，社会卫生支出显著下降，个人现金支出急剧和大幅度上升，成为卫生总费用构成的主体。

2000年以来，由于中国政府执政理念转变、构建服务型政府与福利化和谐社会，建立全民医保保障制度、推进公共服务均等化等原因，中国卫生总费用构成的比例关系和医疗卫生机构资金性质、筹资渠道、筹资结构、补偿机制和筹资模式再度发生重大结构性转变，政府预算卫生支出缓慢增加，社会卫生支出显著增加，个人现金支出显著减少，形成"两升一降"喜人局面，卫生总费用构成结构再度战略转型。最为重要的是，医疗机构筹资结构、筹资模式与补偿机制战略转型的中观和微观含义，这对国家卫生决策者、医院管理者和广大医务人员都具有特别重要的现实、理论、政策意义。概括来说，医疗机构筹资结构、筹资模式与补偿机制战略转型内涵外延丰富，表现形式多样。

1．政府预算卫生支出资金的数量规模将由少到多，政府对医疗卫生领域投入大幅度增加。如何花好、管好、用好政府预算卫生支出资金的卫生政策意义和卫生政治学影响将显著增强。

2．政府预算卫生支出和社会卫生支出所占比例将由少到多，成医疗机构最主要收入来源，个人现金支出比例将大幅度下降，医院资金性质将由以个人资金为主转为以社会资金为主。

3．医疗机构筹措资金的性质将由以社会资金为主，转变为以政府预算性质的资金为主。医疗机构卫生支出的预算编制、预算管理、预算约束和预算调整将日益重要，影响医院运行。

4．医疗机构政府预算卫生支出方式由政府预算、基本建设预算、各种补助和奖励费用、收支两条线、人员经费和卫生行政管理经费等多种形式，转为综合单一的医疗保险基金预算。

5．医疗机构的筹资范围由联合国机构、国际机构、跨国公司和发达国家政府援助项目，转变为以国内资金来源为主，医院筹资渠道、来源和财务管理国际化转为国内化的趋势明显。

6．医疗机构资金性质、筹资渠道、筹资结构、补偿机制和筹资模式由以企业财务管理，转变为公共服务机构财务管理与医疗财会体系，医院由部分预算管理转变为全员预算管理。

7．医疗机构由成本不清、账目不实、财务预算软化、财务收支不相符、财务纪律松懈、财务监督流于形式、财务会计地位边缘，转变为以医院成本核算和医院财务制度建设为主。

8．医疗机构筹资模式由以医院与病人的双边关系为主，转变为政府监督、医疗保险基金预算、医院财务管理和病人不需再提供现金卫生支出的"四边关系"，医保基金预算成为核心。

9．医疗机构由单一的财务管理，转变为政府预算资金收入预算管理、预算资金支出管理、预算资金监督监察与审计管理、预算资金支出效果、影响与绩效评估管理等的全过程管理。

10．医疗机构财务管理文化将由"卫生经济学"的财务管理文化为主，转变为以

"卫生财政学"视角的公共财政和社会公共福利财政文化，由向财政部门交代为主转变为向全社会交代问责。

三、全民医保制度建设、卫生财政制度建设与构建和谐医患关系

《中共中央国务院关于深化医药卫生体制改革的意见》历史性地使覆盖城乡居民的多层次医疗保障体系与基本医疗卫生服务制度"合二为一"。如何建立覆盖城乡居民医疗保障制度和基本医疗卫生服务制度成为公共政策议程优先议题。众所周知，建立覆盖城乡居民医疗保障制度和基本医疗卫生服务制度关键是建立公共财政与社会公共福利财政制度框架，尤其是卫生财政制度框架，改变医疗机构"市场化"筹资模式，彻底改变医院资金性质和结构，彻底切断医务人员与病人之间直接的经济联系和货币关系。

目前，中国医疗机构的筹资环境、筹资渠道、筹资结构、补偿机制和筹资模式正在发生全面、系统、深刻和结构性战略转变，医疗机构的当务之急和首要任务是如何适应这种转变。首先，解放思想，更新观念，改变传统的卫生经济学思维模式，树立和培养卫生财政学思维，从资金性质、政策目标、国家责任承担和政府主体等新角度，重新思考医疗机构筹资模式。

其次，逐步改变市场化筹资模式，建立和培养政府预算和医疗保险基金预算的筹资管理模式，理直气壮地向各级政府财政部门和医疗保险基金预算申请经费，完善医院运行和补偿机制。

最后，提高医院财务管理部门的地位，建立国家、省、市、区县、医院和科室六级卫生财政预算管理委员会，奠定卫生财政组织基础[2]。第四，卫生行业应大力加强对卫生财政制度框架与医院财务管理体系的基础理论、政策研究，探索建立"中国特色"医院财务会计体系和成本核算方法，为卫生财政制度建设奠定基础。

四、简要讨论与基本结论

医药卫生体制改革结构性与体制性困境的卫生筹资问题根源，必须通过建立健全中国特色卫生财政制度框架办法来解决。医药卫生体制改革的基础与核心问题是医疗服务所需资金性质是什么、资金来自何处、主要渠道有哪些、需要筹集多少资金，以及国家、社会、企业、家庭、个人分别应承担多大筹资责任，卫生总费用构成最佳比例关系是什么、谁应该和采取什么方式支付医疗服务费用、怎样的付费方式是最适合中国和社会效果最好的、卫生财政与预算管理在医疗服务筹资中扮演什么样的角色。这些问题的实质是健康照顾责任的社会划分，关键是政府如何承担维护公民健康的责任，精髓是实现个人健康维护义务与公民健康权利的统一平衡，难点是人们根深蒂固的卫生经济学思维模式和医疗机构酷爱至极的市场化筹资模式，卫生系统尚不具备"向财政要钱"的习惯。但是，不管人们愿意与否，医疗机构筹资模式的战略转型已成为不可逆转的历史发展趋势，解放思想，更新观念，创建"中国特色"的卫生财政制度框架已成为时代赋予我们的光荣使命。

参考文献

[1] 刘继同. 卫生财政学概念的含义、范围领域、基本特征与地位作用 [J]. 中国卫生经济，2008，27（2）：9-11.

[2] 王逸. 卫生部成立预算工作委员会并召开第一次全体会议 [N]. 健康报，2009-07-28.

本文原载于《卫生经济研究》（杭州）2010 年第 8 期，特此说明与致谢。

中国药物财政制度建设与国家基本药物制度建设

摘要： 国家基本药物制度建设引发卫生财政与药物财政制度建设议题。本文简要论述药物财政制度内容，阐明药物财政制度在卫生财政制度中功能角色地位作用影响，探讨药物财政制度建设与国家基本药物制度建设的关系。

一、深化医药卫生体制改革与国家基本药物制度建设

《中共中央　国务院关于深化医药卫生体制改革的意见》首次明确提出，加快建立以国家基本药物制度为基础的药品供应保障体系，保障人民群众安全用药，这标志着国家基本药物制度建设的序幕已拉开，医药卫生体制改革进入崭新历史阶段。2009 年 5 月，国务院成立国家基本药物工作委员会，委员会由卫生部、国家发展改革委、工业和信息化部、监察部、财政部、人力资源与社会保障部、国家食品药品监督管理局、国家中医药管理局八部委组成，委员会办公室设在卫生部，各部委确定一名处级干部任联系员，这为全面促进国家基本药物制度建设奠定了组织基础。经过行政沟通协商和多项前期准备工作，2009 年 8 月，国家基本药物目录正式公布，这标志着国家基本药物制度建设正式启动，以国家基本药物目录为主的制度建设进入实质阶段。不言而喻，基本药物制度建设具有划时代意义和特别重要的现实、理论和政治意义。

二、国家基本药物制度与药物财政制度建设议题

国家药物政策和基本药物目录是现代卫生保健体系与国家卫生政策框架的重要组成部分，充分体现政府对全体公民承担的健康照顾责任和义务，是实现药品可负担的基本国家战略。自 1975 年世界卫生大会要求世界卫生组织（WHO）帮助成员国制定国家药物政策以来，经过 WHO 1988 年提出制定国家药物政策指导原则，到 1999 年底已有 156个成员国拥有国家基本药物目录，其中 127 个目录在过去五年中被修改过，国家药物政策与基本药物目录成为国际惯例 [1]。但是，中国市场化取向的医药卫生体制改革，由于药品研发、生产、流通、销售的企业身份，作为国家药物政策关键组成部分的药品资金筹措与药品可负担性问题并未引起足够的重视，人们普遍认为药品研发、生产、流通、销售的性质是"商业"服务，是企业典型市场行为，似乎政府唯有肩负确保公众安全用药的监管责任，药品性质不属特殊的公共产品与服务 [2]。

由于目前中国食品安全、药品安全、合理用药、药物滥用、贩毒吸毒等监管问题严峻，无形中强化人们的错误认识，严重影响、妨碍人们对药品性质的界定和国家药物政策研究。有鉴于此，中国政府在食品药品安全立法、食品药品监督管理、国家药物政策制定过程中，普遍缺乏有关"药物筹资"和"药品可负担性"的法律规定与政策指引，缺乏药物财政理念。更有甚者，目前流行的药政管理学教材并未关注"药物筹资"和"药品可

负担性"议题。总之,国家基本药物制度引发药物财政制度建设议题,迫切需要重新界定药物的本质属性。

三、国家药物财政制度范围内容与功能角色地位

国家药物政策框架范围广泛,内容繁多,这决定了药物财政制度的框架范围广泛,内容繁多。"基本药物"是世界卫生组织于 20 世纪提出的概念,是指那些最重要、基本、不可缺少、满足人民所必需的药品。中国的基本药物是指适应基本医疗卫生需要,剂型适宜,价格合理,能够保障供应,公众可公平获得的药品。中国的国家基本药物制度是指对基本药物的遴选、生产、流通、使用、定价、报销、监测评价等环节实施有效管理的制度,制度范围广泛。而且,从生物医药健康产业结构与医疗卫生服务过程的角度看,我们认为药物财政制度范围要大于国家基本药物制度范围,包括新型生物制品、新药和器械设备研发、药品安全监管等。

简言之,我们认为药物财政制度主要涵盖国家药品立法、新药研发、国家基本药物制度建设、药品安全监测监管、药物损害事件国家赔偿、药品财政政策研究、基本药物生产的基本建设投资、药政管理和国家基本药物制度建设所需药学人才教育培养,共计九大领域,主要反映政府责任。

1. 药品立法工作是药物财政制度的重要组成部分,涉及多个政府部门和医药卫生机构,主要内容是围绕国家有关食品、药品、中药、化妆品、保健品、医疗器械、生物制品、医疗机构制剂、药品广告和药品监管等工作开展调研立法工作。行为主体是政府部门和立法机关。因此,药品立法工作性质是典型、纯粹医疗卫生法律工作,体现政府治理权威和权力结构[3]。

2. 新药研发工作是企业的传统职责范围。实际上政府如何从科技财政角度支持企业创新,这是各国政府努力的目标,尤其是发达国家与发展中国家生物医药技术存在重大差别背景下。长期以来,生物医药研发是科技财政体制的重要内容,财政预算资金的支持力度亟待提高[4]。

3. 国家基本药物制度建设涉及基本药物遴选、生产、流通、使用、定价、报销、监测、评价等环节。基本药物遴选体现政府政策导向,药品生产质量管理规范体现政府监管责任,药品和医疗器械经营企业许可证管理体现政府监管责任,药品使用体现药品安全基本要求,药品医疗器械价格、报销政策最典型地体现政府直接监管和政府对公民健康的照顾责任[5]。

4. 药品安全、药品不良反应报告与监测管理、医疗器械监督管理、互联网药品信息服务管理、药品评审等工作,都充分体现政府的监测监管责任,是行政管理基础。

5. 目前,中国有关药物损害事件的企业赔偿责任明确,而国家赔偿责任尚无明确法律政策规定。在药品安全问题日益突出的背景下,妥善划分企业赔偿与国家赔偿责任边界是基础议题[6]。

6. 药品财政政策研究是药物财政制度的重要组成部分,是公共财政制度中亟待加强的领域。目前,中国政府的政策研究局限于领导讲话、行政管理、政策法规、报告公文等事务工作,以证据为本和科学、实证的政策研究缺乏专门经费,国家政策研究成为政

府治理的"短板"[7]。

7．药物生产的基本建设投资是社会基础结构设施与经济基础结构设施体系的重要部分，体现政府的发展规划和战略目标，是政府区域卫生规划与公共服务财政制度建设的基础[8]。

8．药政管理是药物财政制度的核心组成部分，是药物财政制度建设中发展较好的领域。药政管理行为的性质是公共管理与行政管理，药政管理行为主体是政府，体现政府角色[9]。

9．药学和临床药事管理技术人员的专业教育、培养、继续教育、在职训练和基础教育。这是人力资本投资、人力资源行政管理、教育财政和医学教育财政制度的重要组成部分。目前，中国教育财政学的教学、研究较为发达，但是医药教育财政制度研究尚为空白[10]。

总体来说，药物财政制度的基本功能是为国家基本药物制度建设奠定财政预算资金保障机制。在卫生保健财政制度框架中，药物财政制度主要扮演基础性、核心性、前提性和保障性角色，对确保药品安全与药品监管筹资机制、切实缓解"看病贵"、解决"以药养医"问题具有决定性作用，是深化医药卫生体制改革的一项重要战略举措。简言之，在中国特色卫生保健财政制度框架设计与卫生财政学学科体系建设的发展过程中，药物财政制度全局性、基础性与战略性地位突出。

四、简要讨论与基本结论

中国国家基本药物制度建设具有划时代的历史意义，标志医药卫生体制改革进入崭新的历史阶段。国家基本药物制度的核心与本质是将基本药物定性为政府提供的"公共物品"，政府在基本药物制度建设过程中承担基础性健康照顾责任，药物财政制度是政府承担基本药物责任的财政制度表现形式，是政府承担健康照顾、药品筹资与药品安全责任的财政保障机制。药物财政制度框架范围广泛，内容繁多，覆盖基本药物制度建设与政府药政管理的所有领域，并与公共卫生、基本医疗卫生服务、基本医疗保障体系衔接，成为深化"医改"的战略举措之一，在解决"看病贵""以药养医"和构建和谐医患关系中发挥基础性作用。

参考文献

[1] WHO．如何制定和实施国家药物政策 [M]．2 版．北京：中国医药科技出版社，2007．

[2] 邵明立．确保公众饮食用药安全：中国食品药品监管改革与发展 [M]．北京：中国医药科技出版社，2009．

[3] 卫生部药政管理局．药品监督管理法规汇编 [M]．北京：华夏出版社，1990．

[4] 万钢．中国科技改革开放 30 年 [M]．北京：科学出版社，2008．

[5] 国家计委价格司．医药价格政策指南 [M]．北京：中国物价出版社，2001．

[6] 张敬礼．维护公众健康：中国食品药品监管探索与创新 [M]．北京：人民出版社，2008．

[7] 赵振东．廉价短缺药品价格问题研究（内部政策咨询报告）[R]．北京：中国价格协会，2008．

[8] 姚水才．区域卫生规划指导手册 [M]．北京：人民卫生出版社，1997．

[9] 王建英. 美国药品申报与法规管理 [M]. 北京：中国医药科技出版社，2005.

[10] 杨会良. 当代中国教育财政发展史论纲 [M]. 北京：人民出版社，2006.

本文系刘继同与詹思延联名文章，原载于《卫生经济研究》（杭州）2010 年第 8 期，特此说明与致谢。

"健康中国"国家发展战略与卫生财政学研究议题

摘要：中国共产党第十八届五中全会明确提出"推进健康中国建设"。谁去建设、谁是责任主体、如何建设、主要途径、什么时间建成、依靠什么资源建设健康中国等核心议题应运而生。以卫生财政学、福利财政学、财政政治学和社会福利理论为基础，从处境财政学、制度财政学、财政预算学、管理财政学、理论财政学和文化财政学等多维视角、列举国家财政制度框架、卫生财政制度框架，卫生财政价值观基础与理论基础、卫生政策法规与法律等21类研究议题，全面界定卫生财政学研究范围内容与优先领域研究问题清单，系统论述每类卫生财政学研究议题的内涵外延，简要勾勒中国特色现代卫生财政学研究议题的理论政策和健康服务含义，为健康中国、福利中国、"中国梦"和全面建成小康社会奠定现代卫生财政、福利财政制度基础。

一、"健康中国"国家战略催生卫生财政学学科建议议题

2015年10月29日，中国共产党第十八届中央委员会第五次全体会议首次明确，坚持共享发展、着力增进人民福祉、注重机会公平、"推进健康中国建设"，实现全体人民共同迈入全面小康社会，标志健康中国建设首次由卫生系统行业战略上升为国家发展战略。

健康中国战略源于"全民健康、人人享有基本卫生保健和全民健康三步走"的战略构想[1]。2008年"建立覆盖全民的基本医疗卫生制度"首次成为国家卫生工作和深化医改的战略目标。卫生部据此提出实施"健康中国2020"战略规划和提高全民健康水平的目标。

"健康中国2020"战略是2008—2020年卫生发展中长期规划，是提高全民族健康素质、实现以"健康促小康"、以"小康保健康"的重要战略，是实现人人享有基本医疗卫生服务奋斗目标的重要内容。该战略分三步走：第一步到2010年初步建立覆盖城乡居民的基本医疗卫生制度框架，第二步到2015年使我国医疗卫生服务和保健水平位于发展中国家的前列，第三步到2020年建立起比较完善、覆盖城乡居民的基本医疗卫生制度，全民健康水平接近中等发达国家。

实施"健康中国2020"战略必须建立体制、投入、科技、人才、文化和国际合作六大支撑体系；要深化医药卫生体制改革，建立中国特色的医药卫生管理和运行体制，将国民健康列为经济社会发展的重要指标；要建立稳定的经费保障机制、投入增长机制和转移支付机制，健康中国与卫生财政体制建设议题产生[2]。健康中国发展战略从"大健康""全方位、全生命周期健康服务""所有政策体现健康""注重预防和健康促进"等现代健康理念出发，推行居民健康工程，改善人群健康环境，降低城乡健康风险，提高全居健康水平的战略思路与政策措施，描绘健康中国建设蓝图[3]。

卫生部门行业性"健康中国2020"战略规划转变为健康中国国家发展战略，标志健康

中国建设首次成为国家最高意志、国家发展愿景、国家发展目标、国家发展战略，标志健康中国与卫生财政学、福利中国与福利财政学时代来临，具有划时代和里程碑意义。

二、卫生财政学研究的滞后现状与紧迫的国家需要

中国卫生财政学的研究状况不容乐观，卫生财政学价值观、价值理念、思维模式、学科视角、理论取向和研究方法尚未成为卫生系统的主流模式，理论政策研究严重滞后于现实。目前，医疗健康与财政的关系和研究模式有三种。一是从医疗服务和卫生筹资角度看财政。这是卫生系统的主流和传统模式，研究者大多有医疗卫生教育背景，"医学化思维主导"[4]。

二是从财政和财政学等学科角度看卫生，以卫生系统以外人员为主，研究者多数并不懂医疗[5]。伴随医药卫生体制改革不断深入和财政投入增大，身心健康成为全体国人的第一需要，这种模式的研究者和研究成果日趋增多，局外人优势与财政学、政治学、经济学优势明显。

三是从卫生财政学学科专业角度看整个卫生服务体系，从卫生与财政之间互动关系角度看待医疗卫生规划、筹资、预算、执行、行政管理、监督、评估等整个健康服务的财政过程[6]。从理论、现实和研究的角度看，这种模式最具发展前景，兼具内部人与局外人两种体系优势，但是从人员数量、研究机构、研究课题和研究成果等角度看，数量却是最少的。

无论是从研究模式、研究角度和专业学科角度，还是从研究广度、研究深度和研究成果对现实医改的理论政策指导角度，目前中国的卫生财政学研究状况都不尽如人意。从比较卫生政策研究角度看，卫生系统内部，卫生财政学研究状况远远滞后于卫生经济学。从医疗卫生系统与教育系统比较角度看，卫生财政学研究状况远远滞后于教育财政学研究。

2017 年 1 月 27 日，笔者运用中国知网（CNKI）检索系统，选择"卫生财政研究"与"教育财政研究"作为检索词，检索发现两类研究成果之间存在巨大差别，凸显卫生财政研究边缘化状况（表 1）。

无论从实现"中国梦"、两个百年目标、全面建成小康社会、健康中国战略目标角度，还是从深化医药卫生体制改革、构建和谐医患关系、提高全社会总体健康福祉水平角度看，卫生财政学理论政策研究和学科专业建设均亟待深化，以积极回应国人不断提高的健康需要。

中国医药卫生体制改革的真实和核心问题有三个，三者实质是相互关联的内在一体化问题。一是医疗卫生服务的价值观、价值目标与政策目标是什么，二是医疗卫生服务性质是什么，三是医疗卫生服务的理论基础是什么。价值观、价值基础、价值目标决定卫生政策性目标[7]。这意味着有什么样的价值观和价值目标，就会有什么样的医疗卫生服务体系和政策法规体系。

医疗卫生服务的本质属性决定健康照顾责任的社会划分原则与边界，决定疾病问题的性质，决定谁是医疗卫生服务的筹资责任主体和服务提供主体，决定医疗卫生服务体系的建设方针。医疗卫生服务的理论基础决定我们从什么角度观察、分析、研究、解释

医疗卫生服务活动。如果从经济学理论和专业学科角度看，医疗卫生服务似乎无异于其他赚钱谋利的"商业性活动"。如果从社会福利理论和社会政策角度看，医疗卫生服务实质就是不以谋利为目的的"社会服务"。就是说，中国医药卫生体制改革核心问题是卫生筹资，实质是建立中国特色卫生财政体制[8]。

表 1　中国卫生财政研究与教育财政研究成果比较表（1979 年至 2017 年 1 月 27 日）

比较层面	卫生财政学（文献数）	教育财政学（文献数）	卫生财政占比（%）
全文	1 649	27 324	6.03
主题	840	5 002	16.79
篇名	827	4 824	17.14
关键词	0	0	
摘要	3	89	3.37
五项合计	3 319	37 239	8.91

注：表 1 系笔者对"卫生财政研究"与"教育财政研究"研究文献检索数量结果，未考虑文献内容、针对性和其他质量问题，特此说明。

三、卫生财政学研究议题与构建中国特色卫生财政体制

目前，研究卫生财政体制议题角度有六，各种角度均有其独特之处，反映人们关注的重点不同。一是财政学和政治学角度，主要特点是从国家财政制度角度看局部卫生财政[9]。二是卫生保健体系角度，主要特点是从卫生保健体系系统性看待卫生财政问题。三是医疗卫生服务体系角度，主要特点是聚焦医疗卫生服务活动，聚焦直接性医疗服务。四是卫生财政学学科专业角度，主要特点是聚焦学科专业建设，重点是学科专业。五是理论政策角度，主要特点是聚焦卫生服务中理论政策议题，理论政策取向明显。六是财政学相关学科尤其是交叉和新兴学科角度，如从财政社会学视角来看卫生财政[10]。

目前医药卫生体制改革已进入深水区和制度建设攻坚阶段，核心目标是建立现代卫生保健体系和政策框架，关键问题是解决健康照顾责任的社会划分问题，实质是解决医疗卫生服务活动的筹资、预算、支付、补偿和评估体系，即中国特色卫生财政制度建设。为什么急需建立卫生财政制度、谁去建设、如何建设、卫生财政制度建设主要途径是什么、什么时间建成、卫生财政制度建设的"时间表和路线图"、谁是卫生财政制度建设责任主体、卫生财政制度与健康中国建设是什么关系、健康中国与全面小康社会是什么关系、依靠什么资源建设健康中国等核心理论政策和制度议题应运而生，意义重大。

改革开放以来中国医改历史经验和惨痛教训证明，如何科学研究和制定正确的卫生政策法规，促进卫生改革不断深化、推动卫生事业健康发展，是卫生管理最重要课题。确保国家卫生政策法规具有科学性、正确性和可操作性的主要依据有七：一要依据国家宪法和法律、法规，二要依据国家发展目标，三要依据思想理论基础，四要依据中国基本国情与健康国情，五要依据国家改革发展方向，六要依据卫生事业性质，七要依据人民的健康状况[12]。

　　笔者将全面利用前述各种不同角度，根据中国政治、经济、社会、文化和健康需要，全面、系统和综合性地研究中国特色现代卫生财政制度，聚焦卫生财政制度建设中全局性、基础性、理论性、战略性、系统性、框架性、长远性和国家性理论、政策研究议题清单。

　　卫生财政理论、政策研究的目标是增进全民健康福祉。研究议题分为国际与国内两层次。最为重要的是，卫生财政理论政策议题最宏观的制度背景和基础是国家政治制度和法律框架，其中尤为重要的是国家财政制度框架，因为卫生财政是现代公共财政和福利财政制度的组成部分。中央政府、省级政府、市级政府、县级政府和乡镇政府层级不同，但其结构和功能基本一样。

　　研究议题源于中央到地方五级政府中纵向的卫生保健体系，现代医疗卫生服务体系中由传染病防控、预防、临床医疗、康复和临终关怀服务组成的横向关系和医疗卫生服务整个过程，由纵横交织两个亚体系组成的现代卫生保健体系的结构和功能、地位和作用以及角色三大领域。笔者主要从中央政府部门预算和部门预算体系框架中各级机构互动关系模式角度入手，聚焦中央政府和国家层面的卫生财政研究议题，国际性和地方性均不是主体。

　　目前争议较大领域是医疗保健与公共卫生的区别，即医疗财政与公共健康财政之间关系 [17]。综观世界各国卫生财政制度的发展规律和历史经验，最重要的是应将医疗卫生问题放到国家财政制度框架中历史和动态考查，从财政角度来看医疗卫生地位，从医疗卫生角度看财政定位，通过医疗卫生服务与国家财政制度的互动关系，探讨医疗卫生和公共财政制度的现代化之路。

　　目前，中国财政部的主要业务司局是综合司、条法司、税政司、关税司、预算司、国库司、国防司、行政政法司、科教司、文化司、经济建设司、农业司、社会保障司、资产管理司、金融司、国际经济关系司、国际财金合作司、会计司、监督检查司、国家农业综合开发办公室等，充分体现财政税收、财政预算、财政支出、财务统计、财政监督和财政评估的全过程。具体而言，主要从分税制和中央政府部门预算体制角度全面系统研究卫生财政制度。

　　从卫生财政学视角，以卫生财政学、福利财政学、财政政治学和福利理论等为基础，将卫生财政学研究议题分为处境财政学、制度财政学、财政预算学、管理财政学、理论财政学和文化财政学研究六大类型。每种类型均蕴含众多研究议题，具体分为 21 类研究议题，首次全面界定卫生财政学研究范围内容与优先领域问题清单，简要论述每类卫生财政学研究议题的内涵外延，分析中国特色现代卫生财政学研究议题的理论政策和健康服务含义，为健康中国、福利中国、中国梦和全面建成小康社会奠定中国特色现代国家财政、公共福利财政、社会福利财政和卫生财政制度基础。

　　1. 卫生财政制度的政治起点与财政政治学的视角

　　国家政治制度与国家权力结构是研究国家财政制度与卫生财政制度的政治起点。财政政治学与卫生政治学是基础性和实用性新兴学科，为理解政治与财政提供最佳视角 [13]。从政治学和国家权力角度研究财政问题的财政政治学是 20 世纪的创造之一，有助于人们更好地理解国家制度、国家权力、公民权利、社会资源和制度建设之间的关系。20 世纪政治科学最重要发展之一是创造卫生政治学，将国家、政党、意识形态、权力结构、利益相关者分类与政治关系理论等政治性因素、视角引入医疗卫生服务[14]。

2010年第五次修正的《中华人民共和国宪法》规定，"中华人民共和国是工人阶级领导的、以工农联盟为基础的人民民主专政的社会主义国家"。中华人民共和国实行依法治国，建设社会主义法治国家。中华人民共和国的社会主义经济制度的基础是生产资料的社会主义公有制。国家实行社会主义市场经济。国家发展医疗卫生事业，发展现代医药和我国传统医药，鼓励和支持农村集体经济组织、国家企业事业单位组织和街道组织举办各种医疗卫生设施，开展群众性的卫生活动，保护人民健康。全国人民代表大会是最高国家权力机关。全国人民代表大会和全国人民代表大会常务委员会行使国家立法权。中华人民共和国国务院，即中央人民政府，是最高国家权力机关的执行机关，是最高国家行政机关。国务院"编制和执行国民经济和社会发展计划和国家预算"。这是理解中国政府，理解国家政治制度、权力结构与政府运行，理解财政制度的政治前提。就是说，国家财政和卫生财政最重要的影响因素是政治，是国家政治制度与国家权力结构。

2. 国家财政制度框架与政府职能角色的政治—福利定位

国家财政制度框架、财政制度范围内容与优先领域以及财政制度结构、功能与地位作用角色，是卫生财政学研究的财政制度背景、处境、基础与首要任务，基础地位显著。

国家财政制度既是卫生财政研究的宏观制度背景、处境与基础，又是卫生财政研究首要领域。财政是指政府从事的收支活动，是国家职能重要部分，财政政策是国家宏观调控的重要工具。

现代财政制度框架主要由财政收入、财政预算、财政支出、财政行政管理和财政监督五大部分组成。财政职能反映政府职能，财政政策反映国家政治意愿，是财政制度核心。中国特色现代财政制度框架，以税收管理、政府收费和基金管理、预算管理、国库管理、支出管理、国债管理、财政政策、财政法制建设、社会保障资金管理、企业国有资本与财务管理、会计管理、财政信息化管理、国际财金管理和财政监督等为内容的财政管理体制形成[15]。

改革开放以来，国家财政制度、财政职能、财政政策、财政管理和财政理论发生重大变化，公共财政与百姓生活的关系日益密切，财政职能由"生产性职能"向"福利性职能"转变趋势明显。国家财政在解决司法公正、公共安全、"三农"问题、就业与社会保障、义务教育、医疗卫生服务、住房保障、基本公共文化服务、环境保护和收入再分配中发挥的作用越来越大[16]。中国政府财政制度框架，即财政观、财政职能、财政政策、财政管理和财政理论状况，决定卫生财政体制状况，卫生财政成为观察、理解、分析财政制度结构与政府职能的最佳视角。

制度财政学或现实财政学、实践财政学是国家财政与卫生财政制度研究最主要的部分，其显著特征是"看得见"和"摸得着"的财政政策法规、财税业务、财政管理体制和各类财务组织等。制度财政学以国家财政与卫生财政制度范围内容为主要对象。

现代财政制度基本职能通常分为生产性与经济性职能，分配性与政治性职能。笔者主要聚焦国家财政的分配性与政治性职能，尽管卫生财政并非标准意义的"生产性财政"。具体来说，制度财政学或卫生财政制度研究议题主要由卫生财政体系框架，卫生财政政策目标与基本原则，卫生政策法规与法律、全球卫生财政、国家卫生保健服务财政、社会医疗保险财政体系、社会医疗救助财政、医疗健康服务价格政策法规等政策法规和制度类议题组成。

3．卫生财政体系框架与卫生部门预算体制框架

国家卫生财政体系框架状况取决于国家宏观财政制度框架的状况。有什么样的国家财政制度框架就有什么样的卫生财政制度框架。框架基本含义是指系统结构总体性状况。现代国家财政制度框架主要由财政政策、财政收入、财政预算、财政支出和财政管理组成，卫生财政制度框架同样由卫生政策、卫生筹资、部门预算、卫生支出和卫生财政管理组成。

根据国家卫计委的"三定"方案，国家卫计委财务司主要职责是"承担机关和预算管理单位预决算、财务、资产管理和内部审计工作，拟订药品和医疗器械采购相关规范，提出医疗服务和药品价格政策的建议，指导和监督社会抚养费管理"，并无"卫生财政制度框架"。这意味着国家卫生财政制度框架的范围、内容与优先领域是急需深入研究探讨的基础性议题。

4．卫生政策法规与国家财政政策法规法律

卫生政策法规与法律，尤其是卫生政策目标和基本原则是制度财政学的重要部分。

国家总体财政政策法规、政策目标和基本原则决定卫生财政政策法规、政策目标和基本原则。这意味财政部的政策法规、国家财政政策目标和基本原则决定卫生部门政策法规和基本原则。

中国政府的财政政策法规和法律体系框架具有鲜明的中国特色和时代特征。以卫生政策为例，国家卫生政策类型不仅仅是卫生部制定的政策，更重要的是中共中央、国务院颁布的政策。法规是中国政策法律体系中独特类型之一，主要是指国务院颁布行政法规。而且从发布主体、权威性、含金量、法律效力、可操作化实施和实施社会效果影响等角度看，存在清晰和明确层次结构，反映中国国家财政、卫生财政政策法规与基本原则特征[17]。

中国政府总体财政制度以改革开放为历史分界线，分为前后两大历史发展阶段，两个阶段财政制度环境、财政制度框架、财政模式、财政理论基础、财政观和财政政策法规截然不同，清晰反映国家财政制度全面性、系统性、结构性和战略性转型过程和发展方向。1979 年以来，国家财政体制发生巨大变化，财政实力逐步壮大，财政支出结构持续优化，财政体制不断健全，财政宏观调控体系日益完善，财政管理的科学化和精细化水平显著提高，对外财金交流合作不断拓展，中国特色财政政策法规法律体系框架基本建立[18]。

卫生财政政策法规、政策目标和基本原则是卫生财政制度重要部分，反映制度特征。

5．国家财政的部门预算体制与卫生部门预算

国家财政预算体制与卫生部门预算是卫生财政制度核心。财政预算是整个财政工作的灵魂和基础，通过财政预算与决算将各项财政工作整合起来。

1949 年以来，中国政府实行功能预算体制，为计划经济和社会主义建设奠定基础。改革开放以来，传统功能预算的体制问题日益突出，预算编制范围窄、涵盖范围不完整，预算编制简单、方法不科学，预算编制时间短、程序不规范，预算支出安排粗放、管理不到位，预算管理主体较多、财权不统一，财政目标以经济建设主、公共财政职能较弱。

1994 年国家实行分税制财政体制改革，加剧和凸显传统预算体制与现代政府职能改

革间的矛盾。2000年财政部印发《关于改进2000年中央预算编制的意见》，正式拉开中国部门预算序幕。部门预算是编制政府预算的一种制度和方法，由政府各部门依据国家有关法律、法规及其履行职能需要编制，反映部门所有收入和支出情况的综合财政计划，是政府各部门履行职能和事业发展物质基础。中央政府部门预算改革、编制方法决定卫生部门预算改革和编制方法[19]。令人遗憾的是，迄今为止，有关卫生部本级卫生部门预决算的实证研究成果屈指可数[20]。

全国各级卫生财政部门预算和决算体制是卫生财政制度基础与核心，急需深入研究。

6. 全球卫生财政与中国在全球卫生治理中角色

全球卫生财政是全球医疗卫生服务卫生财政基础，是国家卫生外交政策重要部分，是国内医疗卫生服务体系的国际性延伸和制度化拓展，在卫生财政制度中扮演日益重要角色。长期以来，现代医疗卫生服务基本局限民族-主权国家地域范围内，是典型的国家内政事务。20世纪70年代以来，伴随世界经济和国际贸易全球化发展，全球卫生服务，全球性与国际性卫生财政和全球卫生治理等问题应运而生，成为世界各国面临的共同挑战[21]。全球卫生财政体系涉及众多的问题，覆盖国家全球医疗卫生服务活动所有领域。

一是中国政府与世界卫生组织（WHO）之间全面性、专业性交流合作、技术援助和制度性创新，包括世界卫生组织年度规划预算的制定与实施、我国对世界卫生组织正规预算和预算外项目制定与管理、WHO奖学金、WHO合作中心、专家委员会和专家咨询团等财政议题[22]。

二是中国政府的卫生外交政策与领事保护服务活动，充分体现中国政府在国际事务中的角色。伴随中国和平崛起和成世界第二大经济体，卫生外交与领事保护服务将日趋重要[23]。这种卫生外交与领事保护服务既包括单边的交流合作，又包括双边，还包括多边的交流合作。

三是中国政府贯彻实施《国际卫生条例》和相关国际医疗卫生政策法规的国家卫生预算经费。1969年世界卫生组织颁布了《国际卫生条例》，2005年修订《国际卫生条例》。全球卫生化与卫生全球化背景下，全球和国际卫生政策法规、技术标准数量、投入增加[24]。

四是中国政府与联合国机构、各类国际组织等在医疗卫生服务领域中的政府贷款与交流合作。自1991年开始中国政府与世界银行开展卫生合作，项目涵盖口腔卫生、重症监测、妇女健康、盲聋康复、神经科学、医院医疗技术装备、农村卫生与预防医学、妇幼卫生等。这种国际卫生合作涉及外国政府贷款、项目财务管理、贷款债务管理、财政资金配套和招标采购流程、卫生财政综合管理等诸多卫生财政、预算编制和卫生财务行政管理事宜[25]。

五是中国政府开展的各种卫生援助与卫生发展援助服务，最重要的是中非卫生合作。1963年中国就向非洲阿尔及利亚派出第一支医疗队，50多年共有2.43万名中国医疗队员远涉43个非洲国家和地区，为当地民众提供医疗卫生服务；超过2.7亿人次的非洲患者接受诊治；51名中国医疗人员把宝贵的生命留在他们热爱的非洲大地上[26]。中非卫生合作发展方向是医疗卫生服务体系建设，核心是卫生财政制度建设。

中国学者从卫生筹资角度出发，观察、了解非洲国家实现全民健康覆盖进展与面临挑战，对非洲国家筹资水平、筹资来源、经济风险保护水平研究发现，非洲地区各国人均卫生费用平均155.6美元，卫生总费用中24.0%源于外方援助，广义政府卫生支出占卫生总费用比重为51.1%，家庭直接现金支出占卫生总费用比重37.0%；非洲国家卫生筹资水平总体偏低，政府筹资能力不足，依赖外部资金严重，无法有效提供经济风险保护，建立预付制和统筹基金进展缓，未来中非可在提升政府筹资能力、制定国家卫生筹资战略方面开展合作[27]。现代卫生财政制度建设是未来中非卫生合作的基础领域与战略重点，地位最为重要。

7. 医疗卫生服务财政与卫生财政制度建设战略重点

医疗卫生服务财政是卫生财政制度主体部分，主要由医疗保健、公共卫生财政和长期照顾服务财政三部分组成，覆盖人类全人、全家、全民性、全生命周期身心健康需要。改革开放以前，医疗卫生财政体制范围包括医疗保健与公共卫生两部分，国家承担主要责任。改革开放以来，一方面医疗财政色彩越来越淡，医疗服务市场化明显，个人负担主要的费用。国家财政对公共卫生服务投入也急剧减少，公共卫生服务体系难以发挥预防作用。2003年SARS疫情后，如何从公共财政，尤其是卫生财政角度看待公共卫生成为热点议题。

2000年以来，伴随快速老龄化和老年人照顾问题，国内出现探索性长期护理保险与服务试点，有关长期照顾服务和长期照顾保险体系研究不断增多。2016年人社部在全国15个城市试点，极大推动中国长期照顾服务和长期照顾保险体系不断发展、完善，丰富卫生财政的内容[33]。

现代卫生保健体系框架范围内容与优先领域决定现代卫生财政体系框架范围内容。

8. 医疗救助财政与国家福利财政职能

医疗救助财政是卫生财政制度重要部分，是医疗卫生中国家社会救助政策法规，主要回应和解决问题是贫困与健康的关系问题，主要服务对象是贫困人群或临时性贫困人群。因为贫困的重要成因、贫困的结果和贫困的影响均体现为身心健康状态，因果关系清晰明确。从世界社会救助和反贫困经验看，如何为穷人和贫困群体提供医疗健康服务是重要议题[29]。

医疗救助财政与其他医疗卫生服务财政的最大区别是服务性质、责任主体和筹资机制不同。医疗救助的性质是"福利服务"，国家是医疗救助的责任主体，经费主要来自财政预算资金；其他医疗卫生服务性质是"社会保险"，国家、企业和个人是责任主体，筹资渠道也是多元的[30]。

2005年3月14日，国务院办公厅转发民政部、卫生部、劳动保障部、财政部《关于建立城市医疗救助制度试点工作意见》文件，拉开中国城市医疗救助制度建设历史序幕，意义深远。经过十年不懈努力，中国政府已基本上建立覆盖城乡和覆盖全民的医疗救助服务体系框架，实现由城市医疗救助向城乡医疗救助，由医疗救助向重特大疾病救助，由贫困人群向普通人群医疗救助、由长期性医疗救助、向临时性医疗救助的历史转变，彰显医疗健康服务的公平性。

城乡医疗救助服务体系与医疗救助财政学仍有诸多基本理论政策议题急需研究。如全国乡医疗救助财政支出规模、结构与地区差异问题，中央与地方财政支出责任划分[31]。还有学者实证研究发现，县级财政筹资责任加重不仅是医疗救助公共财政纵向失衡直接原因，而且还加剧省际医疗救助筹资水平的横向不平等。中央转移支付仅在东部和中部地区起到有限"拉平"作用，在西部地区的作用有限，而省级政府完全没有起到应有的均等化作用[32]。

我国目前已经初步建立以基本医疗保险为核心，以补充医疗保险、医疗救助为两翼的多层次医疗保障体系。但多层次医疗保障体系运行依然存在诸多问题，如各层次间衔接不畅等[33]。总之，医疗救助财政制度建设是卫生财政制度建设的重要一环，最能体现政府的责任承担。

9. 社会医疗保险财政体系与社会保险基金预算体系

中国社会医疗保险财政体系由公费医疗财政、城镇职工基本医疗保险财政、城镇居民基本医疗保险财政、新型农村合作医疗财政四部分组成，反映四种基本医疗保险。1949 年以来，中国政府模仿、参照苏联的社会保险制度，建立中国特色社会保险体系框架。1966—1976 年"文化大革命"期间，社会保险体系崩溃瓦解，疾病、生育、工伤和养老保险消失。改革开放以来，中国政府恢复重建全民社会医疗保险体系，建立覆盖全民医疗保险网。

当前，中国社会医疗保险体系正处于全面性、系统性与结构性转型过程之中，统筹城乡社会医疗保险，尤其是城镇职工基本医疗保险财政与城镇居民基本医疗保险财政并轨合一过程基本完成，正处于由社会医疗保险向社会健康保险转型过程中，中国特色现代全民性社会医疗保险体系框架已经形成，中国社会医疗保险体系改革发展趋势清晰明确，即一个全民性医疗保险制度，但因多个社会医疗保险体系存在，将在一定时期内存在多种缴费与报销标准。

伴随卫生财政体制不断发展完善，社会医疗保险体系将恢复其原有筹资功能。在全民医疗保险制度框架下最终实现由"卫生财政预算拨款为主，社会医疗保险筹资为辅"卫生筹资模式，向"社会医疗保险筹资为主，财政卫生事业经费预算为辅"模式的战略转型。既能体现国家健康照顾责任的承担，又有助确立现代卫生财政医疗保险筹资主导模式，还有助于发挥社会保险防范风险的作用，真正实现预防为主和健康促进，构建和谐医患关系。

2009 年国务院决定在全国人力资源与社会保障部门内试编社会保险基金预算，卫生财政与卫生财政预算体系建设进入崭新历史发展阶段，卫生财政制度框架基本形成。

10. 医疗健康服务价格理论政策与医疗健康服务定价机制

医疗健康服务价格理论与政策是国家财政，尤其是卫生财政研究基础与核心议题之一。医药卫生服务价格理论与政策研究范围广泛、内容繁多，涉及整个医疗卫生服务体系所有相关研究议题，是卫生财政学研究的战略重点和优先领域之一，基础性地位显著。医药卫生服务要素价格理论、政策是卫生财政学与卫生经济学间最大、本质差别之一[34]。

经济学与卫生经济学看来，价格是典型的市场经济现象，反映物品与服务的供求关系；财政学与卫生财政学看来，医药卫生服务价格并非是纯粹和典型的市场经济现象。医药卫生服务"社会福利"的本质属性，医药卫生服务高度的正外部性，医药卫生服务是人类客观性与普遍性需要，医药卫生服务价格主要由政府决定是卫生政策的主导模式[35]。医药卫生服务价格理论与政策研究议题广泛，包括价格形成机制与作用，价格改革与发展、价格管理、价格监测与分析、成本调查和成本监审、药品价格、卫生服务价格和政策法规等。

医药卫生服务体系价格研究议题可以分为若干更具体的研究领域和研究类型。一是医药卫生服务价格理论研究，包括财政哲学与医学哲学、基础理论与理论基础议题[36]。二是医药卫生服务价格政策研究，含医疗服务价格、公共卫生服务和药品器械价格等[37]。三是医药卫生服务中某个具体项目或某个药品价格研究，如基本药物目录的政府定价[38]。四是医药卫生服务各类成本、投入、产出，尤其是价格——效益和服务效果研究等[39]。五是医药卫生服务价格的影响因素、价格波动原因、各类服务价格模式优劣的比较研究。六是医药卫生服务价格行政管理、监督监察、宏观调控和财政价格补贴、政策措施等。

医药卫生服务价格理论与政策是个亟待开发的领域，直接影响医疗卫生服务效果。

11．卫生财政理论与中国特色公共财政理论

卫生财政学理论研究的理论意义主要在于，通过特殊性和行业性卫生财政制度理论研究活动，验证、检验现代公共财政制度发展的普遍性和客观性规律，丰富发展既有的公共财政理论，同时运用财政一般理论和基础理论指导理论卫生财政研究，总结概括新型卫生财政理论[40]。毫无疑问，理论财政学的研究状况、理论质量决定理论卫生财政学的研究状况、理论质量。

卫生财政体系在国家经济社会发展进程，尤其是宏观财政制度中所处地位、扮演角色、发挥作用、社会影响是理论财政学研究的基础性和战略性议题，直接反映卫生政策和医疗卫生服务在国家发展中所处地位与扮演角色，间接反映健康现代化程度与国民健康福利水平。1949年以来，国家实施新法接生、建立城乡医疗卫生服务体系、广泛开展爱国卫生运动、加大国家对医疗卫生财政投入等政策措施，卫生工作取得显著成就。中国政府用较少卫生财政经费，解决了世界上人口最多国家的健康问题，创造举世闻名政治化和群众性爱国卫生运动模式，医疗卫生事业在社会主义新中国建设中地位重要[41]。

1997年《中共中央国务院关于卫生改革与发展的决定》，首次明确将卫生事业性质由单一"福利"性质，转变为"政府实行一定福利政策的社会公益事业"，国家财政对卫生事业的投入大幅度减少和急剧降低，卫生财政体系发展处于最困难的谷底，疾病负担性质由"社会问题"蜕变为"个人麻烦"[42]。2003年SARS疫情之后，国家加大了公共卫生财政制度建设，恢复和加强疾病预防控制体系。目前，国人身心健康成为最重要基本需要，卫生服务在国家发展中的地位急需提高。医疗卫生服务性质、地位、功能、角色、作用、影响等是卫生财政理论研究核心。

卫生财政理论政策和实务研究基本类型多样。一是不同学科专业视角研究，例如政治学、经济学、社会学、心理学视角的卫生财政研究。二是各种亚类型的理论研究，如意大利财政学派理论遗产之一的财政错觉（fiscal illusion）理论及相关财政实践[43]。三是各类应用性和政策性研究，主要关注卫生财政现实和主要问题，如医院如何筹资[44]。四是行动研究，主要特点是将理论研究、政策研究、学科专业研究和政策倡导有机结合起来。五是纵向历史研究，卫生财政思想史、理论、服务、专题和制度史等。如中国学者从财政与国家治理的关系角度，将近代西方财政学发展划分为三个100年左右的时期，分别是官房学时代、政治经济学时代和经济学时代，财政制度变迁轨迹清晰[45]。六是横向比较研究，比较研究是一种较高形式研究，起点高，要求高，研究发现更为深刻[46]。七是

结合前述研究方式优点的综合性研究，综合性主要体现为理论、视角和方法等多样性。

卫生管理财政与卫生财政管理学是较重要的领域。从医疗卫生服务形态角度看，医疗卫生服务服务活动可以简化为两大类服务：一是直接性服务（包括预防、医疗、康复到临终关怀的所有服务），二是间接性服务（宏观层面的政策法规、医学教育，生命科学与生物医学基础研究，医疗健康宣传教育，卫生行政管理及中观层面医疗卫生机构财政管理）。各类医疗卫生机构是卫生财政预算执行单位，医疗卫生机构的卫生财政预算与预算执行，尤其是筹资模式、支付方式和预算管理最为重要。直接性医疗卫生服务是直观可见、表面现实、直接接触服务对象和专业化服务，间接医疗卫生服务是非直观可见、隐蔽在服务背后、不直接接触服务对象的行政性活动。现代社会生活中，尤其是在专业化与个性化医疗卫生服务体系，国家各级卫生行政官僚科层体系和间接性行政管理发挥越来越大作用，这是卫生财政管理重要的原因所在。

国家卫生财政管理领域范围广泛，内容繁多，覆盖医疗卫生财政制度建设所有范围，主要是区域卫生规划和卫生规划财政、卫生财政预算与决算、卫生财政支出、卫生财政补偿方式、卫生财政支付方式、卫生财政管理体制、卫生财政监督、卫生财政审计、卫生财政绩效评估、卫生财政预算管理和卫生财务管理、卫生财会核算体系与卫生财务统计指标体系建设以及卫生财政规划、预算、执行、支出、管理、监督、审计和绩效结果评估全过程管理等。

12．区域卫生规划和国家卫生规划财政

区域卫生规划和国家卫生规划财政是卫生财政管理的首要组成部分。1949 年以来，中国计划经济体制与高度中央集权历史遗产是制定国民经济与社会发展规划。改革开放以来，区域卫生规划和国家卫生发展规划增多，在制度建设中发挥越来越大的作用。虽然区域卫生规划和国家卫生发展规划不涉及财政预算和决算，但是指明卫生财政发展重点。卫生部"健康中国 2020 年"战略规划与"健康中国"国家发展战略规划是典型。更重要的是，由于中国实行年度预算，长期匮乏财政预算规划理念，导致预算功能单一 [47]。

13．卫生财政管理体制与国家财政行政管理体制

国务院和各级地方政府卫生财政管理体制是卫生财政制度建设与财政行政管理重点。目前，中央政府设置国家卫生与计生委员会，省级、市级、县级政府设置相应级别委员会。目前，国家卫计委财务司机构设置主要是综合处（扶贫办）、财务管理处、预算管理处、价格与资产处、内部审计与绩效评价处、机关财务处六个处，主要负责国家卫计委部门预决算。

从国家横向财政关系和政府间横向财政关系角度看，国家与地方政府卫计委权限较小。表现为国务院多个职能部委涉及医疗卫生服务，社会医疗保险基金由人社部掌握、医疗卫生服务价格决定权由国家发展改革委掌握，卫生财政管理体制呈现多头分割管理状况。这种四分五裂和条块分割的卫生财政管理体制带来的最大问题是卫生资源分散，无法发挥卫生财政资源的宏观管理和宏观调控作用，难以实现社会医疗保险基金的风险防范和补偿作用 [60]。

14．卫生监督财政与卫生财政监督

卫生监督财政与卫生财政监督是卫生财政过程重要环节，是卫生财政制度重要部分。按照国务院"三定"方案，国家卫计委综合监督局主要职责是承担公共卫生、医疗卫生、

计划生育综合监督，按照职责分工承担职业卫生、放射卫生、环境卫生、学校卫生和计划生育的监督管理，组织开展公共场所、饮用水安全、传染病防治监督检查，整顿和规范医疗服务市场，组织查处违法行为，督办重大医疗卫生违法案件，指导规范综合监督执法行为。

15. 卫生财政审计与国家财政审计

国家财政审计和卫生财政审计是现代财政制度部分，是最有效财政监督方式。财政审计是财政分配全过程的一个环节。财政分配是一个系统工程，是具有内在规律的一个完整过程，其客观内容应该包括概算、预算编制与审批、组织收入、安排支出、争取平衡、决算编制与审批、财政事前事中与事后监督、财政审计，各个环节缺一不可。财政监督和财政审计是具有不同形式、不同角度、不同内容和不同效果的两种监督活动[49]。

16. 卫生财政绩效评估和医疗卫生服务项目社会影响评估

卫生财政绩效评估和医疗卫生服务项目社会影响评估是卫生财政制度建设中新成分。中国政府财政绩效评估源于欧美的绩效预算，财政资金绩效评估是绩效预算的必然结果[50]。目前，全国各地和各行业的绩效评估方兴未艾，蓬勃发展，医疗卫生服务领域同样如此[51]。但是，财政项目经济效率、经济绩效评估与公共财政公平价值观、社会福利目标相冲突[52]。

17. 卫生财政预算管理与国家预算管理体制

卫生财政预算管理尤其是卫生财务管理，是卫生财政行政管理和制度建设基础部分。改革开放以来，中国财政资本管理与财政财务管理经历三个阶段，反映财政制度发展方向。1988年前是传统财务管理阶段，主要特点是国有资本管理寓于财务管理之中，属宏观财务管理模式；1988年起是财政国有资本与财政财务管理分开管理阶段；目前是国有企业国有资本与财务统一管理阶段，财务核算与会计报表是财政财务管理的主要内容和主要手段[53]。

18. 卫生财会核算体系与卫生财务统计指标体系建设

卫生财会核算体系与卫生财务统计指标体系建设是卫生财政制度的基础结构部分，是政府收支分类科目在医疗卫生服务领域中的具体体现，是国家财政经济活动的基础部分。1949年以来，中国政府建立与功能预算相匹配的政府收支分类科目，发挥财政应有的作用。2007年，为适应公共财政制度建设需要，财政部对政府收支分类科目进行大幅度修改调整，以建立以政府收入分类、支出功能体系和支出经济体系为主要内容新政府收入分类体系[54]。

目前，卫计委部门预、决算编制过程中面临主要问题之一是预算收支分类科目设置的不科学。按照政府收支分类改革方案，国家财政预算和决算科目分为类、款、项三级。类对应的基本是政府不同职能部门，如外交类、教育类、医疗卫生与计划生育类。款对应的基本是各职能部门更为具体的工作，如医疗卫生与计划生育（类）医疗卫生与计划生育管理事务（款）。项对应的是最基本和无法再细分的工作范围和职能任务，如医疗卫生与计划生育（类）医疗卫生与计划生育管理事务（款）一般行政事务（类）。类、款、项的选择与概念界定至关重要。

19. 卫生财政全过程管理与公共财政过程管理

卫生财政全过程管理是卫生财政现代化重要内容和标志。卫生财政过程包括财政规划、预算、执行、支出、管理、监督、审计和绩效结果评估各个环节与主要过程，反映国家权力与财政权力的生成、演变、发展和实施[55]。

20．医疗卫生机构财政预决算管理与全面预算管理发展方向

各级各类医疗卫生机构财政预决算管理是卫生财政机构管理的主要类型，数量最多。

各级各类医疗卫生机构既是国家财政预决算最基本的实施执行单位，又是检验和研究国家财政预决算体系，尤其是政府收支分类政策与指标体系是否科学合理的最基层单位。卫生系统财政预算项目支出普遍具有专项性、独立性、完整性和专业性特征，造成项目资金量大，结余高，预算执行情况不佳问题。

研究发现，北京市某区卫生系统项目支出预算执行率偏低等主要问题表现在分解年度预算与实际执行不同步、不均衡，项目执行不够严格、规范以及政府采购项目资金执行率低；原因主要是预算管理体制不完善、主管部门监管力度不够以及基层预算单位对项目预算执行认识不足、财务管理水平低；建议完善预算编制技术与财政支付系统、保障预算单位的执行率，区财政局、主管部门、基层单位共同构建预算绩效指标体系的同时要设计和搭建项目管理预算执行平台以便于预算管理需要，系统内各行政事业单位财务人员更要树立全面预算观念、引入管理会计的思想方法，要提高卫生财政预算资金的运行效率和使用效率[56]。

21．文化财政学与建构中国特色现代财政文化

文化财政学既是最务虚和看不见、摸不着的领域，又是最重要和最基础研究类型。财政制度与财政政策分为两大类型：一是看得见的制度与政策，二是看不见的价值观和文化。

长期以来，人们普遍关注"有形"的财政制度与政策，却普遍忽视"无形和看不见"价值观。笔者所说文化财政学泛指从狭义文化角度观察、描述、分析、理解和解释财政的各类活动，研究对象是特定文化处境中的财政制度，而非人们通常所理解的文化财政体制、政策[57]。文化财政学不同于财政文化学，财政文化学是从财政角度研究财政活动蕴含的财政文化因素。

文化财政学的研究议题主要有三种类型，反映文化对财政制度与政策的深刻影响。

一是社会主流价值观，国家主导的财政观、财政制度的价值基础、财政政策的价值目标等，这类价值观研究即是文化财政学和卫生财政学研究中最重要议题[18]。一般来说，主流社会价值观、主导价值目标、财政观、财政制度价值基础与财政政策的价值目标，通常部分体现在当时流行和主导财政理论之中，急需深入研究和细致价值观分析[59]。

二是相对比较容易观察、测量、研究的财政文化与卫生财政文化传统习俗等"外显性"文化。这种文化在某种意义上是一种系统和行业性文化，属于广义财政制度文化中的亚文化类型。

三是财政部门和卫生部门固有的部门化思维与思维定势，如卫生系统思维模式和思维定势。由于中国社会的条块分隔，由于政府和社会透明度相对较低，由于社会组织、政府部门社会性和公共性较弱等原因，部门化思维模式与思维定势在中国社会生活中表现得尤为突出。这种部门化思维与思维定势在行政协调、跨部门合作、部门博弈和比较研究中最为典型[60]。更重要的是，文化财政学的研究对象是国家财政行为、组织财政行为和公民个人财税行为，目的是通过外显性、外在化、客观性、有意识或是无意识的行

为活动来深度探究财政文化。

2004 年南加州大学 McCaffery 与密歇根大学 Slemrod 首次提出行为财政学（Behavioral Public Finance）概念，他们多次召集国际上顶尖财税专家讨论行为财政学问题，会议论文集《行为财政学》于 2006 年出版，标志着行为财政学正式确立。行为财政学是行为经济学与财政学结合的产物，它借助行为经济学基本理论和分析方法对传统财政学进行修正、补充和完善，以使财政学更接近现实、更富解释力[61]。文化财政学主要研究对象是财政观的变迁，核心是财政制度背后隐藏的财政价值观，行为财政学为文化财政学研究提供科学实用和简便易行的实证研究途径方法奠定坚实基础。

四、"健康中国"国家发展战略奠定卫生财政学研究方向

2010 年既是中国成为世界第二大经济体，又是中国社会福利与社会政策元年，标志中国社会福利与社会立法时代来临，全民身心健康福祉成国家发展战略和政府社会政策目标[62]。

医疗卫生政策是现代社会政策框架的基础与核心部分，处于人类需要体系最基础和最高层次上，现代社会福利财政学和卫生财政学应运而生，主要研究国家社会在健康需要满足的功能角色。中国医药卫生体制改革实质是建立中国卫生财政制度，关键是国家承担健康照顾主体责任。中外医疗卫生服务体系发展历史规律说明，预防疾病和追求身心健康是现代公民的基本需要。现代社会生活处境下个人和家庭无法承担日益昂贵的疾病负担，国家是健康照顾责任主体。现代国家体现健康照顾责任主体责任基本方式是建立卫生财政制度，满足公民身心健康需要。在现代社会处境下，国家体现健康照顾主体责任主要方式是卫生筹资渠道和范围财政预算化，因为卫生财政制度最能体现健康公平、机会公平和社会公平价值观，最能体现国家责任承担。

比较而言，无论是外交财政和国防财政，还是教育财政和住房财政，卫生财政学最具挑战性。卫生保健体系是现代社会最复杂体系，所以卫生财政学是观察国家财政制度的最佳角度。卫生财政既能反映现代财政制度的普遍性与普遍规律，又能反映医疗卫生财政制度的特殊性。

研究发现，卫生财政制度建设的重点和难点是在两头，一头是国家宏观财政制度，一头是微观的医疗卫生机构。国家宏观财政制度框架设计质量决定医疗卫生机构财政预算执行质量。改革开放以来，中国特色财政制度框架建设和医药卫生体制改革经验教训共同说明价值观是现代社会制度建设灵魂，制度建设价值观、价值目标和价值基础的质量决定制度质量[63]。说明现代社会制度框架设计和国家财政制度发展战略规划的重要性，高瞻远瞩才能统筹规划。说明基础理论与核心概念关键性作用，如由传统财政概念，到公共财政和民生财政概念[64]。说明国家职能定位和财政职能定位是现代社会与国家建设最关键的问题，反映政府职能定位。

学者研究发现，20 世纪 50 年代初从苏联引入的主要是"使命观""作用观"的"财政职能论"。经过数十年发展演变，70 年代末转到"客观功能观"上来。到了 90 年代，借鉴西方理论基础上，我国财政理论界呈现出日益强烈转向"职责观""任务观"的趋势[65]。说明中国财政职能由政治功能、经济功能开始向社会福利功能、社会公共文化功

能升级趋势。现代财政制度是国家最基础、最重要和最关键的职能，财政职能等于真实的国家职能。

中国特色现代财政制度框架建设的战略重点和优先领域是社会福利财政，社会福利财政体系建设的战略重点和优先领域是卫生财政，"健康中国"国家发展战略为卫生财政学指明方向，清晰描绘中国特色卫生财政制度建设"时间表与路线图"，明确界定卫生财政学研究议题。

现代财政制度框架主要由国际福利财政、公共福利财政、社会福利财政和应急预防性财政四部分组成。公共福利财政主要由外交财政和国防财政、环境保护财政、基础设施建设与道路桥梁等纯粹公共品财政组成。社会福利财政主要由卫生财政、教育财政、住房财政、社会保险与社会救助财政、福利服务财政五部分组成。应急预防性财政主要由突发公共事件财政等组成。显然，公共福利财政对应的是公共政策与公共服务，社会福利财政对应的是社会政策与社会服务，凸显现代政府职能和财政职能的层次结构，反映国家政治现代化程度与水平。

目前，无论从什么角度看，社会政策、社会福利财政与社会服务体系都是全面建成小康社会的战略重点与优先领域，其中医疗卫生服务和卫生财政体制建设又是重中之重，小康不小康关键看健康。如何"把人民健康放在优先发展战略地位，努力全方位全周期保障人民健康"，这既是全面建成小康社会的战略重点，又是国家财政制度建设的战略重点，还是深化医药卫生体制改革的战略重点，更是促进全人类健康与福祉，构建人类命运共同体的战略重点[66]。在这种宏观制度背景下，笔者从卫生财政学视角，首次从处境财政学、制度财政学、财政预算学、管理财政学、理论财政学和文化财政学等领域，列举 21 类卫生财政学研究议题清单。简言之，"健康中国"国家发展战略奠定中国特色现代卫生财政制度建设与卫生财政学研究方向。

参 考 文 献

[1] 陈竺. 全民健康"三步走"[N]. 人民日报（海外版），2007-09-19（001）.

[2] 陈竺，高强. 走中国特色卫生改革发展道路，使人人享有基本医疗卫生服务 [J]. 求是,2008(1)：35-37.

[3] 健康中国 2020 战略研究报告编委会. 健康中国 2020 战略研究报告 [M]. 北京：人民卫生出版社，2012：1-2

[4] 郑大喜. 基于购买服务的卫生财政拨款方式改革研究进展 [J]. 中国医院管理，2016（6）：22-24.

[5] 胡浩. 财政推进河北省医药卫生体制改革可持续发展研究 [J]. 经济研究参考，2013（52）：41-44.

[6] 刘继同. 卫生财政学概念的含义、范围领域、基本特征与地位作用 [J]. 中国卫生经济,2008(1)：5-7；2008（2）：10-13；2008（3）：9-11.

[7] 刘继同. 卫生改革的价值基础与价值目标的宏观战略思考 [J]. 卫生经济研究，2006（3）：3-4.

[8] 刘继同. "中国特色"卫生财政制度框架建设与医药卫生体制改革的本质 [J]. 卫生经济研究，2010（8）：1.

[9] 王俊，吴明. 卫生财政学 [M]. 北京：北京大学出版社，2011：1.

[10] 李炜光，任晓兰. 财政社会学源流与我国当代财政学的发展 [J]. 财政研究，2013（7）：36-39.

[11] 韩光元. 对制定卫生政策主要依据的认识 [J]. 中国卫生经济，1995（7）：14-15.

[12] 刘继同. 中国医药卫生体制改革困境与"医疗财政学"问题 [J]. 湖南社会科学，2008（4）：49-55.

[13] 刘继同，吴明. 卫生政策的"国策"地位与卫生政治学的战略思考 [J]. 中国卫生经济，2006（9）：16-18.

[14] 杨善发. 奥尔福德与卫生政治学学科建设 [J]. 中国农村卫生事业管理，2016（1）：44-46.

[15] 项怀诚. 中国财政管理 [M]. 北京：中国财政经济出版社，2001：1-2.

[16] 财政部. 公共财政与百姓生活 [M]. 北京：中国财政经济出版社，2007：1-3.

[17] 刘继同：中国卫生政策法规历史类型特征与卫生治理模式战略转型 [J]. 东岳论丛，2011（10）：32-38.

[18] 谢旭人. 中国财政 60 年（上、下卷）[M]. 北京：经济科学出版社，2009：1-3.

[19] 财政部预算司. 中央部门预算编制指南（2017 年）[M]. 北京：中国财政经济出版社，2016：1-3.

[20] 吕娟，王燕. 卫生主管部门对公立医院的全面预算管理实践 [J]. 行政事业资产与财务，2015（13）：50-51.

[21] 库珀. 全球健康管理：挑战、应对和创新 [M]. 邓洪，王中立，译. 成都：四川大学出版社，2009：1.

[22] 陈敏章. 世界卫生组织合作指南 [M]. 北京：人民卫生出版社，1994：1-2.

[23] 陈竺. 中国卫生外交 [J]. 卫生人才，2012（7）：14-15.

[24] 刘文正，胡命侨.《国际卫生条例（2005）》与我国国境卫生检疫法卫生处理相关规定比较分析及应对措施 [J]. 中国国境卫生检疫杂志，2008（1）：51-53.

[25] 王陇德. 中国与世界银行卫生合作 20 年 [M]. 北京：中国财经经济出版社，2004：1-2.

[26] 蒋安全，倪涛. 规划"后埃博拉时代"中非卫生合作 [N]. 人民日报，2015-10-08（021）.

[27] 潘天欣. 以卫生筹资视角对非洲国家实现全民健康覆盖的进展与挑战的探讨 [J]. 中国医药导报，2015（14）：147-152.

[28] 戴卫东. 长期护理保险——理论、制度、改革与发展 [M]. 北京：经济科学出版社，2014：1.

[29] Preker AS. 明智的支出：为穷人购买医疗卫生服务 [M]. 郑联盛，译. 北京：中国财政经济出版社，2006：1-3.

[30] 刘继同. 卫生事业公益性与福利性定性的本质区别是什么 [J]. 中国医院管理，2007（8）：4-8.

[31] 孙菊，秦瑶. 医疗救助财政支出实证分析：规模、结构与地区差异 [J]. 中国卫生经济，2014（11）：18-21.

[32] 顾昕，白晨. 中国医疗救助筹资的不公平性——基于财政纵向失衡的分析 [J]. 国家行政学院学报，2015（2）：35-40.

[33] 段迎君，李林. 我国多层次医疗保障体系及其衔接——基于 5 个典型城市的分析 [J]. 中国卫生事业管理，2013（1）：29-31.

[34] 刘继同. "卫生财政学"与"卫生经济学"的本质区别 [J]. 卫生经济研究，2010（8）：15-16.

[35] 赵小平. 价格管理实务 [M]. 北京：中国市场出版社，2005：292-327.

[36] 赵云. 医药卫生服务价格形成机制比较和选择 [J]. 中国医疗保险，2013（10）：52-54.

[37] 朱彤. 当前医药卫生服务价格存在的问题及建议 [J]. 中国物价，2011（8）：26-27.

[38] 刘继同. 中国药物财政制度建设与国家基本药物制度建设 [J]. 卫生经济研究，2010（8）：19-20.

[39] 梁学平. 医疗卫生财政投入对中药材价格影响的实证研究 [J]. 价格理论与实践，2015（7）：67-69.

[40] 姜维壮. 关于确立我国财政学理论基础与财政基础理论的几点想法 [J]. 财政研究，2010（2）：31-33.

[41] 黄树则，林士笑. 当代中国的卫生事业 [M]. 北京：中国社会科学出版社，1986：1-2.

[42] 张自宽. 论医改导向：不能走全面推向市场之路 [M]. 北京：中国协和医科大学出版社，2006：1.

[43] 陈子雷. 财政错觉论及其现实意义研究 [J]. 国际经济合作, 2011 (12).

[44] 缪建春, 刘继同. 我国公立医院卫生财政补偿政策变迁及医院成本核算的战略意义 [J]. 中国医院管理, 2010 (8): 1-2.

[45] 刘晓路, 郭庆旺. 财政学 300 年: 基于国家治理视角的分析 [J]. 财贸经济, 2016 (3): 5-13.

[46] 彼得斯. 税收政治学: 一种比较的视角 [M]. 郭为桂, 译. 南京: 江苏人民出版社, 2008: 1-2.

[47] 王雍君. 预算功能、预算规制与预算授权——追寻《预算法》修订的法理基础 [J]. 社会科学论坛, 2013 (8): 126-135.

[48] 刘继同. 中国全民医疗保险制度建设的若干重大基础理论与政策要点 [J]. 中国公共政策评论, 2009 (3): 52-73.

[49] 叶青. 财政审计: 财政学研究的新内容 [J]. 湖北审计, 1998 (4): 6-7.

[50] 珍尼特·M. 凯丽. 地方政府绩效预算 [M]. 苟燕楠, 译. 上海: 上海财经大学出版社, 2007: 1.

[51] 罗洁. 卫生计生财政预算项目绩效评价指标体系研究 [J]. 中国卫生经济, 2016 (11): 64-68.

[52] Musgrave RA. 财政理论史上的经典文献 [M]. 刘守刚, 王晓丹, 译. 上海: 上海财经大学出版社, 2015: 1-2.

[53] 项怀诚. 新中国会计 50 年 [M]. 北京: 中国财政经济出版社, 1999: 1.

[54] 财政部. 2007 年政府收支分类科目 [M]. 北京: 中国财政经济出版社, 2006: 1-2.

[55] 财政部国际司. 财政新视角: 外国财政管理与改革 [M]. 北京: 经济科学出版社, 2003: 1-2.

[56] 游庆红. 北京市朝阳区卫生系统项目支出财政预算执行问题研究 [J]. 中国集体经济, 2016(15): 91-93.

[57] 张弦. 浅析公共文化财政对公共文化服务的投入及改进 [J]. 华中师范大学研究生学报, 2012 (2): 9-12.

[58] 王雍君. 中国《预算法》的修订: 精神、理念和核心命题 [J]. 经济社会体制比较, 2009 (2): 79-84.

[59] 冯俏彬. 国家分配论、公共财政论与民主财政论——我国公共财政理论的回顾与发展 [J]. 财政研究, 2005 (4): 8-11.

[60] 王军. 发挥好财政职能作用, 服务好医药卫生改革——医改中财政经济政策的研究与思考 [J]. 经济研究参考, 2010 (33): 2-27.

[61] 刘蓉, 黄洪. 行为财政学研究评述 [J]. 经济学动态, 2010 (5): 131-136.

[62] 刘继同. 中国特色"社会政策框架"与"社会立法"时代的来临 [J]. 社会科学研究, 2011 (2): 105-110.

[63] 王雍君. 安全、正义与绩效: 当代中国的行政治理改革与财政制度建构 [J]. 中国行政管理, 2015 (8): 23-29.

[64] 滕发才. 中国离民生财政目标有多远——基于经济影响程度、可持续性及替代关系角度的实证分析 [J]. 山西财经大学学报, 2014 (S1): 19-20.

[65] 张馨. 我国财政职能观评述 [J]. 财经问题研究, 2001 (11): 77-81.

[66] 白剑峰. 习近平在全国卫生与健康大会重要讲话引起强烈反响 迎接卫生与健康事业的春天 [N]. 人民日报, 2016-08-21 (001).

本文系刘继同与吴明合著, 原载于《湖南财政经济学院学报》2017 年 10 月第 33 卷第 169 期。此次为全文发表, 特此说明与致谢。

中国医药卫生体制改革蓝图与卫生财政学学科体系建设

摘要：中国医改结构性困境与"看病难、看病贵"，尤其是医患关系结构紧张状况迫切需要"卫生财政学"。卫生财政学学科体系建设成为深化医改和实现医改宏伟目标的制度化前提。本文从卫生财政学核心概念、学科性质、学科范围与主要研究问题等角度，首次全面、系统论述卫生财政学学科体系建设议题，以构建和谐医患关系。

一、医药卫生体制改革目标与卫生财政制度建设

《中共中央、国务院关于深化医药卫生体制改革的意见》清晰描绘医改的远景规划与宏伟目标，为构建中国特色的公共财政和卫生保健财政制度框架提供了纲领性文件，标志着我国医改进入崭新历史阶段 [1]，其中最具革命性的理论制度创新是卫生财政学与卫生财政制度框架呼之欲出。政府在医疗卫生中承担更多责任，保障卫生体系有效运转，建立政府主导的卫生多元投入机制，明确政府、社会与个人责任，建立合理的医药价格形成机制是改革重点。中国医改结构性困境，医疗卫生服务的"福利"性质，"看病难、看病贵"与医患关系的紧张状况，公共财政制度框架建设等问题不约而同地聚焦到卫生保健财政制度建设这个核心，卫生财政学及其学科建设应运而生 [2]。

二、卫生财政学学科建设与政府的健康照顾责任

卫生财政学学科建设的核心目标是为政府承担全民健康照顾责任提供理论与财政制度基础，明确规定政府在健康服务中承担义务、扮演角色和发挥作用。照顾是人类生活的基础，广泛存在社会生活的所有领域，从个人照顾、家庭照顾、社区照顾到健康照顾。社会照顾与国家照顾是社会关系的核心要素，因生存发展、贫困落后、疾病伤残、失业年老和天灾人祸是社会发展面临的主要社会问题，直接影响个人福利状况，而且在现代社会中，个人和家庭无力解决这些社会问题，迫切需要政府组织社会力量，通过福利制度与社会服务体系解决社会问题 [3-4]。加之医疗卫生是高风险、高技术、高投入、各类专业技术人员合作的社会行业，发展卫生保健与政府承担公民健康照顾责任成为"国际惯例"和"福利国家"的制度特征 [3]。

三、卫生财政学的性质、目标、地位与主要研究议题

卫生财政学学科体系建设的首要问题是学科性质，其实质是学科归属和学科分类，卫生财政学的学科性质是财政学与公共经济学的分支学科，是公共财政与公共福利财政的重要部分。

卫生财政学学科建设涉及众多自然科学与社会科学学科、跨学科、跨专业、跨领域和综合性研究色彩浓厚。卫生财政学学科建设涉及纵横交织两大体系：一是横向的不同

学科领域，如生物医学与公共财政学；二是纵向的不同研究领域，如政治哲学与医学哲学。目标是培养既懂卫生保健服务，又精通公共福利财政，既有政治财政哲学思维，又懂成本核算与财务管理的人才，以体现财政工作战略思考、统筹规划、宏观调控、全面综合的学科特征 [6]。

卫生财政学学科建设的目标是探索政府卫生财政收入、支出、管理和评估服务过程的一般规律。卫生财政学学科体系建设的战略目标是探索建立公共福利财政制度框架，科学合理确定卫生保健财政体制在整个公共财政制度框架中的战略地位，促进政府职能与社会管理方式转变，为构建和谐社会奠定财政制度基础 [7]。

卫生财政学学科建设的最高战略目标是建设具有中国特色的公共财政制度框架与理论体系。简言之，卫生财政学学科体系的建设目标大体分为四个层次：最高的是世界和平与发展，其次是中国特色公共财政制度框架与理论体系，三是公共福利财政制度发展规律，最核心的任务是探索卫生保健财政制度框架与理论体系建设的普遍规律。

卫生财政学在公共财政学学科体系中处于基础性、核心性与战略性地位，在经济发展与社会发展中发挥基础与决定性作用，是最具发展前景与公共财政制度建设的最佳视角。综观人类社会发展规律，身心健康需要的满足是人类需要体系的最高层次。从财政预算资金收支规模与优化支出结构角度看，卫生财政是主体部分，战略地位显著。卫生财政学科既对经济发展与社会公平，又对人文关怀和专业精神等具有保障作用。

卫生财政学的主要研究议题众多，反映卫生财政学学科体系建设的基本范围与战略重点。首先，卫生财政学学科体系建设和框架设计，确定卫生财政学学科体系建设的要素与关系。其次，卫生财政学价值基础与价值目标，目的是探索卫生财政学哲学思想与财政哲学思想。第三，卫生财政与公共财政，与社会保障财政、教育财政、住房财政、市政财政等的关系。第四，卫生财政学与卫生财政体制研究的理论基础与理论视角，如公共经济学与政治科学。第五，卫生财政学与卫生财政体制的目标体系，不同目标之间的关系与目标层次结构的关系。第六，卫生财政制度框架与主要内容，如国际卫生保健财政、公共卫生财政与医疗财政等。第七，卫生财政学与卫生财政制度框架结构性变迁发展规律，卫生财政发展普遍性与特殊性。第八，公共财政与卫生财政政策过程分析，如财政收入、财政预算、财政支出与财政审计。第九，卫生财政学与卫生财政的统计指标体系、财务会计体系和财务收支、预算科目编制等。第十，卫生财政学与卫生财政收支状况、各类比例关系、收支结构变化和卫生财政总体特征，目的是探索人类社会公共财政、社会福利财政与卫生保健财政制度结构性变迁的普遍规律。

中国公共财政制度框架建设尚处于发展初期，公共财政制度框架的轮廓尚不清晰明确，公共财政制度框架建设任重道远，卫生财政制度建设与政策框架设计面临严峻的考验。首先，国家政治制度、法律框架、权力结构、资源分配制度与公共财政制度框架与制度背景。其次，公共财政制度框架、社会公共福利财政制度框架与卫生保健财政制度框架的相互关系。第三，公共财政、社会公共福利财政与卫生财政制度、政策发展变化的历史过程与历史经验。第四，公共财政、社会公共福利财政与卫生保健财政的收入、预算、支出、监管程序与过程。第五，公共财政、社会公共福利财政与卫生保健财政的组织结构功能作用与地位角色影响。第六，公共财政、社会公共福利财政与卫生保健财政的行政管理体制与财政部门运行机制。第七，公共财政、社会公共福利财政与医疗卫生财政涉及的人、财、物和财政制度自身建设。第八，公共财政、社会公共福利财政与卫生保健财政制度与收支结构结构性变迁发展趋势。第九，丰富、发展、创新卫生财政理论体系与理论学说建设，构建卫生保健财政理论。第十，卫生保健财政教学、科研、人才培养、理论政策研究、政策咨询与各类社会服务活动。简言之，卫生财政学学科建设的研究问题广泛多样和丰富多彩的。

四、简要讨论与基本结论

本文从中国医改实践困境角度出发，首次简述卫生财政制度框架建设与卫生财政学学科体系建设的重大战略意义，指明卫生财政学的实质与精髓是政府承担全民健康照顾的责任。卫生财政学学科体系建设的实质与精髓是中国特色公共财政与公共福利财政制度框架建设，是传播公共财政、公共预算、公共开支、社会开支等现代财政理念，是中国政府职能定位、社会管理方式与政府机关组织结构、功能角色、地位革命性与结构性转变，是政府执政理念与发展哲学的重大转变，为构建和谐社会与和谐医患关系奠定财政制度基础。

参 考 文 献

[1] 许梦博，任倩倩. 新医改方案的内容解析及其对策思考 [J]. 医学与社会，2010，23（4）：61-63，66

[2] 刘继同. 卫生财政学概念的含义、范围领域、基本特征与地位作用 [J]. 中国卫生经济，2008：1-3.

[3] Brechin A，Walmsley J，Katz J，et al. Care Matters：Concepts，Practice and Research in Health and Social Care [M]. London：Sage，1995.

[4] 刘继同，严俊，孔灵芝. 中国医学人文内涵结构与医务社会工作制度建设 [J]. 医学与社会，2010，23（7）：11-13.

[5] Broyles R W，Rosko M D. Fiscal Management of Healthcare Institutions [M]. Maryland：National Health Publishing，1990.

[6] 厄尔·R. 威尔逊. 政府与非营利组织会计 [M]. 荆新，译. 北京：中国人民大学出版社，2004.

[7] 张馨. 构建公共财政框架总是研究 [M]. 北京：经济科学出版社，2004.

本文是刘继同和林双林联合署名文章，发表于《医学与社会》（武汉）2011 年第 8 期，特此说明与致谢。

论医药卫生体制改革质量

摘要：医药卫生体制改革质量的衡量指标主要由现代价值理念与价值目标、制度性质与政策目标、服务体系与医学模式、服务范围与服务对象、卫生人力队伍构成状况与多学科团队专业服务、政府责任承担与卫生保健财政制度、政府卫生治理与高效透明行政管理体制等多层面组成。

《中共中央、国务院关于深化医药卫生体制改革的意见》和国务院《医药卫生体制改革近期重点实施方案（2009—2011）》的正式颁布实施，标志着中国医药卫生体制改革进入了崭新的历史阶段，具有划时代意义。新"医改"方案涵盖了改革总体目标与宏伟蓝图设计、改革范围内容与优先重点领域等诸多方面，对医药卫生体制改革质量议题提出了现实与理论的研究要求。

一、医药卫生体制改革质量的含义

医药卫生体制改革质量是质量理论体系的最新发展，其内涵与外延是非常丰富的。在英文文献中，质量（quality）和质量管理等概念。最早应用企业管理，侧重说明服务产品质量。总体来说，长期以来质量概念的界定取向传统侧重于中观的组织结构和微观的个人生活世界，如卫生质量、医疗质量、药品质量、医务人员综合素质、病历书写质量、医学教育质量等 [1]。20世纪90年代末期，由于社会政策研究，"福利国家"体制改革，公共财政制度建设等因素影响，欧洲学者提出"社会质量"（social quality）概念和理论，开启质量理论研究新纪元 [2]。社会质量的范围广泛、内容多样，涉及社会所有领域，如改革质量和发展质量。改革质量泛指所有改革活动、改革设计、改革目标与改革过程的总体性优劣状况。医药卫生体制改革质量是改革质量议程的优先与战略领域。

二、医药卫生体制改革质量的主要衡量指标

中国医药卫生体制改革质量的衡量指标主要由现代价值理念与价值目标、制度政策性质与政策目标、卫生保健服务体系与医学模式、医疗卫生服务范围与服务对象、卫生人力队伍构成与多学科团队专业服务模式、政府卫生保健责任承担与卫生保健财政制度、政府卫生治理与高效透明行政管理体制等多层面组成，是人们观察、理解医药卫生体制改革过程质量，分析、描述医药卫生体制改革现状与主要问题，衡量监测、调控医药卫生体制改革发展过程，评估医药卫生体制发展现状与影响结果，预测医药卫生体制改革前景和发展趋向的最佳视角。更为重要的是，这些理论分析层面和独特研究视角既是"改革质量"概念框架的重要组成部分，反映改革质量概念的内涵外延与范围内容，又是改革质量理论体系创新发展所关注的主题，反映政府在改革质量与改革过程中扮演核

心角色，反映改革质量的宏观、系统社会决定因素。

1．卫生保健体系和医疗卫生服务是价值引导和以价值目标为基础的专业助人服务。卫生保健体系与医药卫生体制改革方案基于什么样的价值基础与价值目标，是改革质量高低的核心组成部分与首要决定因素。这意味着服务体系与改革方案价值基础与价值目标的质量，是改革质量中最重要的精神灵魂[3]。一般来说，现代卫生保健体系与医药卫生体制改革的价值基础与价值目标主要是健康公平、健康平等、健康是公民的基本权利、全民性医疗保障、健康是最大福利、改善身心健康状况、社会团结与集体主义思想、大众健康、预防胜于治疗、民主、自由、平等、博爱、选择等。令人遗憾的是，我国医药卫生体制改革实践严重缺乏应有的价值基础，且价值目标模糊，这是"医改"困境的主因。

2．卫生保健体系与医疗卫生服务性质至关重要。性质是人们对事物客观规律与本质属性的理性认识。性质决定价值目标、行为主体、基本原则、资源分配、服务对象、服务提供和监管模式。一般来说，现代社会的服务和商品可以划分为"经济"性质与"福利"性质两大极端的类型。现代福利国家普遍认为卫生保健体系与医疗卫生服务是"福利"性质，是福利服务重要部分。改革开放以前，我国医疗卫生事业是福利性质，为改善人民生活和身心健康作出卓越贡献。改革开放以来，卫生事业由福利性质转变为"政府实行一定福利政策的社会公益事业"，福利与公益二重属性并存，为政府减少财政投入和公立医院市场运营奠定基础[4]。实质上，卫生事业性质的这种变化是医药卫生体制改革实践困境和医患关系结构性紧张状态的根源。换言之，如果卫生事业性质不能重新回归"福利"性质，医药卫生体制改革质量将严重受损。

3．卫生保健与医疗保健服务体系，尤其是生物医学模式转变的宏观制度背景、过程、范围、程度、速度、深度和总体发展状况是衡量医药卫生体制改革质量的重要体系性因素。众所周知，医学是在19世纪末期和20世纪初期才成为"科学专业"，最终确立专业地位。但是，传统的临床医学是生物医学模式，临床医疗服务主要集中在生理疾病诊治的医疗保健，病人主要是"生理病人"，疾病结构主要以生理疾病为主，精神心理障碍和病人的社会功能问题尚未纳入医疗保健范围，医疗保健的服务范围有限，内容狭窄，服务对象和方法单一。

传统生物医学模式和医疗保健服务体系远远不能满足现代人群的生物—心理—社会健康需要。美国精神科医生恩格尔首创由传统生物医学向现代生物—心理—社会医学模式转变议题[5]。不言而喻，医学模式转变实质是卫生保健体系对人类健康需要结构和疾病结构变化的回应。令人遗憾的是，我国改革开放和医药卫生体制改革30多年来，生物医学模式转变缓慢。如何缩小深化医药卫生体制改革与生物医学模式转变之间的不协调，有效满足人民群众不断发展的身心健康需要，已成为影响医药卫生体制改革成败的重要因素。

4．卫生保健体系范围大小与医疗卫生服务对象多寡，医疗卫生服务范围是医疗保健还是卫生保健为主，医疗卫生服务是全民性服务还是选择性服务，医疗卫生服务可及性高低，医疗保障程度与基本医疗卫生服务保障范围，都是衡量医药卫生体制改革质量的重要体系因素。长期以来，由于城乡二元结构与分隔户籍制度，地区差别、行业差别和医疗文化等制约因素，医疗卫生服务范围局限于生理疾病诊疗，医疗保障和医疗卫生服务对象局限城市少数居民。如今，《中共中央、国务院关于深化医药卫生体制改革的意见》明确提出，我国医药卫生体制改革的总目标是建立覆盖城乡居民的基本医疗卫生服务制度，为群众提供安全、有效、方便、价廉的医疗卫生服务，全民性取代选择性服务，全民医疗保障取代个人疾病诊治，显著提高医疗服务的公平性和可及性[6]。

5. 医疗卫生人力队伍构成状况，尤其是多学科专业合作的团队服务模式是衡量医药卫生服务质量与体制改革质量的重要组织因素。疾病和健康涉及众多社会因素，医学涉及政治经济、社会文化和结构、体制机制等所有因素的学科，属典型的跨学科专业，需要多学科专业合作。

但是，由于生物医学模式转变缓慢，疾病结构与死因结构转变缓慢，经济社会发展阶段偏低，目前我国的卫生人力队伍主要是医（生）、药（剂师）、护（士）和医（疗）技（术）辅助四大类人员组成，其主要职责是诊治生理疾病和服务生理病人，无法回应公民精神心理障碍和社会功能需求；医学社会学家、医学人类学家、临床心理学家、医务社会工作者和康复师等各类主要针对病人精神心理障碍与社会功能"非临床医学诊治"取向的专业人员严重匮乏[7]。这种单纯的医护人员队伍构成状况既难以有效满足病人多方面的生理—心理—社会健康需要，又说明现有医疗保健服务体系缺乏医学人文关怀与福利色彩，反映医疗卫生服务质量偏低。

6. 政府在卫生保健与医疗保健体系中承担责任的状况，尤其是卫生保健财政制度建设状况是衡量医药卫生服务质量与改革质量最重要的制度性因素。这意味着财政投入的数量质量、规模质量和结构质量决定卫生保健体系与医疗服务质量，财政投入质量决定医疗质量[8]。改革开放以来，由于卫生服务性质变化，政府对医疗卫生事业的财政投入比重大幅度减少，公立医院自负盈亏和市场化运营取向明显，医疗纠纷激增，医患关系处于前所未有结构性紧张状态。这些经验和教训说明，医疗卫生服务是福利性质，政府必须承担对全体公民的医疗照顾与健康照顾责任，建立健全医疗卫生财政制度框架[9]。换言之，如果缺乏完善卫生保健财政制度，就难以保证卫生体系质量和医药卫生体制改革质量。

7. 政府卫生保健与医疗卫生服务治理模式，尤其是科学、民主、法制、统一、反应灵敏的卫生行政管理体制和透明、规范、高效的运行机制，是衡量医药卫生服务体系质量与医药卫生体制改革质量最重要的体制、机制因素，是衡量医疗卫生治理和善治的重要指标。最优的政府行政管理体制和运行机制是那些尊重服务体系客观发展规律的制度安排与政策。

卫生保健体系涉及面广，医疗卫生服务产业链长，横跨国家、市场与第三部门三大领域，疾病防治和医疗技术专业化程度极高，技术监管、行政监管、社会监管和专业监管同等重要，这对政府的卫生法制建设与传染病防治、区域卫生规划与卫生发展战略、卫生治理与监管、卫生信息系统与卫生基础设施体系、疾病预防监测和医疗救治体系建设都提出了极高的要求。

长期以来，由于简单低级直接管理，政府行政管理的路径依赖，市场和民间监管力量不够强大，卫生保健体系和医疗卫生管理处于分散、分隔和直接管理状态，卫生监管与治理质量不高。总体而言，现代卫生保健行政管理体制应以间接管理为主，以宏观战略管理、民主法制管理、健康需要管理、全面质量管理、卫生保健体系与社会福利体系

"统一管理"等为主要特征[10]。

参 考 文 献

[1] 阎惠中. 中国特色的医疗质量之路 [J]. 中国卫生质量管理，2009，16（5）：116-119.

[2] Bech W，Maesen LV，Walker A．The Social Quality of Europe [M]．London：Kluwer Law International，1997.

[3] 刘继同. 卫生改革的价值基础与价值目标的宏观战略思考 [J]. 卫生经济研究，2006（3）：3-4.

[4] 刘继同. 卫生事业公益性与福利性定性的本质区别是什么？ [J]. 中国医院管理，2007，27（8）：4-8.

[5] Engle G L．The need for a new medical model：A challenge for biomedicine[J]．Science，1977(196)：129-135.

[6] 刘继同. 普及性原则的基本含义与公平性卫生政策模式 [J]. 卫生经济研究，2004（11）：7-8.

[7] 刘继同. 医务社会工作导论 [M]. 北京：高等教育出版社，2008.

[8] 匡莉. 导入质量成本概念—开展医疗质量成本研究 [J]. 中国医院，2003，7（7）：18-22.

[9] 刘继同. 卫生财政学概念的含义、范围领域、基本特征与地位作用 [J]. 中国卫生经济，2008，27（2）：9-11.

[10] 刘继同. 世界各国卫生行政管理体制特征与组建"卫生福利部"的建议 [J]. 东岳论丛，2007．28（4）：11-18.

本文原载于《卫生经济研究》(杭州) 2010 年第 11 期，特此说明与致谢。

后　记

当我坐在办公室撰写《卫生财政学导论》后记之时，心情十分激动，难以言表。一方面，从 2008 年开始从事卫生财政学研究，到 2017 年近十年坎坷曲折的研究历程历历在目，仿佛昨天刚发生的事情。另一方面，仔细回想起来，我走过的十年卫生财政学研究之路并不孤单，许多人一路陪伴我，鼓励我，支持我，并且为我提供各式各样的专业帮助和社会支持，使我能够坚持下来，在卫生财政学这个本应该是"显学"，但是却长期无人问津和处于边缘化状况的专业学科领域中默默耕耘。我坚信：中国卫生财政学研究的春天必将来临，因为健康中国建设与全面建成小康社会不约而同地聚焦于国家在公民健康照顾中的地位、角色、作用和影响。

第一，最重要和最应该感谢的是国家哲学社会科学基金管理办公室，尤其是国家社科基金匿名评审专家们，先后批准我的三个社会科学基金项目。本书是 2005 年笔者主持国家哲学社会科学基金项目（批准号：05BSH040）"社会转型期社会政策框架与卫生政策战略地位"课题终期成果之一。2010 年主持国家社会科学基金项目（批准号：10BSH060）"中国特色医务社会工作实务模式研究"课题终期成果之一。2015 年主持国家社会科学基金重点项目（批准号：15ASH008）"中国特色现代社会福利体系建构研究"阶段性成果之一，特此说明与致谢。这三个项目都是我根据项目申报书自拟的题目，反映我当时的学术关注点和研究重点。

2005 年我申报的国家哲学社会科学基金项目获得立项资助。我自拟的课题题目是"社会转型期社会政策框架与卫生政策战略地位"（批准号：05BSH040），这是国家社科基金项目中第一个探讨"社会政策框架与卫生政策关系"的国家级课题，具有划时代和历史性意义。因为当时"社会政策"还是一个非常新鲜的概念，而且社会政策概念也未得到中央的认可。但是，我自己的社会政策视角、社会福利理论和社会工作专业训练，尤其是攻读博士学位期间的读书经验和研究发现告诉我，社会政策视角、社会福利理论与社会工作专业服务必将在中国社会兴旺发达，扮演越来越重要的角色，发挥越来越大的作用。

因为卫生政策是社会政策框架中最重要组成部分，健康需要是人类需要体系中最重要的部分，医疗卫生服务本质是福利性质，"健康中国"是"福利中国"建设的最主要部分。这是人类现代社会福利制度文明发展的普遍规律，因为中国社会的发展方向和社会主义未来是中国特色现代社会福利制度，"全面建成小康社会"就是最佳的中国式表达。简言之，我的社会政策视角、社会福利理论和社会工作专业服务体系在医疗卫生服务体系中地位越来越高，作用越来越大。

令人欣慰的是，2017 年北京大学公共卫生学院学位分会批准我牵头申报的研究生新课："卫生财政学导论"。虽然课时不多，但是也令我非常感动！因为，这是在中国医学院校中首次为研究生全面、系统开设卫生财政学课程，历史将会铭记这个具有历史意义的时刻！

更重要的是，社会政策视角和社会福利理论基础为我提供观察、思考和研究工具，帮我打开一扇明显不同于生物医学和自然科学训练的窗户，使我看到其他人看不到的绝佳风景，听到其他人听不到的美妙声音，想到其他人想不到的原创观点，感悟其他人意想不到的想法。

2000 年以来，当中国暴力伤医、杀医和职业医闹日趋盛行之时，为什么医患关系紧张的问题成为我最主要的研究问题。这是中国社会的现实问题和医药卫生体制改革核心问题，是客观真实的问题，是关键性和核心性问题，是社会福利理论问题和国家卫生政策问题。从社会政策视角与社会福利理论角度看，卫生财政学思维和理论是"自然而言和理所当然"。2009 年我主持联合国儿童基金会（UNICEF）与世界卫生组织（WHO）联合委托政策咨询项目"中国医疗卫生财政体制现状与对策研究"，为卫生财政学理论研究与学科建设提供实证证据，更加坚定我从事卫生财政学研究的信心和愿望。同时也深感推广、普及和宣传卫生财政学理念的重要性和紧迫性，深切感受到中国特色现代卫生财政制度建设任重而道远，使命光荣。

总体来说，国家社科基金项目一是给我带来了崇高的学术荣誉，因为这是国家最高层次的哲学社会科学研究课题；二是为我阶段性的社会福利理论与社会政策研究指明未来研究的方向，明确研究目标和研究重点；三是提供了开展实证研究所急需和最基本的科研经费；四是为我开展实证研究和理论政策研究提供最直接动因和激励机制，迫使我去读书，去思考，去观察，去反思，去研究，去写作，去从事理论政策研究，以便圆满完成课题设计预期目标。

第二，衷心感谢世界卫生组织驻华代表处原宏观经济与健康顾问白海娜（Hana Brixi）提供宝贵的课题和科研资金，使我有机会、有理由、有名目和有动机到北京市、河北省和宁夏三省（区）从事卫生财政体制现状的实证调查，尤其是财政部、国家税务总局、国家审计署去从事宏观取向财税制度的基础、理论和政策研究，从此将我引入卫生财政学这个崭新和深具发展前景的研究领域。同时特别感谢北京市、河北省和宁夏回族自治区三地卫生厅局规划财务处、财政厅社会保障处各位领导的帮助，惠赠资料，尤其是时任河北省财政厅厅长的齐守印厅长，感谢联合国开发计划署驻华代表处侯新岸处长提供宝贵的学习机会。

第三，感谢全国人大预算工作委员会法案室原主任俞光远，预决算审查室副主任夏光，调研室副巡视员王全斌。感谢财政部预算司李萍司长、许宏才司长，社会保障司孙志筠司长、符金陵副司长、宋其超副司长、王文君处长，国际司莫小龙处长。国家税务总局税收科学研究所刘佐所长。感谢国家审计署社会保障审计司王中信司长。感谢黑龙江省人大常委会预算工作委员会李黎明主任惠赠宝贵的历史资料和珍贵的图书。

第四，感谢十二届全国人大常委会教科文卫副主任王陇德院士在《中华人民共和国医疗卫生和健康促进法》立法过程中对我的关怀、帮助和照顾，为我提供诸多宝贵学习机会，使我加深对医疗卫生服务本质属性和社会福利理论的深入、系统研究和更多的理论反思。

第五，感谢原西南财经大学副校长，现任四川成都西华大学党委书记的边慧敏教授为我到财政税务学院进行专业交流牵线搭桥。感谢中南财政政法大学校长杨灿明教授在百忙之中接见我，并惠赠财政学研究大作。感谢财政学院陈志勇院长安排学术讲座。感谢中央财经大学副校长李俊生教授对卫生财政学学科建设大力支持。感谢上海财经大学党委书记丛树海的专业肯定和专业支持。感谢南开大学经济学院马蔡琛教授惠赠大作和周到安排，使我有机会到南开大学财政系与老师、研究生分享、讨论卫生财政学议题。感谢中国社会科学院财经战略研究院张群群研究员惠赠《中国价格理论前沿（1\2）》，提供最新研究信息。感谢中山大学副校长马骏教授举办的全国性年度公共预算研讨会，使我有机会结识新朋友，了解公共预算最新信息，收集新信息，分享我的卫生财政学研究成果，形成专业共同体和财政学研究网络。感谢华东师范大学公共管理学院钟仁耀院长的共同专业理想和专业帮助。感谢中国法学会财税法分会原会长刘隆亨教授大力帮助和专业提携，尤其是他对年轻人的厚爱和栽培的良苦用心。

第六，感谢复旦大学公共卫生学院陈文院长、陈英耀副院长的高瞻远瞩，精心安排在复旦公共卫生学院就如何发展中国卫生财政学所做的深入研讨。感谢安徽医科大学公共卫生学院陶芳标院长，2016 年使我有机会与安徽医科大学公共卫生学院的师生就卫生财政学、健康与精神健康社会工作实务交流分享。感谢中南大学法学院陈云良院长为我提供宝贵的专业交流与分享机会，使我从国家医疗健康立法的角度，重新反思社会政策视角与社会福利理论。

第七，感谢《中国卫生经济》《卫生经济研究》《社会科学评论》《中国医院管理》《医学与社会》《中国卫生》《宁波市委党校学报》《学习与实践》《湖南财经学院学报》等杂志，特别是《中国卫生经济》杂志社编辑部滕百军主任多方面的专业帮助。感谢这些学术期刊编辑的慧眼和学术胆识，感谢她们对卫生财政学这个新学科专业的关爱、支持和帮助。没有这些杂志的专业帮助和专业支持，卫生财政学的理念就无法在社会中有效地传播和广泛地扩散，感谢这些杂志慷慨允许转载我的文章。本书英文目录由我的博士研究生王丹翻译，特此说明与致谢。

最后，感谢北京大学医学出版社赵莳副总编，感谢责任编辑董采萱高效和专业的编辑工作。